Guidebook of Surgical Procedure for Outpatients

ひとりでこなす
外科系外来
処置ガイド

監修
北野正剛
大分大学長

編集
白石憲男
大分大学医学部地域医療学センター（外科分野）教授

MEDICAL VIEW

本書では，厳密な指示・副作用・投薬スケジュール等について記載されていますが，これらは変更される可能性があります．本書で言及されている薬品については，製品に添付されている製造者による情報を十分にご参照ください．

Guidebook of Surgical Procedure for Outpatients
(ISBN 978-4-7583-0462-7 C3047)

Chief Editor：Seigo Kitano
Editor：Norio Shiraishi

2013. 4.1 1st ed

©MEDICAL VIEW, 2013
Printed and Bound in Japan

Medical View Co., Ltd.
2-30 Ichigayahonmuracho, Shinjyukuku, Tokyo, 162-0845, Japan
E-mail ed @ medicalview.co.jp

監修のことば

　「地域医療の崩壊」が問題視されて数年が経過した。医師派遣という形で，これまで地域の医療を担ってきた大学医学部が，臓器別診療や新しい研修医制度の導入という制度改革の結果，地域の需要に応じることができなくなってきている。

　大学医学部の使命の一つが，研究や診療の面で，最先端医療の発展に寄与することであるのは言うまでもない。そのため，「臓器や疾患を極める」ことを重要視する人材育成が行われてきた。しかしながら，一般病院の診療現場では，プライマリ・ケアのできる幅広い知識を兼ね備えた内科・外科の専門医を必要としている。

　教育面においても，大学のみならず，地域中核病院での臨床研修や教育が重んじられるようになってきた。マッチングという開かれた競争が始まり，医師育成の場として高い評価を受けた病院に，研修医や若き医師が集中している。すなわち，大学中心に医学教育を行っていた時代から，大学と一般病院との連携の上での教育へとシフトしようとしている。しかしながら，現実には，医師育成に必要な教育者の人的資源が限られている。

　このような混とんとした医療体制の中で，最も不幸な状況にあるのは，患者かもしれない。地域完結型診療体制の整備と教育施設としての地域中核病院を確立するため，大分大学では，2010年に県の支援のもと，地域医療学センターを設立し，外科分野教授として本書の編者である白石憲男教授を選任した。

　日常生活において頻度の高い外科系外来のcommon diseaseに対する診療の手助けになる書物を出版したいという白石憲男教授の呼びかけに，大分県内の勤務医たちが賛同し，本書『ひとりでこなす 外科系外来処置ガイド』の出版が実現した。すべての執筆者は，卒後10～25年になる勤務医であり，いずれの項にも臨場感が感じられる。本書が，日常診療に携わっている外科系医師のみならず，多くのレジデントやプライマリ・ケアに携わっている若き内科医たちの診療の手助けとなり，外科系外来診療や教育活動に役立てていただけるものと確信している。

　最後に，このような書物を出版していただいたメジカルビュー社編集部の吉田富生氏と宮澤進氏に心から感謝したい。

平成25年4月

北野　正剛

序

　近年，地域の中核病院の院長先生から「若い医師は，自分の専門領域の患者はよく診るものの，当直業務で専門外のcommon diseaseを診ようとしない」とか，「当直医の専門外の疾患だという理由で他の病院に患者を送る」というようなお叱りを受ける．若い医師たちも，一生懸命，よき医療人になるために臨床修練を積み重ねているものの，医療を取り巻く社会環境や医学教育システムの改革の過渡期のため，混乱が生じているように思われる．

　最近の傾向として，大学では，「臓器や疾患を極める」臓器別専門医の育成に主眼がおかれており，プライマリ・ケアに関する教育は軽視されがちである．このような事態を改善するため，新しい研修医制度が始まった．それゆえ，研修医の中には，プライマリ・ケアの対象疾患から専門的な知識を必要とする疾患まで，ひととおり学ぶことができる一般病院での研修を希望する者が増加している．残念なことに，現行の初期研修医のカリキュラムには，外科研修は必須科目ではなく選択科目の1つとなっている．これでは，いわゆる外科系common diseaseの疾患に対する診療を希望して訪れた外科系外来患者に適切なケアや処置を施すことができるのか，少し不安になってしまう．

　外科系疾患のプライマリ・ケア/処置に関する書物として，「マイナーエマージェンシー（医歯薬出版）」という優れた訳本が出版されている．しかしながら，医療事情を異にするため，治療方針等が異なっている場合も散見される．そこで今回，日本の医療事情に合致した書物で，外科医のみならずレジデントやプライマリ・ケアに携わるすべての医師に向けた日本版「マイナーエマージェンシー」のような，わかりやすい書物『ひとりでこなす 外科系外来処置ガイド』を出版することとした．本趣旨に賛同し，執筆していただいた大分県の勤務外科医たちに，心から感謝申し上げたい．執筆に際し，現場の10年以上の勤務経験の中から体得したものや，現在あるエビデンスにもふれていただくこととした．行間に患者への篤い思いを感じていただければ幸いである．本書のコンセプトは「後輩に語るように！」ということである．本書が，外科系医師のみならず，内科系の若き先生たちにもお役にたつことを祈願している．一方，ご専門の先生方には，ものたりないところがあるかもしれないが，ご容赦いただきたいとお願いするしだいである．

　最後に，本書の出版に際し，ご監修いただいた大分大学長の北野正剛先生，ならびにこのような企画に賛同いただき，出版していただいたメジカルビュー社編集部の吉田富生氏，宮澤進氏，ならびに著者や出版社との連絡業務にご協力いただいた大分大学消化器外科医師 平塚孝宏先生と地域医療学センター助教 上田貴威先生，秘書の佐藤未希さんと古田さやかさんに心から感謝いたします．

平成25年4月

編者　白石　憲男

推薦のことば

　この度，本書の編者である大分大学医学部付属地域医療学センター（外科分野）教授の白石憲男先生から，本書『ひとりでこなす 外科系外来処置ガイド』を出版する運びになったことを聞き，大変，喜んでいます．また，この書物が，大分県の病院に勤務している外科医師77名で執筆された書物であることを知り，感銘を受けました．

　本書を読ませていただき，本書は外科系医師のみならず，地域の病院や医院でプライマリ・ケアを実践している若き医師や研修医の方々にも，ぜひ一読いただきたい一冊だと思います．外来処置を必要とする52個の外科系 common disease と入院加療を考慮しなければならない20個の疾患について，簡便にわかりやすく記載されています．これらの疾患は，市中病院での日常診療や当直業務などでお目にかかる頻度の高い疾患です．それぞれの疾患に対して，「疾患の概念および定義」「病態」「治療のための疾患分類」「処置法」「処置後の対応」が簡潔に記載され，短時間で病態と処置法が確認できるように工夫されています．また，多くの図が示されており，内科の専攻である私にとりましても極めて理解しやすいものとなっています．さらに，「知っておきたいこと」「専門医紹介のタイミング」は，プライマリ・ケアを実践している若い医師や研修医の方々にとって，診療の心強い一助となることでしょう．

　近年，全国的に医師不足や医師の偏在などが問題となっております．このような時代背景の中で，専門医の育成とともに，幅広い知識と技術を持った医師の育成が重要です．これまで，このような医師の育成は，主に臨床の現場の経験に基づいて行われてきました．本書に記載されています「知ってほしいデータ」は，外来処置を必要とする common disease に対しても，EBM を実践したいという編者や著者らの志を感じます．

　このように，本書『ひとりでこなす 外科系外来処置ガイド』は，外来処置法の習得を必要とし，外科系 common disease を学びたいと考えている若き医師や研修医，さらには日常診療している開業医の先生方に，ぜひ一読していただきたい書物であると確信し，推薦したいと存じます．

平成25年4月

大分大学医学部地域医療学センター（内科分野）
大分大学医学部附属病院　総合内科・総合診療科
教授　宮﨑　英士

ひとりでこなす「外科系外来処置ガイド」

目　次

監修のことば …………………………………………………………… 北野正剛　　iii
序 ………………………………………………………………………… 白石憲男　　iv
推薦のことば …………………………………………………………… 宮﨑英士　　v

I　外来で処置を必要とする疾患

1. 頭部の処置
頭部軟部組織の外傷 ………………………………………………… 増田　崇　　2
軽微・軽度の頭部外傷（脳震盪）………………………………… 和田伸介　　7

2. 眼科領域の処置
眼内異物（結膜，角膜）…………………………………………… 上田貴威　　10
眼窩骨折 ……………………………………………………………… 内田博喜　　15

3. 耳鼻咽喉科領域の処置
鼻出血 ………………………………………………………………… 岩下幸雄　　19
異物（鼻）…………………………………………………………… 藤原省三　　23
鼻骨骨折 ……………………………………………………………… 平下禎二郎　26
異物（耳）…………………………………………………………… 岩城堅太郎　29
耳介血腫 ……………………………………………………………… 武内　裕　　35
耳垂裂・裂創 ………………………………………………………… 原田勝久　　39
魚骨の異物 …………………………………………………………… 岸原文明　　42

4. 口腔外科領域の処置
口腔・口唇の外傷 …………………………………………………… 佐藤　博　　47
口腔内潰瘍（アフタ性潰瘍）……………………………………… 平野誠太郎　50
唾液腺の炎症，唾石 ………………………………………………… 富永昌幸　　53
顎関節脱臼 …………………………………………………………… 江口英利　　57

CONTENTS

5. 頸部領域の処置
頸部リンパ節腫脹 …………………………………… 河野洋平　61

6. 胸部・呼吸器領域の処置
気道異物 …………………………………………… 中嶋健太郎　66
肋骨骨折 …………………………………………… 末松俊洋　70
急性乳腺炎 ………………………………………… 廣石和章　74
乳腺腫瘤 ……………………………… 藤井及三，赤木智徳　78

7. 消化器領域の処置
食道異物 …………………………………………… 野口琢矢　86
直腸異物 ……………………………… 佐藤哲郎，中野眼一　89
裂肛 ………………………………………………… 工藤哲治　94
痔核 ………………………………………………… 宮崎信彦　97
直腸肛門周囲膿瘍・痔瘻 ………………………… 猪股雅史　102

8. 泌尿器科領域の処置
急性尿閉 ……………………………… 石尾哲也，平田裕二　107
嵌頓包茎 …………………………………………… 二宮繁生　112

9. 整形外科領域の処置
頸椎捻挫 …………………………………………… 甲斐哲司　115
腰椎捻挫 …………………………………………… 白下英史　119
鎖骨骨折 …………………………………………… 鈴木浩輔　123
五十肩 ……………………………………………… 草野　徹　128
突き指 ……………………………………………… 小森陽子　132
足関節捻挫・靱帯損傷 …………………………… 竹内裕昭　136
肘内障 ……………………………………………… 田原光一郎　140
指骨骨折 …………………………………………… 矢田一宏　145

10. 軟部組織の処置

爪下血腫	菊池暢之	148
爪周囲炎・ひょうそ	遠藤裕一	152
陥入爪	平林康宏	155
犬猫咬傷	管　聡	159
虫刺傷（ハチ）	赤木智徳	164
マムシ咬傷	川野雄一郎	169
伏針	井上崇弘，籾井眞二	173
鉛筆の芯による刺傷	吉住文孝	179
指輪の除去	其田和也	181
ファスナー食い込み事故（陰茎・顎）	平塚孝宏	185
ガングリオン	川口孝二	188

11. 皮膚の処置

小範囲の熱傷	船田幸宏	191
せつ（癤）とよう（癰）	柏木孝仁	196
面疔・蜂窩織炎	田島正晃	198
アテローム	梅田健二，足立英輔	202
魚の目（鶏眼），胼胝（たこ）	泉　公一	206
いぼ	杉田　諭	209

II 外来で救急処置を必要とする外科的疾患

1. 胸部疾患

気胸	甲斐成一郎	216
挿管を必要とする緊急疾患の対応	森本章生	223

2. 腹部疾患

虫垂炎	安田一弘	230
ヘルニア（外ヘルニア嵌頓）	重光祐司	235
イレウス	佐々木　淳	241
マロリー・ワイス症候群（Mallory-Weiss syndrome）	野口　剛	246
食道静脈瘤からの出血	太田正之	251
胃十二指腸潰瘍（吐血）	衛藤　剛	257
消化管アニサキス症	白水章夫	262
下部消化管出血	石川浩一	266
消化管穿孔	森井雄治	272
胆石	赤木智徳	277
胆嚢炎・胆管炎	荒巻政憲	282
膵炎	松本敏文	290
鈍的腹部外傷	川野克則	296
下痢・感染性腸炎	板東登志雄	302
腹部血管系が原因の腹痛	柴田浩平	308
尿路結石症	小川　聡	314
産婦人科疾患による腹痛	森山初男	322
小児の腹痛	當寺ヶ盛　学	330

III 処置時の除痛法

局所麻酔	久保宣博	336
指（趾）神経ブロック	木下忠彦	339

索引 ………………………………………………………………………………… 344

執筆者一覧

◆ 監修
北野　正剛
大分大学長

◆ 編集
白石　憲男
大分大学医学部地域医療学センター（外科分野）教授

◆ 執筆（掲載順）

増田　崇
津久見中央病院外科手術部部長

和田　伸介
大分大学医学部附属病院
救命救急センター講師

上田　貴威
大分大学医学部地域医療学センター
（外科分野）助教

内田　博喜
大分大学医学部第一外科助教

岩下　幸雄
大分大学医学部第一外科助教

藤原　省三
大分三愛メディカルセンター
消化器外科医長

平下　禎二郎
別府医療センター消化器外科

岩城　堅太郎
大分赤十字病院第一外科副部長

武内　裕
南海病院外科部長

原田　勝久
西田病院消化器外科部長

岸原　文明
中津市民病院第一主任外科部長

佐藤　博
大分岡病院主任外科部長

平野　誠太郎
大分大学医学部第二外科助教

富永　昌幸
高田中央病院外科副部長

江口　英利
九州大学病院別府病院外科助教

河野　洋平
豊後大野市民病院外科副部長

中嶋　健太郎
大分大学医学部第一外科

末松　俊洋
大分東部病院副院長

廣石　和章
中津市民病院外科医長

藤井　及三
大分県立病院外科部長

赤木　智徳
大分大学医学部附属病院
救命救急センター助教

野口　琢矢
大分県厚生連鶴見病院
大腸・肛門外科部長

佐藤　哲郎
宇佐胃腸病院副院長

中野　眼一
宇佐胃腸病院院長

工藤　哲治
帰巖会みえ病院外科部長

宮崎　信彦
佐藤第一病院消化器外科・肛門科

猪股　雅史
大分大学医学部第一外科准教授

石尾　哲也
杵築市立山香病院副院長

平田　裕二
杵築市立山香病院泌尿器科部長

二宮　繁生
有田胃腸病院外科部長

甲斐　哲司
黒木記念病院副院長

白下　英史
大分大学医学部第一外科助教

鈴木　浩輔
別府医療センター消化器外科

草野　徹
大分大学医学部第一外科

小森　陽子
大分大学医学部第一外科

竹内　裕昭
清瀬病院外科部長

田原 光一郎 大分医療センター外科第二外科部長	柏木 孝仁 宇佐高田医師会病院院長	白水 章夫 中津市民病院第二主任外科部長
矢田 一宏 大分大学医学部第一外科助教	田島 正晃 豊後大野市民病院外科部長	石川 浩一 津久見中央病院外科部長
菊池 暢之 新別府病院外科・肛門科部長	梅田 健二 大分県立病院外科	森井 雄治 豊後大野市民病院副院長
遠藤 裕一 天心堂へつぎ病院外科副部長	足立 英輔 大分県立病院がんセンター副所長	荒巻 政憲 臼杵市医師会立コスモス病院副院長
平林 康宏 大分岡病院消化器外科部長	泉 公一 臼杵市医師会立コスモス病院外科部長	松本 敏文 別府医療センター消化器外科医長
管 聡 佐賀関病院外科,消化器科	杉田 諭 大分大学医学部第一外科	川野 克則 オアシス外科院長
川野 雄一郎 大分大学医学部第一外科	甲斐 成一郎 大分赤十字病院第二外科副部長	板東 登志雄 防府消化器病センター副院長
井上 崇弘 国東市民病院	森本 章生 南海病院副院長	柴田 浩平 大分県厚生連鶴見病院肝胆膵外科部長
籾井 眞二 国東市民病院院長	安田 一弘 天心堂へつぎ病院副院長	小川 聡 大分県立病院外科副部長
吉住 文孝 臼杵市医師会立コスモス病院外科	重光 祐司 膳所病院副院長	森山 初男 大分三愛メディカルセンター 消化器外科・地域医療連携医長
其田 和也 有田胃腸病院副院長	佐々木 淳 南海病院外科部長	當寺ヶ盛 学 大分大学医学部第一外科助教
平塚 孝宏 大分大学医学部第一外科	野口 剛 大分大学医学部地域医療学センター (外科分野)准教授	久保 宣博 大分県厚生連鶴見病院外科部長
川口 孝二 広島大学消化器・移植外科	太田 正之 大分大学医学部第一外科講師	木下 忠彦 大分赤十字病院第二外科部長
船田 幸宏 大分中村病院消化器外科部長	衛藤 剛 大分大学医学部第一外科講師	

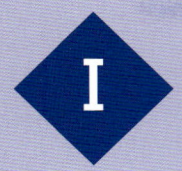

外来で処置を必要とする疾患

1 頭部の処置

頭部軟部組織の外傷

増田　崇

> **ここがポイント**
> - 頭部軟部組織の外傷では，閉鎖性外傷か開放性外傷かの判断が重要。
> - 閉鎖性外傷では，5層構造のどの部位かの判断を行う。
> - 開放性外傷では，出血・汚染・骨折の有無に注意。
> - 頭部外傷の80%は軽症。頭蓋内損傷を疑うサインに注意。

疾患概念および定義

頭部軟部組織の外力による損傷。

病態（病因と病態の進行）

■病因

頭部軟部組織は，外側から，表皮，皮下組織，帽状腱膜，帽状腱膜下組織，骨膜の5層構造になっている（図1）。表皮はその下の帽状腱膜と強く結合しているが，骨膜とはほとんど結合がないため，頭皮は頭蓋骨に対して，容易に滑走する。

■病態

頭部軟部組織損傷は閉鎖性損傷と開放性損傷に分類される。

1. 閉鎖性損傷（図2）

外力により損傷された部位と外界が交通されていない頭皮の損傷。血腫が存在する部位によって皮下血腫，帽状腱膜下血腫，骨膜下血腫に分類される。

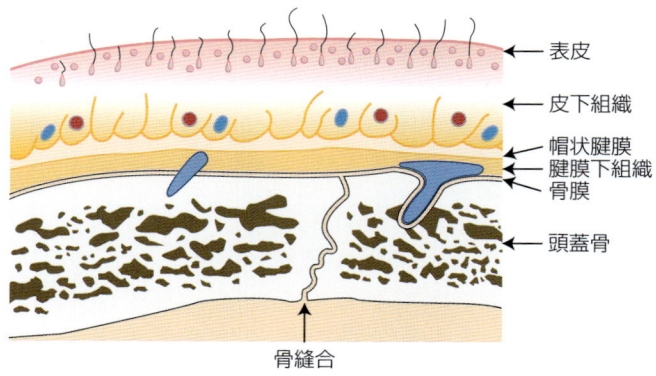

図1　頭部軟部組織の解剖
（郭　隆璨編：視て学ぶ脳神経外科学．診断と治療社，東京，1990．より引用改変）

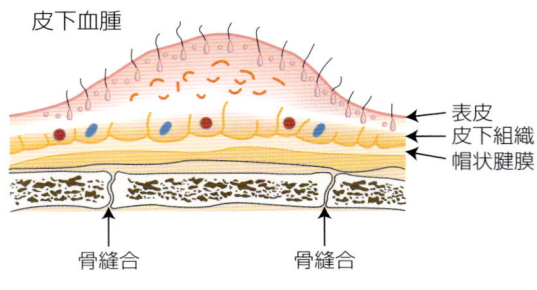
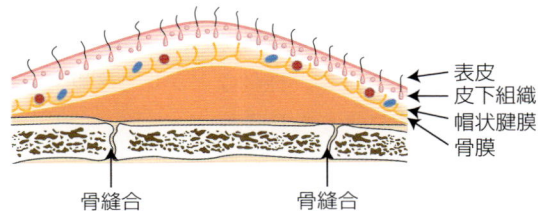
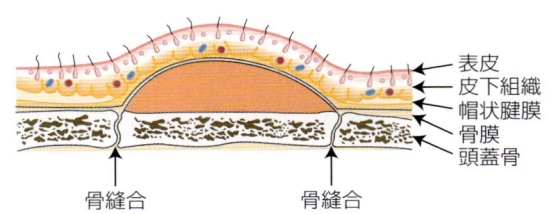

図2　頭部軟部組織の閉鎖性損傷
(郭　隆璨編：視て学ぶ脳神経外科学．診断と治療社，東京，1990. より引用改変)

a. 皮下血腫
　皮下組織内の点状出血および浮腫による硬い波動性のないこぶである。皮下血腫は垂直に外力が加わったときに生じやすい。

b. 帽状腱膜下血腫，骨膜下血腫
　両者とも斜めに外力が加わったときにできやすい。帽状腱膜下組織は疎な結合組織であり，小血管が存在する。外力によりこの小血管が破綻すると，帽状腱膜下血腫を生じる。骨膜は頭蓋骨の縫合線で強く結合しているので，骨膜下血腫が骨縫合線を越えることはないが，帽状腱膜下血腫は骨縫合線と関係なく広範囲に広がる(**図3**)[1]。両者とも軟らかくブヨブヨした波動性のあるこぶである。幼小児に発生しやすい。

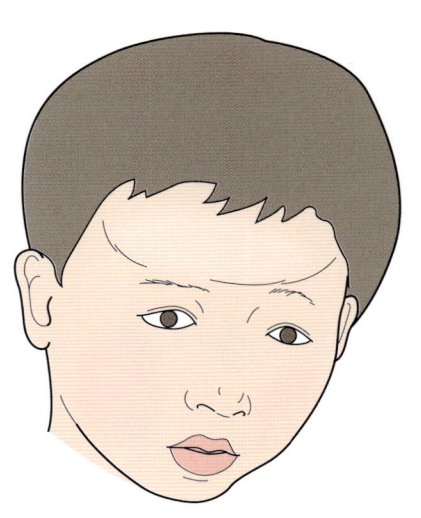

図3　帽状腱膜下血腫

2. 開放性損傷（表1）

損傷部位が外界と交通している頭皮の損傷。さらに頭蓋骨骨折を伴い脳実質と交通している場合を穿通性損傷という。外力の程度と種類により切創，刺創，裂創，剥皮創，穿通創，挫創などがある。切創，刺創，穿通創は鋭力により，それ以外は鈍力により生じる。

表1 頭皮の開放性損傷

①擦過傷（abrasion または abraded wound）	すりきず
②切創（cut または incised wound）	鋭利な刃物による創傷
③刺創（stab または puncture wound）	創の深さに比べて創口が比較的小さい裂傷
④裂創（lacerated wound）	組織が強く牽引伸展され，創面が不規則に引き裂かれた創傷
⑤剥皮創（avulsion または avulsed wound）	頭皮が剥がれた形の広範囲裂創
⑥穿通創（penetrating wound）	硬膜が貫通された開放創
⑦挫創（contused wound）	組織の挫滅・破壊を伴う損傷

治療のための疾患分類および処置法

■ 閉鎖性損傷

- 皮下血腫の場合，通常数日以内に自然に消失するため，経過観察。
- 帽状腱膜下血腫，骨膜下血腫の場合は吸収されるのに時間を要する。特に骨膜下血腫の場合，石灰化の傾向も認められるため，脳神経外科受診が必要。自然に吸収されなければ10日から2週間経て穿刺吸引を行う。

■ 開放性損傷

- 頭皮は非常に血管に富んでいるため出血しやすい。このため小児の場合，貧血やショックになりやすく，素早く止血処置を行わなければならない。
- 創を生理食塩水または水道水にて洗浄し，異物や毛髪があれば除去。創縁の不規則なものはデブリードマンを行い，縫合閉鎖。
- 現在は，剃毛や麻酔をせず，staplerでの閉鎖が多用されている。縫合と比較し，簡便，迅速であり，整容性も同等である[2]。
- 小児の場合，創縁周囲の頭髪を交差させて創縁を引き寄せ，生体接着剤（ダーマボンド®など）で創を閉鎖する方法もある（図4）[3]。
- 創部の状態確認のため縫合翌日と，抜糸（抜鉤）のために1週間後に来院してもらう。止血ができていれば，ガーゼなどのドレッシングは不要で，縫合翌日より洗髪も可能。

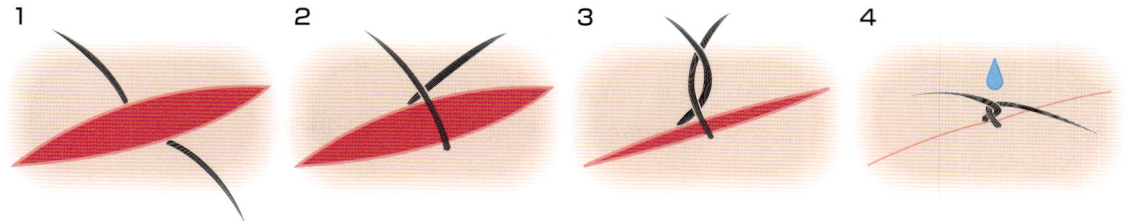

図4 Hair apposition technique
1. 裂創の両側の4～5本の髪毛の束を選択。
2. 髪毛の束を交差させる。
3. 交差させた束を一ひねりさせ，創を閉鎖。
4. 生体接着剤を一滴たらし，固定する。

(Hock MO, et al: A randomized controlled trial comparing the hair apposition technique with tissue glue to standard suturing in scalp lacerations (HAT study). Ann Emerg Med 2002 40: 19-26. より引用)

- 陥没や粉砕骨折を伴うものは脳との交通の危険性があり，生理食塩水で洗浄し，一時的に粗に縫合して，脳神経外科医に転送する。

■ 知ってほしいデータ

- 頭部外傷の多く（80％以上）は軽傷である。この中で危険因子のある患者を見過ごさないようにすることが重要なポイントである（**表2**）[4]。**表2**のような症状を有さない場合は，その後に頭蓋内手術が必要となる割合は0.1％以下である。
- さらに小児の場合，大きな頭皮血腫の存在は，無あるいは小さな血腫と比べ，脳損傷のリスク比が10.51（7.39−14.95）であり，頭部CT検査を行う必要がある[5]。

表2 軽症であっても頭部CTが必要な危険因子

重症化の予測因子：器質的頭蓋内損傷を疑う所見；CT検査の基準
1. 来院時の意識障害や見当識障害，健忘（GCS合計14以下）あるいはその他の神経学的異常所見の存在
2. 上記所見がなくても下記のいずれかに該当するもの ①受傷後の意識障害や健忘，失見当識のエピソードの存在 ②頻回の嘔吐や頭痛の存在 ③てんかん発作があった場合 ④陥没骨折や頭蓋底骨折を疑わせる場合 ⑤頭蓋単純撮影で骨折が疑われる場合 ⑥外傷機転が重傷を疑わせる場合（交通外傷や高所からの転落など） ⑦高齢者の場合 ⑧ワルファリンの常用など凝固能異常が疑われる場合 ⑨脳神経外科的手術の既往（V-Pシャント例など）の存在など

■ 現場で可能な処置

- 閉鎖性損傷の場合，受傷直後は腫れや疼痛の軽減目的に冷却する。
- 開放性損傷の場合，止血目的にタオルなどで創部を優しく圧迫止血する。

処置後の対応

　神経学的異常を認めず，CTでも頭部外傷に関連する異常所見も認めないときには下記のような症状に注意し，症状が出現した場合には連絡するよう説明し，付添者の監視を条件に帰宅させる。

①傾眠・覚醒障害，
②痙攣，
③嘔気・嘔吐，
④鼻・耳出血，
⑤激しい頭痛，
⑥混乱・奇行，
⑦瞳孔不同，視力障害，複視，
など。

専門医紹介のタイミング

- 陥没や粉砕骨折を伴う頭部軟部組織の外傷は，速やかに専門医に紹介する。
- 神経学的異常を認める場合や頭蓋内損傷が確認された場合は，速やかに専門医に紹介する。
- 骨膜下血腫は石灰化傾向あり，専門医に紹介する。

Key Reference

1) 郭　隆璨編：視て学ぶ脳神経外科．診断と治療社，東京，1990．
2) Khan AN, et al: Cosmetic outcome of scalp wound closure with staples in the pediatric emergency department: a prospective, randomized trial. Pediatr Emerg Care 2002; 18: 171-3.
3) Hock MO, et al: A randomized controlled trial comparing the hair apposition technique with tissue glue to standard suturing in scalp lacerations (HAT study). Ann Emerg Med 2002; 40: 19-26.
4) 重症頭部外傷治療・管理のガイドライン第2版．神経外傷 2006; 29(Suppl): 1-115.
5) Osmond MH, et al: CATCH: a clinical decision rule for the use of computed tomography in children with minor head injury. CMAJ 2010: 182; 341-8.

1 頭部の処置

軽微・軽度の頭部外傷（脳震盪）

和田伸介

> **ここがポイント**
> - 軽症頭部外傷は，びまん性軸索損傷である。
> - 頭部外傷では，重度分類に応じて処置が決まる。
> - 重度分類は，coma scale，意識消失の時間，外傷性健忘の時間，頭蓋内病変合併の危険因子の有無からなる。
> - 脳震盪の回復期に外力を受けると，second impact syndrome を生じるので注意する。

疾患概念および定義

頭部に直達外力または剪断力を受けた状態で，意識状態がよい（Glasgow coma scale：GCS で 13 以上）もの[1]（**表 1**）。

表 1　Glasgow coma scale

1. 開眼 （eye opening：E）	自発的に開眼	4	
	呼びかけにより開眼	3	
	疼痛により開眼	2	
	開眼せず	1	
2. 発語 （best verbal response：V）	見当識良好	5	
	会話は成立するが見当識が混乱	4	
	発語はあるが会話が成立しない	3	
	理解不能の声	2	
	発声なし	1	
	気管挿管・気管切開	T（1 点に相当）	
3. 運動機能 （best motor response：M）	命令に従う	6	
	疼痛刺激に対し手で払いのける	5	
	疼痛刺激に対し逃避する	4	
	疼痛刺激で四肢異常屈曲（除皮質姿勢）	3	
	疼痛刺激で四肢を伸展（除脳姿勢）	2	
	運動みられず	1	

(Teasdale G, et al: Assessment of coma and impaired consciousness. A practical scale. Lancet 1974; 2: 81-4. より引用)

病態（病因と病態の進行）

軽症頭部外傷の病態の主体は，軽症びまん性軸索損傷（diffuse axon injury：DAI）であるといわれている。一過性であっても，意識障害や健忘は DAI による神経機能の障害を意味する。

■知っておこう！

- CTで異常所見を指摘できない軽症頭部外傷症例の約30%に，MRIでDAIの所見が確認される[2]。

治療のための疾患分類および処置法

- European Federation of Neurological Societiesによる頭部外傷の重症度分類[1]を示す（**表2**）。この分類は，GCSスコア，意識消失（loss of consciousness：LOS）の時間，外傷性健忘（posttraumatic amnesia：PTA）の時間に加えて，頭蓋内病変合併の危険因子（**表3**）の有無によって評価される。
- 軽症頭部外傷はさらにカテゴリー0からカテゴリー3に分類される。このカテゴリーは，以後の検査（特に頭部CT）の適応の指標となる（**図1**）[5]。
- 意識障害，意識消失，健忘，危険因子のない症例は帰宅可能であるが，それ以外の症例に対しては，頭部CT検査や脳神経外科専門医の診察が必要になる。

表2　頭蓋外傷の重症度分類

重症度	定義			
	GCS	LOC	PTA	危険因子
軽症				
カテゴリー0	15	−	−	−
カテゴリー1	15	30分以下	1時間以下	−
カテゴリー2	15	−	−	＋
カテゴリー3	13，14	30分以下	1時間以下	＋/−
中等症	12〜9	30分〜1週間	1時間〜1週間	
重症	8〜3	1週間以上	1週間以上	

LOS：loss of consciousness，PTA：posttraumatic amnesia
（島　克司：軽症頭部外傷の治療指針．Neurol Surg 2009；37：95-104．より一部改変）

表3　頭蓋内病変を合併する危険因子

1．受傷歴が不明
2．外傷性健忘の持続
3．30分以上の逆行性健忘
4．頭蓋骨骨折の臨床徴候
　　（眼窩周囲や耳介後部の皮下出血など）
5．激しい頭痛
6．嘔吐
7．局所神経症状
8．痙攣
9．2歳以下
10．60歳以上
11．血液凝固異常（抗凝固療法中）
12．高エネルギー外傷
13．アルコール中毒，薬物中毒

（島　克司：軽症頭部外傷の治療指針．Neurol Surg 2009；37：95-104．より一部改変）

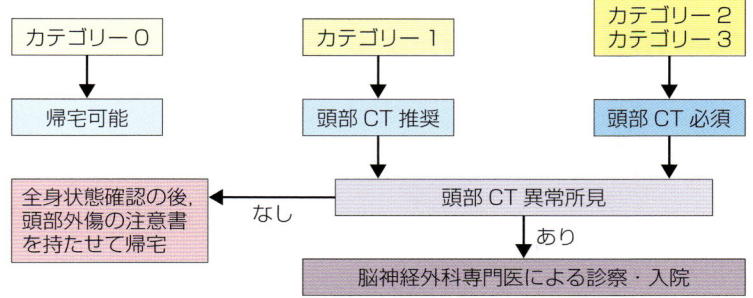

図1 軽症頭部外傷のカテゴリー別対応
(島 克司：軽症頭部外傷の治療指針．Neurol Surg 2009; 37: 95-104. より一部改変)

処置後の対応

　脳震盪が完全に回復していない時期（1週間以内）に再度頭部に外力が加わると，急性脳腫脹を起こすことが知られている．これは，second impact syndromeとよばれ[3]，脳震盪の回復期に繰り返し外力を受けると，脆弱化した神経組織が二次的損傷を生じやすいために起こると考えられている．

　発生頻度は高くはないが，死亡率が50％を超えるため，運動再開に当たっては十分な注意が必要である[4]．運動再開の時期に関して，わが国の統一されたガイドラインは存在しない．運動，特に接触性スポーツの再開には，専門医のチェックを受けることが望ましい．

専門医紹介のタイミング

- 頭部外傷の重症度分類の軽症カテゴリー0以外は，CTを撮影し専門医に紹介する．
- Second impact syndromeが疑われる場合は，専門医に紹介する．

Key Reference

1) Vos PE, et al: EFNS guideline on mild traumatic brain injury: report of an EFNS task force. Eur J Neurol 2002; 9: 207-19.
2) Mittl RL, et al: Prevalence of MR evidence of diffuse axonal injury in patients with mild head injury and normal head CT findings. AJNR Am J Neuroradiol 1994; 15: 1583-9.
3) Saunders RL, et al: The second impact in catastrophic contact-sports head trauma. JAMA 1984; 252: 538-9.
4) McCrory PR, et al: Second impact syndrome. Neurology 1998; 50: 677-83.
5) 島 克司：軽症頭部外傷の治療指針．Neurol Surg 2009; 37: 95-104.

2 眼科領域の処置

眼内異物（結膜，角膜）

上田貴威

> **ここがポイント**
> - 眼内異物では，異物の入った部位の判断が重要。
> - 角膜異物と眼球内異物では視力障害に注意する。
> - 眼内異物においては，視力低下の危険因子の有無に注意する。
> - 異物飛入の訴えがなくても，眼外傷ではX線やCT検査を行う。

疾患概念および定義

眼の外傷により異物が眼内に飛入したものを眼内異物（眼球内異物）という。

病態（病因と病態の進行）

■病因

眼内への異物の侵入は，外見的には軽度な外傷，特に高速機械（ドリル，電動のこぎりなど），金づち作業，または破裂により発生する異物に伴う外傷により起こる。異物の種類，飛入した場所などにより予後が大きく違ってくる。

眼内異物（intraocular foreign body）は，擦過のため強い炎症を引き起こし，多くの症例で外傷性白内障，網膜剥離，硝子体出血，眼内炎などの合併症がみられる。また，これにより急激な視力低下を引き起こす危険性もある。

■病態

眼内異物は，眼外傷分類[1,2]の開放性外傷のなかの，鋭的外力が外から内に直達して起こる穿孔（laceration）のなかに位置付けられ，裂傷（penetrating），二重穿孔（perforating）とともに分類される（**表1**）。

異物は異物が入った部位により，①結膜異物，②角膜異物，③眼球内異物に分類される。

表1 眼外傷の分類

開放性	破裂（rupture）	
	穿孔（laceration）	裂傷（penetrating）
		眼内異物（intraocular foreign body）
		二重穿孔（perforating）
非開放性		

(Kuhn F, et al: A standardized classification of ocular trauma. Ophthalmology 1996; 103: 240-3. より引用)

治療のための疾患分類および処置法

■ 結膜異物

- 患者自身が何かが飛んで入ってきたと訴えることが多い。突発的な異物感，痛み，流涙，充血などの主訴が一般的。自然に流出し，症状が治まることもあるが，異物が残存すればこれらの症状は増悪傾向となる。
- 最も異物がとどまりやすいのは**図1**のように上眼瞼結膜の瞼縁に近い部分であり，**図2**のように反転して視診する。

【現場で可能な処置】
- 容易に結膜が反転できる場合には麻酔なしで除去操作に入る。
- 疼痛が強く開瞼不能の場合には，局所麻酔点眼液ベノキシール®点眼液0.4%を使用して処置する。
- 除去操作は，綿棒もしくはディスポーザブルの注射針にて行う（**図3**）。
- 異物が視認できない場合は，生理食塩水もしくはホウ酸水で反転した上眼瞼結膜をこすりながら洗眼すると除去できることがある。

【処方例】
- 異物が除去されれば自覚症状の軽減・消失がみられる。その場合には，抗生物質の点眼薬クラビット®点眼薬を投与し，経過観察する。

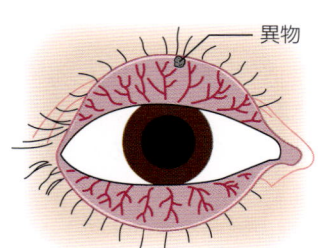

図1 異物のとどまりやすい部位
（大橋正樹：鼻出血，鼻内異物，耳内異物，眼内異物．レジデントノート 2005; 7: 482-90. より改変）

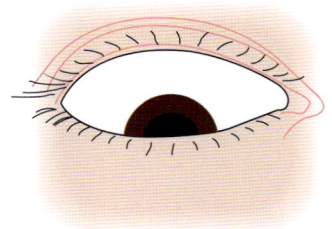 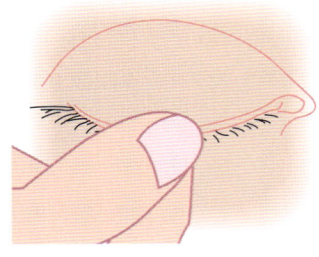 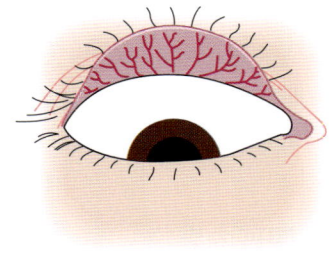

①下方視させる　　②第1指と第2指で上眼瞼をはさむようにつまむ　　③下方に引き，それと同時に上眼瞼を反転させる（眼は下方視のまま）

図2 上眼瞼の反転の方法
（大橋正樹：鼻出血，鼻内異物，耳内異物，眼内異物．レジデントノート 2005; 7: 482-90. より改変）

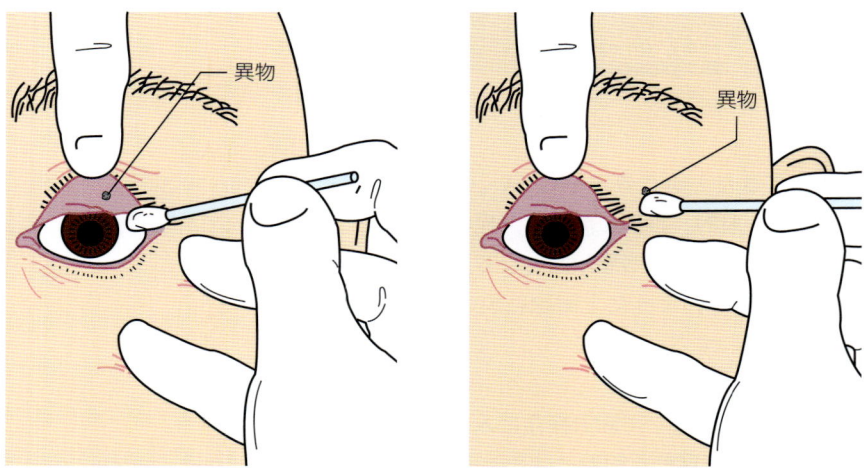

図3　結膜異物の除去法
(Philip Buttraravoli 著，大滝純司監訳．眼科領域の急患例．マイナーエマージェンシー．東京：医歯薬出版；2009. p79. より引用改変)

■角膜異物

- 症状は結膜異物と同様で，鉄粉が原因のことが多い．ルーペなどを用いないと視認できないこともある．

【現場で可能な処置】
- 結膜異物と異なり，除去は難しいことが多い．
- 点眼麻酔後に注射器の先端から生理食塩水を異物に噴射して洗い流す．困難な場合はディスポーザブルの注射針(18G)にて除去する(図4)．
- 鉄粉の場合，異物が入って半日経過すると異物周囲に錆びが生じるため，異物除去のみでは症状が消えないことがある．
- 角膜中央部の場合，異物を除去しても混濁が残り視力障害をきたすことがある．

【処方例】
- 異物除去後の感染を考慮し，抗菌薬の軟膏(タリビット®眼軟膏もしくはテラマイシン®眼軟膏)を点入し，除去当日は眼帯をさせる．
- 抗菌薬の内服(セフェム系抗菌薬と点眼薬クラビット®点眼)を処方する．
- 非ステロイド性消炎鎮痛薬点眼液(ジクロスター®点眼液0.1%)，経口鎮痛薬(ロキソニン®)も処方する．

■眼球内異物

【現場で可能な処置および処方例】
　眼球内部の異物が疑われた場合は，抗菌薬(セフェム系抗菌薬)内服と点眼薬(クラビット®点眼)あるいは眼軟膏(タリビット®眼軟膏)を投与し，直ちに軽く眼帯をして，眼科専門医にコンサルトする．

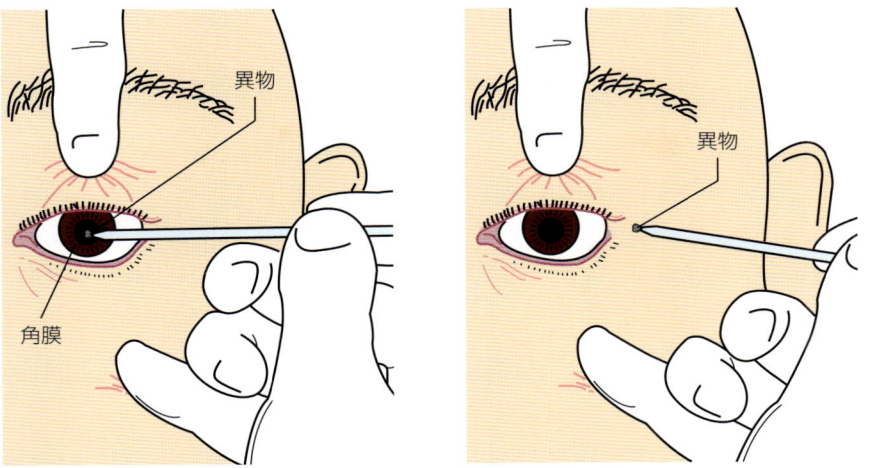

図4 角膜異物の除去法
(Philip Buttraravoli 著,大滝純司監訳.眼科領域の急患例.マイナーエマージェンシー.東京:医歯薬出版;2009.p82.より引用改変)

■ 知ってほしいデータ

- 多変量解析による眼内異物における視力低下の危険因子は,①診察時の視力低下,②眼内炎の発症,③網膜剥離の発症,④眼内組織の脱出,⑤眼内異物の大きさである[3](表2)。

表2 眼内異物による視力低下の危険因子(多変量解析)

因子	β	95%信頼区間	t-統計量	p値
診察時の視力低下	0.26	0.08–0.45	2.85	>0.01
眼内炎の発症	1.3	0.06–1.10	2.95	>0.01
網膜剥離の発症	0.77	0.30–1.25	3.24	>0.01
眼内組織の脱出	0.58	0.07–1.10	2.24	>0.05
眼内異物の直径	0.14	0.01–0.11	2.42	>0.05
強膜への侵入	0.34	−0.06–0.75	0.97	0.1
24時間以内の眼内異物除去	−0.05	−0.46–0.37	−0.22	0.83
後眼部への眼内異物	−0.1	−0.54–0.34	−0.46	0.65
負傷時の瞳孔障害	−0.11	−0.83–0.61	−0.3	0.76
外部磁界による眼内異物の移動	−0.18	−0.72–0.36	−0.65	0.52

(Imrie FR, et al: Surveillance of intraocular foreign bodies in the UK. Eye (Lond) 2008; 22: 1141-7. より引用)

2 眼科領域の処置

> **■ 知っておこう！**
>
> ● すべきこと
> ①受傷時の状態を詳細に聴取し，眼内異物の疑いがないか確認する。
> ②眼内異物が見えない場合，また本人の訴えが異物飛入と無関係に思われる場合でも，眼外傷の場合は，必ずX線やCTを施行し，異物の有無を確認する。
> ● してはいけないこと
> ①鉄片異物が否定できない場合は，MRIは禁忌である（磁性異物の場合，異物の発熱や移動により組織傷害を起こす可能性があるため）。
> ②眼瞼の内側に生じる病的ではない白色丘疹を異物と間違えない。

処置後の対応

■ 結膜異物

異物除去ができて，症状が消失すれば経過観察も可能。ただし，除去できず，症状も持続する場合は眼科専門医にコンサルトする。

■ 角膜異物

除去ができ，症状が消失しても，必ず眼科専門医を受診させたほうがよい。

■ 眼球内異物

速やかに眼科専門医にコンサルトするべきである。

> **専門医紹介のタイミング**
> ● 結膜異物や角膜異物は，異物除去ができても，専門医に紹介する。
> ● 眼球内異物は，速やかに専門医に紹介する。

Key Reference

1) Kuhn F, et al: A standardized classification of ocular trauma. Ophthalmology 1996; 103: 240-3.
2) 河野真一郎ほか：眼球穿孔創と眼内異物．新図説臨床眼科講座第9巻，眼部救急医療／腫瘍．メジカルビュー社，東京，1999，p76-81.
3) Imrie FR, et al: Surveillance of intraocular foreign bodies in the UK. Eye (Lond) 2008; 22: 1141-7.

2 眼科領域の処置

眼窩骨折

内田博喜

> **ここがポイント**
> - 外傷による眼窩内圧の上昇によって生ずる骨折。
> - 開放型骨折と閉鎖型骨折があり，経過観察と外科的治療選択が行われる。
> - 視束管骨折の合併とwhite-eyed blowoutを示す所見の有無に注意する。
> - 眼窩骨折が疑われる際には，専門医受診を勧める。

疾患概念および定義

急激な眼窩内圧の上昇により生じる眼窩骨の骨折。

病態（病因と病態の進行）

眼窩を構成する骨は頬骨・上顎骨・涙骨・篩骨・前頭骨・口蓋骨・蝶形骨である（図1）。眼窩の上縁と下縁はそれぞれ前頭骨と上顎骨によって形成されるが，両者は強度が強いため骨折をきたしにくい。

眼窩底は厚みが薄い（紙様部）ので，外傷などによって外力が介達すると容易に損傷する。これを吹き抜け骨折（blowout fracture）とよび，特に眼窩内側と眼窩底に生じやすく，眼窩の内容物が上顎洞に侵入し，眼窩軟部組織が嵌頓し眼球運動障害を生じる。

治療のための疾患分類

CTを依頼する際，頭部-眼窩CTにて「頭部外傷疑い」・「眼窩底骨折疑い」・

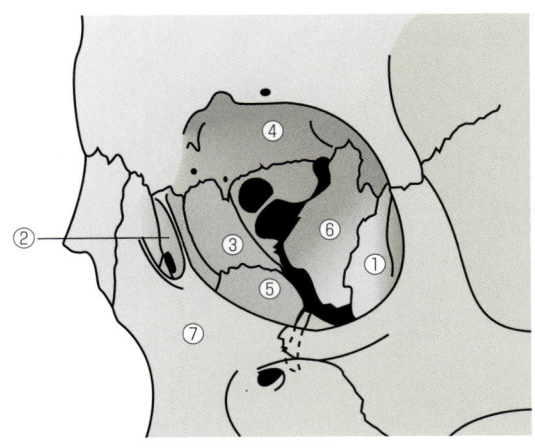

図1　眼窩周囲の骨格

①頬骨
②涙骨
③篩骨
④前頭骨
⑤口蓋骨
⑥蝶形骨
⑦上顎骨

「視束管骨折疑い」でオーダーすることにより専門医（眼科・耳鼻咽喉科・形成外科）へのコンサルトがスムーズとなる。

■ 分類

開放型骨折と閉鎖型骨折に分類される[1〜4]。

1. 開放型骨折

a. 眼窩内容の脱出が骨片を超えない場合（図2）

眼窩内の浮腫の軽減とともに眼球運動は改善し，日常生活に支障のない程度にまで回復することが多いといわれており，経過観察となることが多い。

b. 眼窩内容の脱出が多量の場合（図3）

日常生活に支障をきたす眼球運動障害が残ることが多いといわれており，眼窩内の浮腫の軽減とともに眼球陥凹も顕在化してくる。外科的治療が必要となることが多い。

2. 閉鎖型骨折（図4）

一度吹き抜けた骨片がその弾性により復位し脱出した眼窩内容を絞扼する。

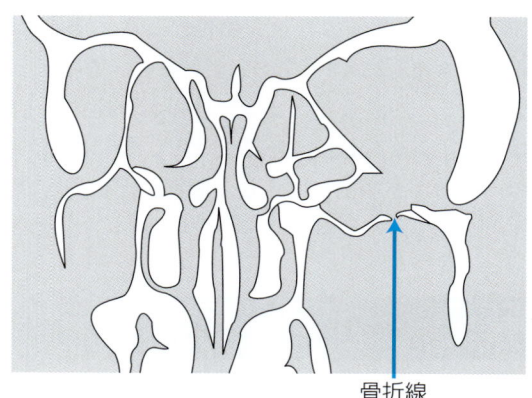

図2　左眼窩下壁骨折開放型

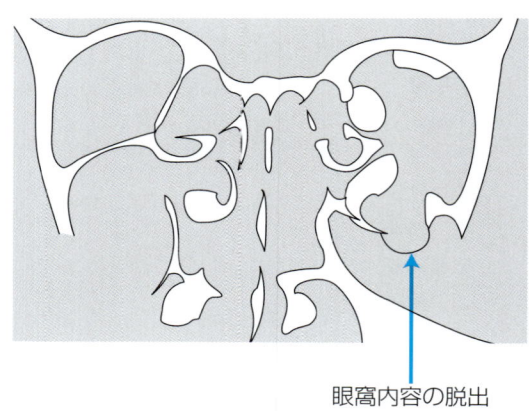

図3　左眼窩下壁骨折開放型

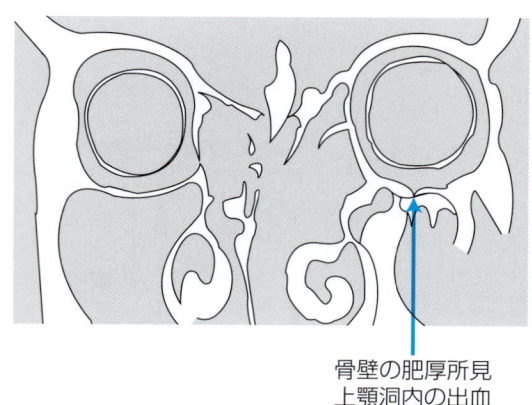

図4　左眼窩下壁骨折閉鎖型

眼部打撲後の嘔気，嘔吐，頭痛，眼球運動障害を呈することがあり外科的処置が必要となることが多い。

■ 注意しておきたい病態

1. 視束管骨折の合併[3, 4]

内壁の眼窩深部で視束管骨折が生じると視神経を圧迫し，高度の視力障害をきたす。緊急手術を要することが多い。

視束管骨折を疑う所見
①眉毛部外側の打撲痕，外傷
②鼻出血
③患眼の直接対光反射の減弱もしくは消失
④激しい視力障害（目の前の手が動いているのがやっとわかるか，光の明・暗だけがわかる程度）

2. white-eyed blowout

上下方向の注視時の著明な眼球運動障害がありながら，軟部組織の損傷所見はわずかで，眼球陥凹がなく，放射線学的検査でも眼窩底の破裂所見はごく軽度である症例。小児に多い。早期手術が必要と報告されている[5]。

処置法

眼窩骨折の治療方針（手術時期および適応）に関しては，いまだ十分なコンセンサスが得られていない[1, 6]。

【処方例】

経過観察となる場合
・ロキソニン® (60mg)：1T，頓服

視束管骨折を伴う場合
・ステロイドホルモン（ステロイドパルス療法）
・脳圧を下げる薬（マンニトール®）
・ビタミン B_{12} の全身投与

処置後の対応

眼窩骨折が疑われる際には基本的に専門医（眼科・耳鼻咽喉科・形成外科）受診を推奨する。その際には視力障害の有無，複視，対光反射の有無の確認が重要である。

鼻をかむことにより逆に骨折部から眼の周囲組織に空気が入り，ひどい場合には視力障害を起こすことがあるので，鼻をかまないように指導する。

2 眼科領域の処置

■ 知ってほしいデータ

　眼窩底骨折の手術時期と適応については一定の見解が得られていない。眼球心臓反射が治らない場合，"ホワイト・アイ（white-eyed）"，吹きぬけ骨折，早期からの眼球陥凹は迅速な手術の適応と考えられている（**表1**）。

表1　眼窩骨折における手術適応

	眼窩骨折治療における臨床的推奨	推奨レベル
即時型	・眼球心臓反射（徐脈，嘔気，失神）を伴い画像上眼窩周囲筋組織の嵌頓を認める複視	A：I
	・white-eyed blowout	A：I
	・早期からの眼球陥凹	A：I
2週間以内	・牽引試験*が陽性，CT検査にて眼窩軟部組織の嵌頓を認める複視	A：II
	・遅発性眼球陥凹をきたす可能性のある大きな骨折	B：II
	・下方への眼球陥凹	A：II
	・進行性の眼窩周囲麻痺	C：III
経過観察	・軽度の複視，眼球運動良好，眼球陥凹なし	B：I

*牽引試験：他眼を遮閉した状態で点眼麻酔下に眼球結膜と上強膜組織を把持し，運動制限のある方向に牽引する試験。抵抗があれば"機械的制限あり"と判断する。

（Burnstine MA: Clinical recommendations for repair of isolated orbital floor fractures: an evidence-based analysis. Ophthalmology 2002; 109: 1207-11. より引用改変）

専門医紹介のタイミング

● 眼窩骨折が疑われる場合には，速やかに専門医に紹介する。

Key Reference

1) Cole P, et al: Principles of facial trauma: orbital fracture management. J Craniofac Surg 2009; 20: 101-4.
2) Joseph JM, et al. Orbital fractures: a review. Clin Ophthalmol 2011; 12: 95-100.
3) Brady SM, et al. The diagnosis and management of orbital blowout fractures: update 2001. Am J Emerg Med 2001; 19: 147-54.
4) American Academy of Ophthalmology. Section 7: Orbit, eyelids, and lacrimal system. In: Basic and Clinical Science Course. San Francisco: American Academy of Ophthalmology; 2008:101-6.
5) Jordan DR, et al: Intervention within days for some orbital floor fractures: the white-eyed blowout. Ophthal Plast Reconstr Surg 1998; 14: 379-90.
6) Burnstine MA. Clinical recommendations for repair of isolated orbital floor fractures: an evidence-based analysis. Ophthalmology 2002; 109: 1207-11.

3 耳鼻咽喉科領域の処置

鼻出血

岩下幸雄

> **ここがポイント**
> - 問診から前方からの鼻出血か，後方からの鼻出血かを鑑別する。
> - 鼻出血の80〜90％は，鼻中隔前下方のKiesselbachからの出血。
> - 前方からの鼻出血には，鼻翼圧迫法や前鼻タンポン法による止血。
> - 後方からの鼻出血には，後鼻タンポン法や止血タンポン（ライノロケット™）による止血。

疾患概念および定義

外傷などの局所的要因，あるいは高血圧などの全身的要因によって引き起こされる鼻孔からの出血。

近年，鼻出血で救急外来を受診するケースは全救急患者中0.9％。うち，約4割が耳鼻科診察を要し，なかでも抗凝固薬が原因の出血が約6割と最多である。高齢者の鼻出血では特に注意が必要である[1]。

病態（病因と病態の進行）

80〜90％はKiesselbach（キーゼルバッハ）部位といわれる鼻中隔前下方の血管が集中する部位から起きる（**図1**）[2]。

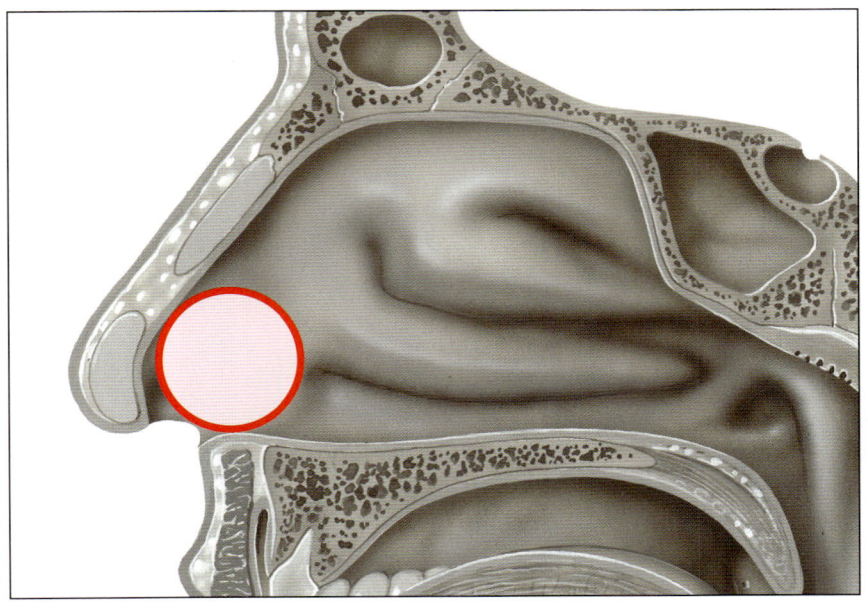

図1　Kiesselbach部位

鼻出血の頻度は高い。患者は不適切な止血や抗凝固薬などの影響で出血が止まらないまま，あるいは何度も出血を繰り返し「不安になって」救急外来を受診する。

治療のための疾患分類および処置法

1．前方からの鼻出血
原因：鼻いじり，咳やくしゃみ，アレルギー性鼻炎，鼻内異物，外傷など

- 圧迫止血（鼻翼圧迫法）（図2, 3）
  鼻翼の根元（小鼻）を10分間つまむ。ほとんどがこれで止まる。
- 前鼻タンポン法（ボスミン® ガーゼタンポン）

> ■ 知っておこう！
>
> - ボスミン® ガーゼの作り方（5,000倍希釈って何？）
>   外来に置いてあるボスミン® 液（0.1%塩酸エピネフリン液：第一三共）または救急で用いるボスミン® 注は0.1%＝1,000倍であるので，鼻出血に対する処置としては5,000倍液（＝結局5倍に薄める！）として使用する。
>   ガーゼは大きめのコメガーゼ（3×20cm）を用いるとよい。10枚ぐらい使うこともある。
>   ガーゼを外すと再出血をきたす，などの理由で挿入したまま朝まで様子をみる場合には，ボスミンガーゼにゲンタシン® 軟膏などを塗り込んで使用するとよい。

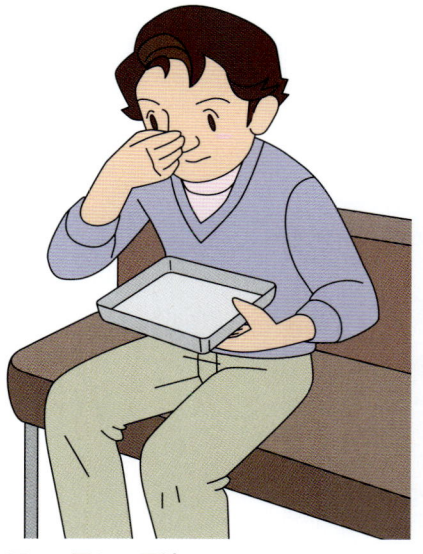 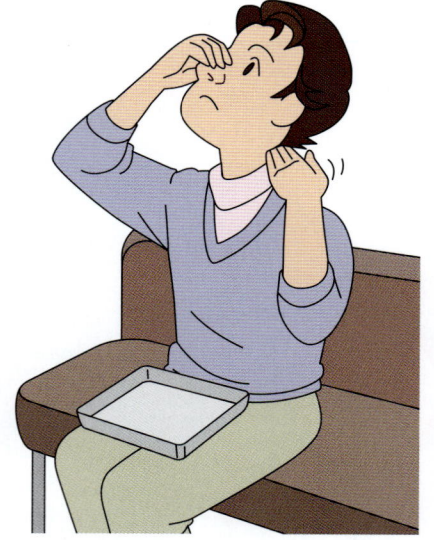

図2　正しい圧迫
やや前かがみで鼻翼の根元を親指と人差し指でつまむ。

図3　誤った圧迫
上を向くと血液がのどに流れてくるので，のみこまないようにする。
首をたたいても意味はない。

- 電気焼灼術（出血を助長することもあるので耳鼻科医に任せる）
- 局所止血材による圧迫も効果大[3]（サージセル®・アブソーバブル®・ヘモスタット®，スポンゼル®など）。

2. 後方からの鼻出血
原因：高血圧，抗凝固薬内服，腫瘍など
- 出血量が多くても慌てずに，血管確保・止血剤の投与など行ったうえで，耳鼻科医へ相談する。すぐに耳鼻科医が対応できない場合，後鼻タンポン法を行う。
- 後鼻タンポン法（ベロックタンポン法・バルーンタンポン法）
14〜16Frの導尿バルーンにキシロカイン®ゼリーを付け，鼻腔に挿入。チューブ先端が軟口蓋から少し出たところでバルーンに空気を5〜6mL注入し，カテーテルを少し引いたところで固定する（図4）。両鼻に行う。引き続き前鼻にもタンポンを挿入しふたをする。
- 血管造影下血管塞栓術[4]
- 内視鏡的止血術
- 新しい止血タンポン（ライノロケット™など）を使用する方法も効果的（図5）

3. 全身的要因に対する処置
原因：高血圧，動脈硬化症，肝硬変，糖尿病，腎不全，白血病，癌，抗凝固薬内服（ワーファリン®，バイアスピリン®）など
- 各疾患に合わせた治療
- 基礎疾患がある場合や止血に難渋している場合は入院・経過観察を考慮

処置後の対応

①鼻翼圧迫法の止血指導。
②熱いお湯につからない，アルコールを飲まない，激しい運動をしない。
③強い鼻かみ，鼻いじりをしない。
④血管収縮剤の点鼻（プリビナ®）処方（2歳未満には禁忌）。
など。

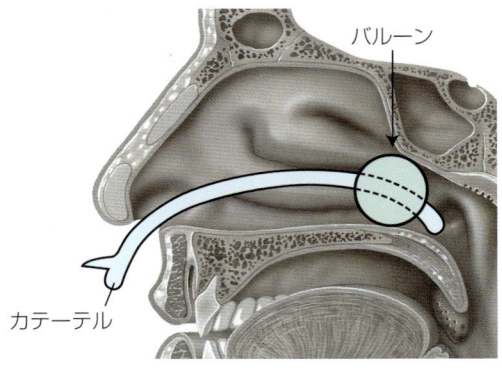

図4 後鼻バルーンタンポン法

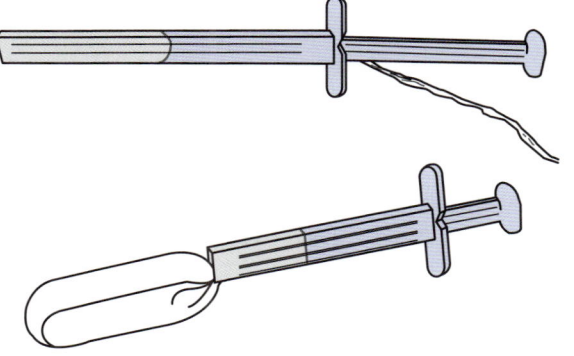

図5 ライノロケット™
[（株）名優の許諾を得て掲載]

使用方法

①鼻孔にライノロケットの先端を入れ，スポンジ（エクスパンダセル™）を押し出す（図5）。
②スポンジが下鼻道に沿って鼻甲介を越え挿入され，必要な部位に留置される。
③スポンジが膨潤しはじめる。膨潤するだけの出血がない場合は生理食塩水をたらす（図6）。
④抜去時に使用する糸はテープの小片で鼻の横に貼り付ける（図7）。

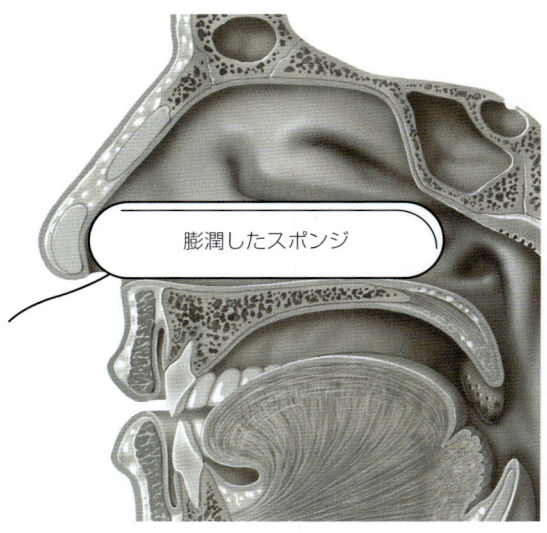

図6　ライノロケットによる止血

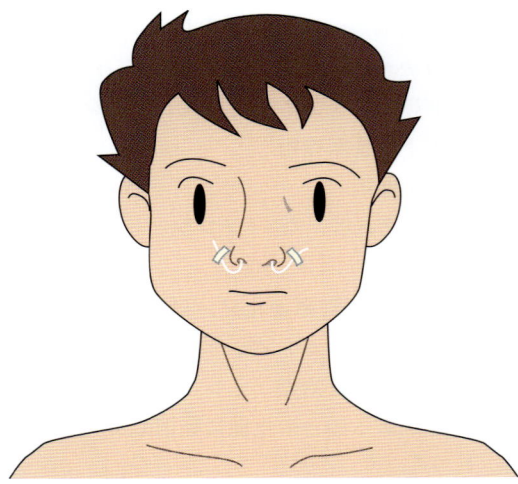

図7　糸の処理

> **専門医紹介のタイミング**
> ●鼻出血の量が多い場合，止血に難渋する場合，および基礎疾患がある場合には，専門医に紹介する。

Key Reference

1) Smith J, et al: Epistaxis in patients taking oral anticoagulant and antiplatelet medication: prospective cohort study. J Laryngol Otol 2011; 125: 38-42.
2) Viehweg TL, et al: Epistaxis: diagnosis and treatment. J Oral Maxillofac Surg 2006; 64: 511-8.
3) Bhatnagar RK, et al: Selective surgicel packing for the treatment of posterior epistaxis. Ear Nose Throat J 2004; 83: 633-4.
4) Willems PW, et al: Endovascular treatment of epistaxis. AJNR Am J Neuroradiol 2009; 30: 1637-45.

3 耳鼻咽喉科領域の処置

異物（鼻）

藤原省三

> **ここがポイント**
> - 鼻腔異物は，小児に多く，自らの鼻腔内への異物挿入が多い。
> - 異物の摘出前には，局麻と血管収縮薬の前処置が大切。
> - 異物除去は，異物の大きさと性状により方法を選択。
> - 異物除去の際の禁忌事項を周知しておく。

疾患概念および定義

鼻腔内の異物。

鼻腔の解剖

図1に経鼻内視鏡で撮影された鼻腔を示す。
　鼻腔は鼻前庭，鼻中隔，鼻腔側壁で構成されている。鼻中隔前方のKiesselbach部位は発達した毛細血管網を形成している。

病態（病因と病態の進行）

- 鼻出血・鼻腔異物は耳鼻咽喉科のみならず，一般的な救急外来にて遭遇することの多い疾患の1つである。
- 鼻腔異物は小児に多く，自ら鼻腔内に挿入するため，ちり紙，スポンジなどの生活用品，消しゴムなどの文具，ビービー弾やパチンコ玉などの玩具，植物の種子が多い[1]。

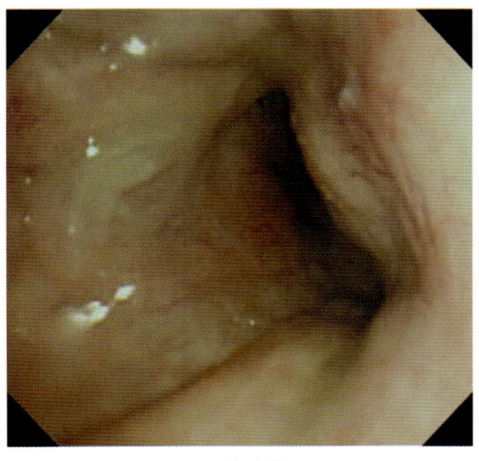

a：後鼻孔　　　　　　　　　　　b：鼻腔

図1　鼻腔の解剖（自験例）

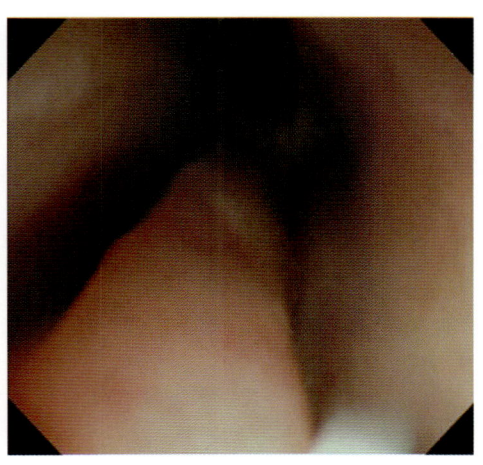

- 小児が自分の鼻の中に何かを入れてしまったと話したり，あるいはそのようなことを誰かが見ていた，といった状況が最も多い。
- ボタン型電池は組織障害を起こすため，早急な摘出を要する。
- 保護者が異物に気づき外来受診する場合もあるが，異物が数日間放置されると感染を併発し，悪臭，膿性鼻漏を主訴に受診することもある。

治療のための疾患分類および処置法

- 座位にて異物の確認を行う。
- キシロカイン®スプレーとボスミン®を噴霧し，鼻汁があれば吸引除去後，鼻鏡にて観察を行う。
- 摘出の基本はいかに異物を手前に移動させ取り出すかである[1]。
- 異物が疑われるが，その有無がはっきりしない場合など，積極的に耳鼻咽喉科専門医にコンサルトする。

【現場でできる異物除去】

異物除去の方法は異物の形状，局在により異なる。

- 小さく，丸い形状

①把持鉗子（アリゲーター鉗子）で摘出[3]。

②患者に健側鼻を閉じて，患側に陽圧をかけ，異物を噴き出す。しかし，これは小児では無理である[3]。

③患側に陽圧をかける他の摘出方法として次のようなものがある。
　マウストゥーマウスにて息を吹き込む方法。これは親が子供に行い，15/19例（79％）の異物除去率が報告されている[3]。

- 平滑で，丸く，硬い異物

①バルーンカテーテル（フォガティーもしくはフォーリー）を用いて除去できることがある。通常5か6Frのカテーテルを使って，異物の奥に入れ膨らませて手前に引いて異物除去を行う。このとき，カテーテルに2％リドカインゼリーを塗布，バルーンは2〜3mLで膨らませる（**図2**）。

②メタル吸引カテーテル（100〜140mmHg）で異物に陰圧をかけて除去[4]。

■ 知っておこう！

禁忌

- 摘出時，最も注意を要する点は，異物を奥に押し込んで，後鼻孔から脱落の結果，気道異物にならないようにすることである[1]。
- 異物を咽頭へ進める恐れがあるため，鼻腔の洗浄は禁忌である。
- 最初に局所麻酔および血管収縮薬を用いずに，鼻から異物を除去しようとしてはいけない[5]。

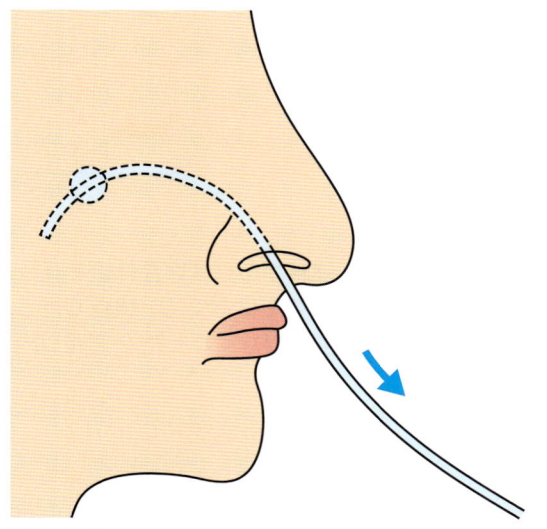

図2　バルーンカテーテルでの鼻腔異物除去

> **専門医紹介のタイミング**
>
> ●異物（鼻）が疑われるが，その有無がはっきりしない場合には，専門医に紹介する。

Key Reference

1) 橋田光一ほか：鼻出血・鼻腔異物．外科治療 2009; 101: 385-9.
2) Brook I: Prevotella and Porphyromonas infections in children. J Med Microbiol 1995; 42: 340-7.
3) Kiger JR, et al: Nasal foreign body removal in children. Pediatr Emerg Care 2008; 24: 785-92.
4) Kadish HA, et al: Removal of nasal foreign bodies in the pediatric population. Am J Emerg Med 1997; 15: 54-6.
5) Philip Buttraravoli 著，大滝純司監訳：異物―鼻；耳鼻咽喉科領域の急患例．マイナーエマージェンシー．東京：医歯薬出版；2009．p122-6.

3 耳鼻咽喉科領域の処置

鼻骨骨折

平下禎二郎

> **ここがポイント**
> - 鼻骨骨折は，全顔面骨折のなかで最も多い。
> - 顔面受傷後の患者で，鼻出血・皮下出血・鼻の変形・腫脹があれば鼻骨骨折を疑う。
> - 鼻骨骨折の確定診断とほかの骨折の有無は，単純X線検査ではなくCT検査で行う。
> - 耳鼻科や形成外科へのコンサルタントは受傷直後か，腫脹がなくなった2週間以内。

疾患概念および定義

鼻腔を覆う左右一対の長方形の骨である鼻骨（図1）に生じた骨折。

病態（病因と病態の進行）

- 人に殴打されたり，物がぶつかった時に生じることがほとんどである。
- 全顔面骨骨折のなかで最も多く，40％を占める[1]。
- 鼻骨骨折を疑う所見は，鼻出血，皮下出血，鼻の変形，鼻の付け根部分の腫脹である。
- 変形の種類は斜鼻型（斜めに曲がる）と鞍鼻型（つぶれて低くなる）に分類される（図2）。
- 鼻骨部の触診では凹凸の触知や鼻骨の可動性が特徴である。

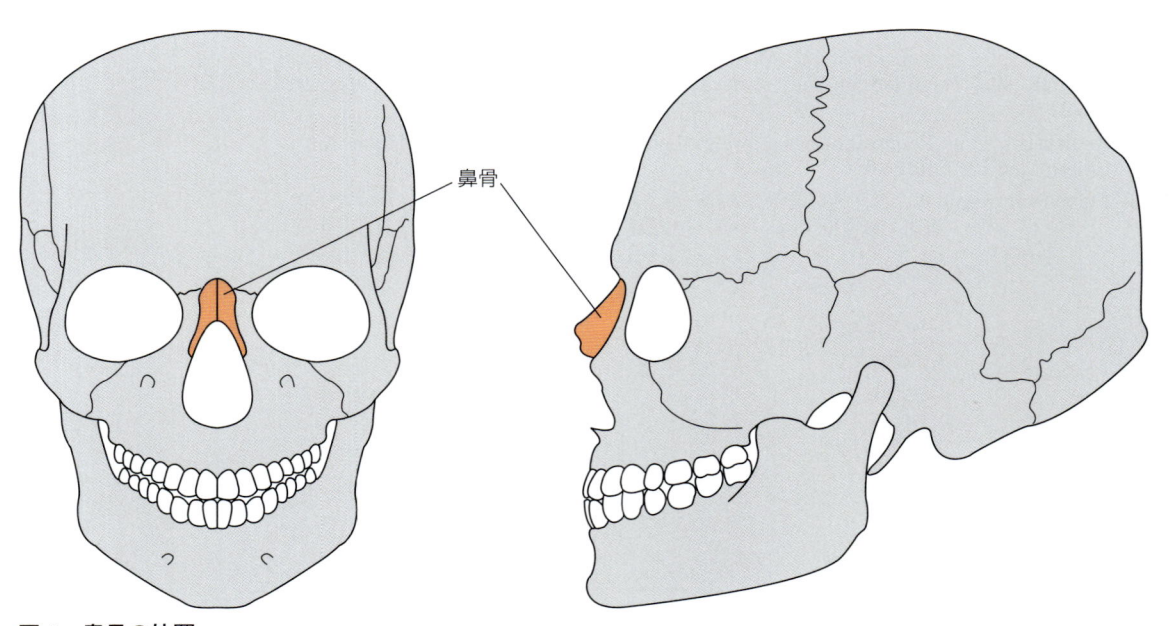

図1 鼻骨の位置

　　　　　　　　＜斜鼻型＞　　＜鞍鼻型＞
　　　　　　　　図2　鼻変形の分類

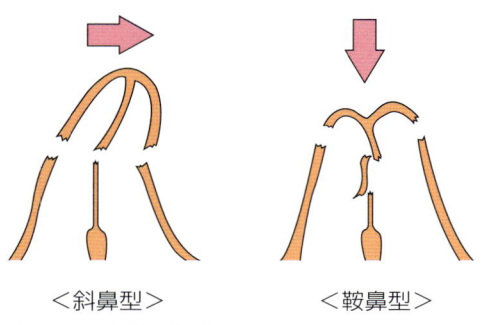

治療のための疾患分類および処置法

- 単純X線検査では正確な診断が困難であるためCT検査が必要である。CT検査は他の顔面骨骨折合併の有無の確認にも有用である[2,3]。
- 整容上の問題や鼻骨骨折に伴う合併症により，治療方針が決まる。一般的な治療方針を示す（**図3**）[2]。

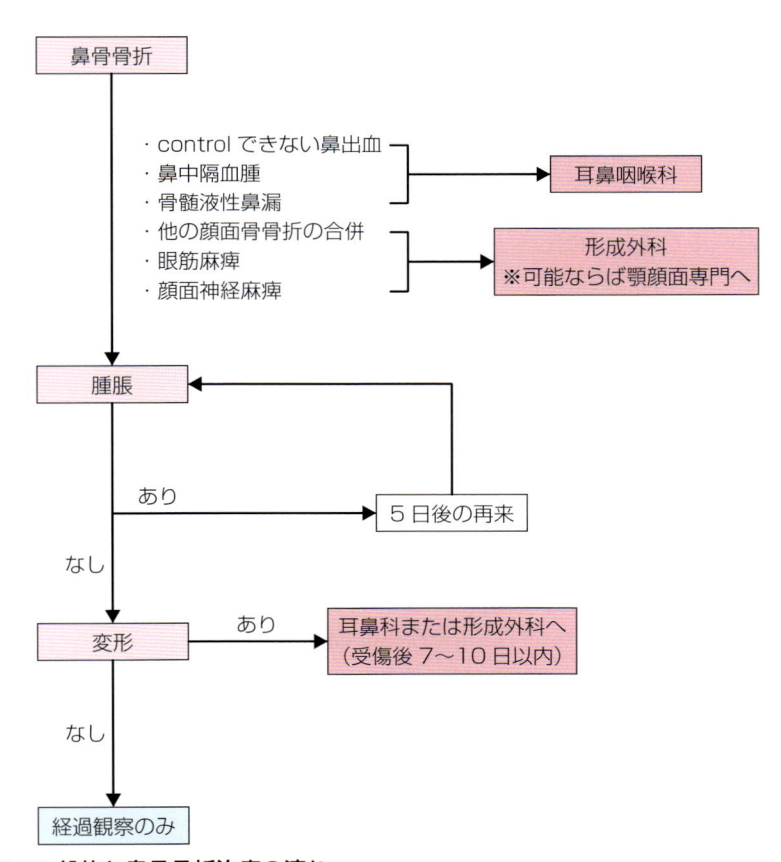

```
鼻骨骨折
  │
  │── ・controlできない鼻出血
  │    ・鼻中隔血腫         ──→ 耳鼻咽喉科
  │    ・骨髄液性鼻漏
  │
  │── ・他の顔面骨骨折の合併
  │    ・眼筋麻痺           ──→ 形成外科
  │    ・顔面神経麻痺           ※可能ならば顎顔面専門へ
  ↓
 腫脹 ←───────────┐
  │ あり              │
  ├──────→ 5日後の再来
  │ なし
  ↓
 変形 ──あり──→ 耳鼻科または形成外科へ
  │              （受傷後7〜10日以内）
  │ なし
  ↓
 経過観察のみ
```

図3　一般的な鼻骨骨折治療の流れ
（Coulson C, et al: Management of nasal injuries by UK accident and emergency consultants: a questionnaire survey. Emerg Med J 2006; 23: 523-5. より改変）

- 受傷後2週間以内であれば，局所麻酔下に用手整復可能である。
- 受傷後2週間以上の陳旧例では全身麻酔下に手術を行い，骨折部位を修復する[4]。

■ 知ってほしいデータ
- 単純X線検査は診断能力が低いため不要であるとの意見が多い。英国でランダムに選ばれた300人の救急医を対象にしたアンケート調査では，99％が単純X線検査は不要であると回答している[2]。

【現場で可能な処置】
　鼻出血が多量であれば，可能な範囲で鼻腔内を圧迫止血し，患部を冷やして病院を受診する。受傷後早ければ早いほど整復しやすいため，鼻骨骨折を疑えばすぐに受診したほうがよい。

処置後の対応

① 鼻閉や鼻の変形を伴わない骨折の場合は鎮痛薬などで経過をみる。
② 治療の適応と判断した場合には，すぐに耳鼻咽喉科または形成外科に受診させる。
③ 腫脹がひどく，変形の有無が確認できない場合には腫脹が収まった時点で受診させる（受傷後7〜10日以内）。

専門医紹介のタイミング
- 鼻骨骨折において，コントロールできない鼻出血・鼻中隔血腫・骨髄液性鼻漏・眼筋麻痺・顔面神経麻痺を伴う場合には，速やかに専門医を紹介する。
- 鼻骨の変形がある場合には，専門医を紹介する。

Key Reference

1) Bartkiw TP, et al: Diagnosis and management of nasal fractures. Int J Trauma Nurs 1995; 1: 11-8.
2) Coulson C, et al: Management of nasal injuries by UK accident and emergency consultants: a questionnaire survey. Emerg Med J 2006; 23: 523-5.
3) Rubinstein B, et al: Management of nasal fractures. Arch Fam Med 2000; 9: 738-42.
4) Ondik MP, et al: The treatment of nasal fractures: a changing paradigm. Arch Facial Plast Surg 2009; 11: 296-302.

3 耳鼻咽喉科領域の処置

異物（耳）

岩城堅太郎

> **ここがポイント**
> - 外耳道異物は小児に多く，異物を主訴として来院するのが6割。
> - 異物の除去に際し，異物の種類が生物か無生物かの判断が重要。
> - 鼓膜損傷や組織障害の可能性がある異物は専門医へ紹介する。
> - 異物の除去後，外耳道損傷，鼓膜の損傷，異物遺残の有無に注意する。

疾患概念および定義

外耳道に異物（生物，無生物）が迷入した状態。

病態（病因と病態の進行）

■病因

- 小児では遊びのなかでビーズ，小石，豆などを挿入し発症する。
- 大人では耳垢を取る目的で使用した紙や綿棒の先などが，遺残する場合がある。
- 最も激しい症状を呈しやすい原因は，生きた昆虫などの小生物の侵入である。

■病態

- 通常，異物を耳の中に入れたことや小生物が侵入したことを訴え，違和感や疼痛を自覚して受診する。
- 小児では異物を耳の中に入れたことを訴えない場合があり，単に化膿性分泌物や疼痛，出血，難聴などで受診する場合がある[1]。
- 小生物が侵入した場合は，外耳道や鼓膜を引っかかれたり刺されたりして激痛を生じ，大人でもパニックに陥る場合がある[1]。

治療のための疾患分類および処置法

> **■知ってほしいデータ**
> - 外耳道異物にて受診する患者の年齢構成は15歳以下の小児が約7割[2]。
> - 異物を主訴に受診する患者は約6割で，残りの4割は耳痛，難聴，耳出血，耳滲出液など[2]。
> - 異物除去の合併症として，約1割に鼓膜穿孔を伴う[2]。
> - 初診時の処置を耳鼻咽喉科専門医が行った場合の医原性合併症発症率は6.5%で，それ以外の医師が異物除去を行った場合では76.7%であったとの報告あり[3]。

治療のための疾患分類および処置法

【現場で可能な処置】
■診察・治療の手順
①注意深い問診を行い，異物の種類を同定する

　異物の種類によって，診察・治療法が異なる。先の尖った異物で鼓膜穿孔が疑われる場合や異物を除去すると鼓膜損傷を生じる恐れがある場合，ボタン電池など組織障害性のある異物の場合は，耳鼻咽喉科専門医に紹介する。

②前処置

　通常は局所麻酔などの前処置は不要であるが，小児や非協力的な患者では頭部の固定を行い，必要に応じて鎮静を行う。特に金属性器具を用いる場合は外耳道を損傷する可能性があり注意が必要である。

③診察・治療

■ 異物が無生物の場合

- 成人では耳介をつまんで上後方へ引くと外耳道がまっすぐになる。8歳以下の小児では外耳道はほぼまっすぐで耳介を牽引する必要はない。耳鏡を用いて視野を確保し，外耳道の観察を行う。
- 外耳道は軟骨部と骨部の連結部および骨部の一部で狭くなっており，異物はこの2カ所の峡部に存在することが多い。断面は楕円状になっており，通常は異物の周りに温水を注入したり器具を挿入したりする隙間を見つけることができる（図1）。

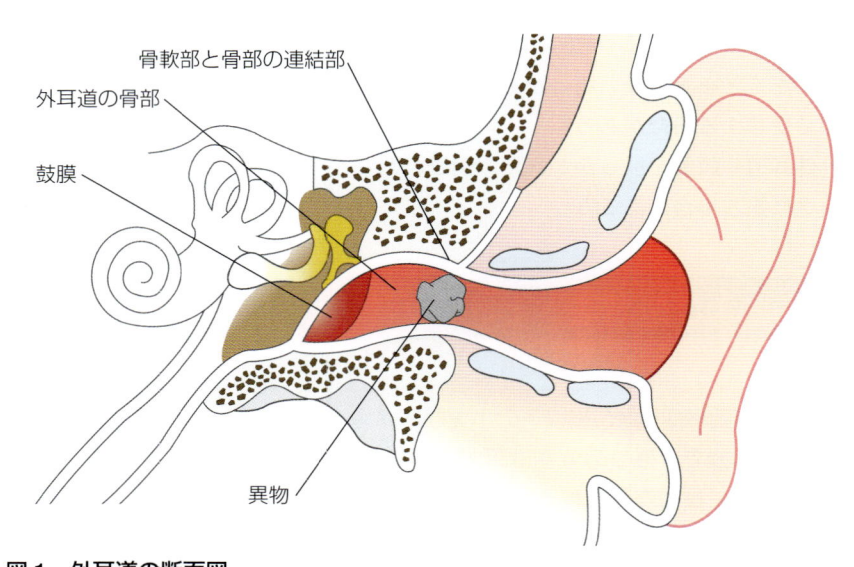

図1　外耳道の断面図

- 鼓膜穿孔の疑いがなければ，温水による洗浄が有効であることが多い。温水の注入には水銃や 16 〜 20G の静脈留置用プラスチックカニューレや翼状針のチューブを切ったカテーテルを接続した注射器を用いる。ピーナッツなどの豆類は水分を吸収して膨張し，摘出しにくくなる場合があり，温水の注入を試みてはならない（図 2，3）。
- 異物が軽くて動きやすい場合（頭位によって可動性があるものや昆虫の死骸など）は吸引にて摘出可能な場合が多い。ちり紙や綿，耳垢などの柔らかい異物は耳用膝状鑷子，異物鉗子などで摘出する。小石，豆，プラスチック玩具などの硬い異物では，外耳道異物鉤を異物より奥まで挿入し，鉤を回転させて異物に引っかけて引き出す。

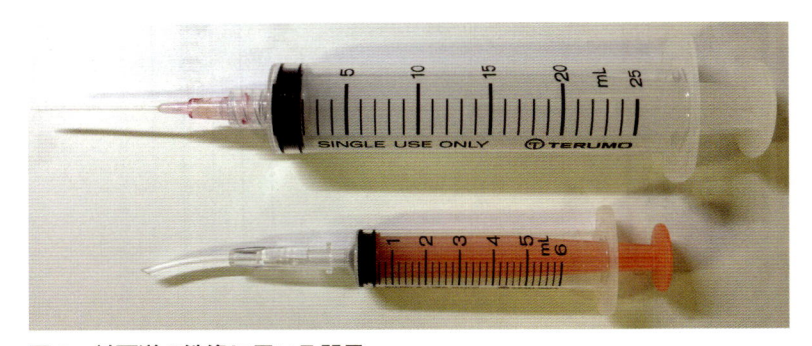

図2　外耳道の洗浄に用いる器具

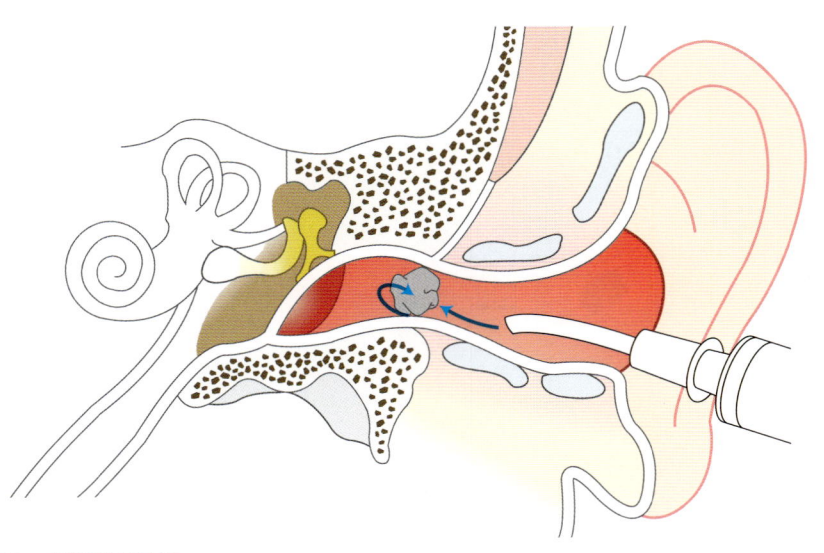

図3　外耳道の洗浄

3 耳鼻咽喉科領域の処置

- 金属製器具を用いる場合は，外耳道の損傷を最小限に抑えることは当然の配慮であるが，疼痛，出血を伴うことがあることを事前に説明しておくことも必要である（**図4，5**）。
- その他の手段として，瞬間接着剤を1～2滴，綿棒の先に置いて異物に接着させ，接着剤が乾燥して固まったあとに異物を引き出す方法や，金属製の異物では磁石を用いる方法などがある。

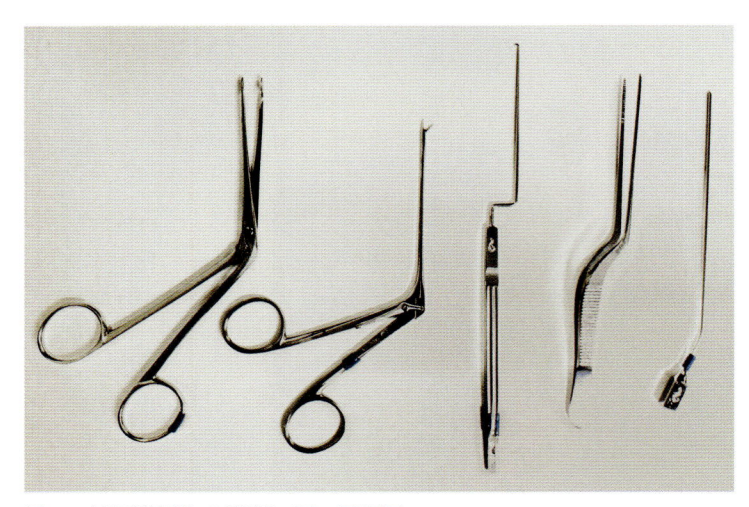

図4　外耳道異物の摘出に用いる器具

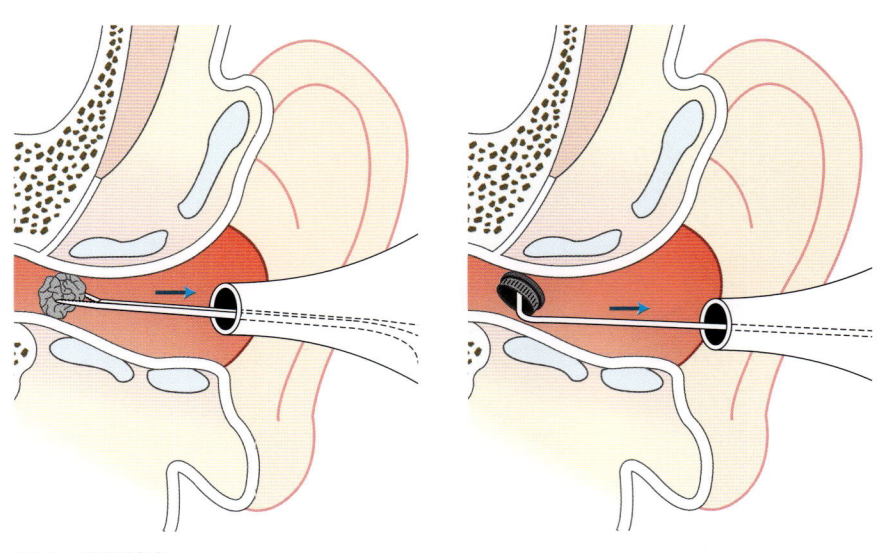

図5　異物摘出

■異物が生物の場合

- 虫が侵入した場合に，虫の走光性（光に集まる性質）を利用して耳に光を当てると虫が自ら出てくるという風説が広がっているが，耳に光を当てると中で虫が暴れて外耳道を刺激したり，さらに奥へ入り込もうとしたりする場合があり，この方法は誤りである（図6）。
- 昆虫などの生きた小生物に対しては，キシロカイン® スプレーやオリーブ油，エタノールを外耳道に注入し，虫を殺してから耳用膝状鑷子，異物鉗子などで摘出する。ただし，キシロカイン® スプレーやエタノールでは，外耳道に損傷があると疼痛を誘発するため，注意が必要である。温水や温生理食塩水で洗い流す方法も有用である（図7，8）。
- 電話での問い合わせに対しては，耳かきやピンセットでは異物をさらに奥へ押し込む可能性が高いことを説明する。昆虫などの小動物の場合は，ぬるま湯や料理用の油，ベビーオイルなどを注入して，まずは虫を殺すように指示することも有用である。その後，診察して虫を摘出し，外耳道の観察を行う。

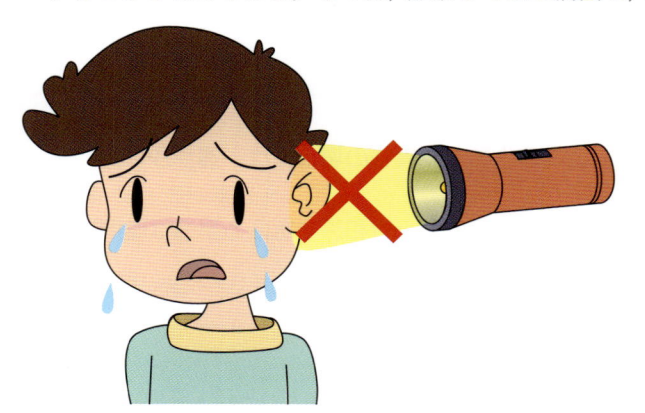

図6 耳に光を当てるのは誤り

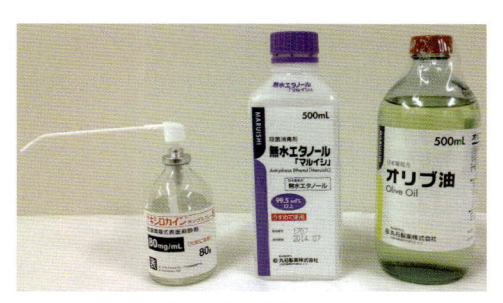

図7 昆虫など小生物に対して注入する

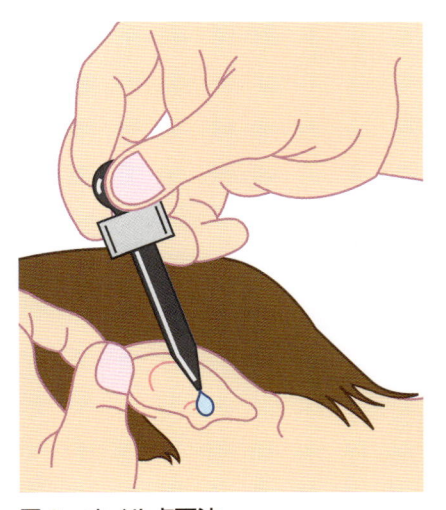

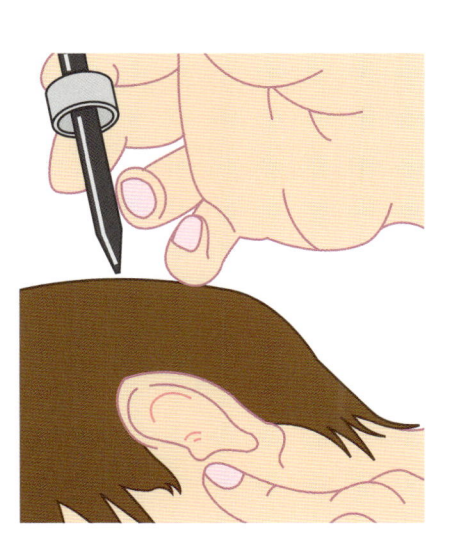

図8 オイル点耳法

処置後の対応

- 異物を除去した後に，外耳道や鼓膜の損傷，異物の遺残の有無を確認する目的で，再度，外耳道の観察を行う。小児の場合は，両側性の可能性を考慮し，対側の耳も観察する。
- 外耳道に損傷がない場合は処置不要。
- 外耳道に損傷を認める場合は耳処置，鎮痛薬，感染の程度に応じて抗生物質の投与を行う。

【処方例】

　タリビット耳科用液®：0.3%／1本

　ロキソニン®：3T，分3

　フロモックス®：3T，分3　5日分

- 鼓膜に損傷を認める場合は専門医に診察を依頼したほうがよい。外傷性鼓膜穿孔は直径3mm以下であれば自然に治癒することが多い。
- まれな合併症として耳小骨脱臼，顔面神経麻痺を生じることがあり，異常を感じた場合は専門医を受診するように指導する。

専門医紹介のタイミング

- 鼓膜損傷が疑われる場合やボタン電池などの組織障害性のある異物の場合には，速やかに専門医に紹介する。
- まれではあるが，耳小骨脱臼や顔面神経麻痺の併発があるので，違和感を訴える場合は専門医に紹介する。

Key Reference

1) Buttaravoli P: Foreign body; Ear. In：Minor Emergencies: Splinters to Fractures. 2nd ed. USA; Mosby, 2007. p116-121.
2) Iseh KR, et al: Ear foreign bodies: observations on the clinical profile in Sokoto, Nigeria. Ann Afr Med 2008; 7: 18-23.
3) Olajide TG, et al: Management of foreign bodies in the ear: a retrospective review of 123 cases in Nigeria. Ear Nose Throat J 2011; 90: E16-9.

3 耳鼻咽喉科領域の処置

耳介血腫

武内　裕

> **ここがポイント**
> - 耳介血腫の好発部位は，耳介前面の舟状窩・三角窩・耳甲介舟。
> - 鑑別すべきは，耳介軟骨膜炎と丹毒（溶連菌感染症）。
> - 治療対象は2週間以内の新鮮例で，組織反応回避の最小限の処置。
> - 放置すると自然吸収されることなく腫瘤状変形。

疾患概念

耳介の皮下または軟骨膜下の出血により形成された血腫。

定義

打撲や摩擦などの外力により，耳介の薄い皮膚と耳介軟骨が剥離し，皮下または軟骨膜下に血液や滲出液が貯留して形成された血腫。

病態（病因と病態の進行）

■病因

- 耳介は，耳垂を除き1枚の弾性軟骨である耳介軟骨により形成される複雑な三次元構造を呈している。
- 耳介の後面は皮膚と耳介軟骨との間に耳介筋，脂肪組織などが存在するために疎に結合しているのに対し，耳介の前面では皮膚と軟骨がしっかりと結合

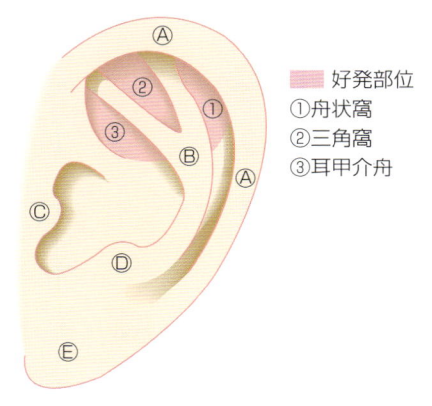

好発部位
①舟状窩
②三角窩
③耳甲介舟

Ⓐ耳輪　Ⓑ対耳輪　Ⓒ耳珠　Ⓓ対耳珠　Ⓔ耳垂
図1　外耳の構造と好発部位

しているため，外力を吸収しにくく，また，外力も前面から加わることが多いため，前面に血腫を生じることが圧倒的に多い。
- 血腫が生じる部位は，皮下，軟骨膜下，軟骨内とされており，好発部位は，舟状窩，三角窩，耳甲介舟である（図1）[1, 2]。
- 外力の原因としては，外傷性と特発性がある。

1. 外傷性
相撲，柔道，レスリング，ラグビー，ボクシングなどのスポーツで，鈍的な刺激が反復して加わる。

2. 突発性
耳介を触る癖（精神病疾患など）
持続する瘙痒（アトピー性皮膚炎など）

■ 症状

耳介前面の腫脹，軽い疼痛，熱感

■ 診断

視触診で十分に可能。
穿刺にて凝血塊または血性成分（黄色透明）を認め，腫脹軽減すれば確定。

■ 鑑別疾患

①耳介軟骨膜炎
疼痛が強く，耳介後面や所属リンパ節が腫脹。穿刺液は膿性あるいは漿液性
②丹毒（溶連菌感染症）
耳介部の発赤が顕著。腫脹や肥厚は軽度。

治療のための疾患分類および処置法

受傷直後から少なくとも2週間以内の新鮮症例が対象。
治療の原則は，
- 貯留液（血液や滲出液）の完全な除去
- 再貯留防止のための持続的圧迫
- 正常な外耳の形態を維持できるような処置法を選択
- 早期（できれば受傷後1週間以内）の治療

であり，以上の手順に沿って，処置を行う。

①冷却・圧迫
- 受傷直後は患部を冷却，圧迫する。
- 発症から1～2日までの軽症例では，冷却・圧迫のみで自然吸収が期待できる。

②穿刺吸引（図2）
- 5mLの注射器にて16G針あるいは18G針にて穿刺吸引する。

- 貯留液が完全に除去できれば圧迫固定を行う。
- 穿刺吸引にて貯留液の完全な除去が困難な場合は，小切開を行う。

③小切開（図3）
- 1％リドカインにて局所麻酔下に，耳輪に沿って，1cm程度1カ所または上下に2カ所加える。
- 血腫を十分に搔爬，除去し，内腔を生理食塩水で洗浄する。
- 器質化して硬くなった線維性組織は無理に除去しない。

④ドレーン留置
- 組織反応を惹起し，軽度の耳介変形を伴うため，ドレーン留置は極力避けたほうがよい。
- 大きな血腫（舟状窩，三角窩，耳甲介舟すべてに及ぶ）の場合や，圧迫にもかかわらず穿刺吸引にて1mL以上の貯留液が繰り返し認められる場合は，ドレーンを留置し圧迫固定する。
- ドレーンは16Gサーフロー留置針や細く切ったペンローズドレーンを使用する。
- 持続吸引ドレナージが有効なこともある。

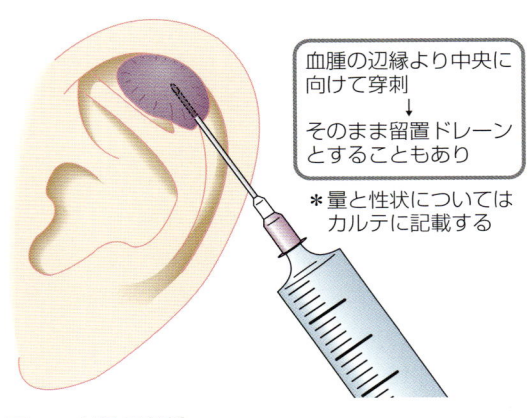

図2　血腫の穿刺

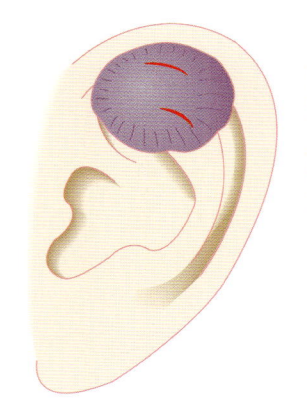

血腫の辺縁より中央に向けて穿刺
↓
そのまま留置ドレーンとすることもあり

＊量と性状についてはカルテに記載する

図3　血腫に対する小切開

・小切開を加える耳介の前面に1％リドカインの局所麻酔注射を行う
・小切開は約1cm。対耳輪に平行に血腫の上下に1〜2カ所

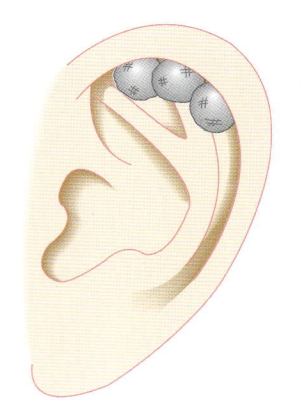

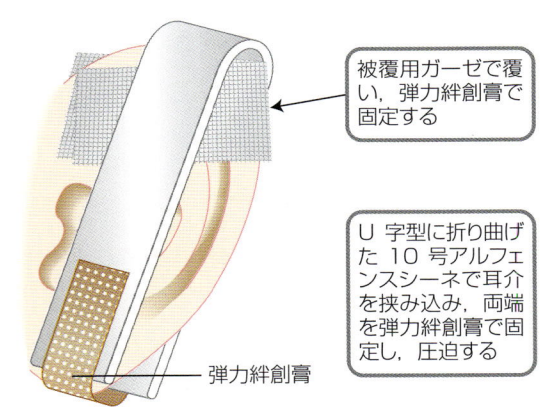

図4　耳介の圧迫固定

耳介の形状に合わせて（血腫の存在した舟状窩，三角窩，耳甲介舟に沿って），少し盛り上がる程度まで綿球あるいはロール状にしたガーゼを詰める

被覆用ガーゼで覆い，弾力絆創膏で固定する

U字型に折り曲げた10号アルフェンスシーネで耳介を挟み込み，両端を弾力絆創膏で固定し，圧迫する

弾力絆創膏

⑤圧迫固定（図4）

　耳介前面の凹凸に合わせて，綿球や軟膏ガーゼを充填し，さらにガーゼや弾性包帯で圧迫し，さらに。10号アルフェンスシーネを用いて圧迫する。
- 歯科用のモデリングコンパウンドを使用することもある。
- 軟骨を経由する糸を用いた固定は，軟骨膜炎の原因となるため避ける。

処置後の対応

■ 創の管理

- 創の確認（連日）：出血，感染がないか，確実に圧迫固定されているか確認する。排液がなくなれば，早期にドレーンを抜去する。ドレーン抜去後も1週間程度は，圧迫固定を継続する。
- 感染予防：経口抗菌薬の投与（セフェム系抗菌薬を3日間）。
- 鎮痛処置：適宜NSAIDs（non-steroidal anti-inflammatory drugs）を投与。

■ 予防

- 原因となるスポーツを禁止する。
- 耳介の摩擦を避ける指導をする（ヘッドギアの着用など）。

■ 知っておこう！

①耳介血腫は放置して自然に吸収されることはなく，これを放置すると器質化が進み，耳介の腫瘤状変形をきたすため，早期治療が必要である。
②処置自体が組織反応を惹起するため，最小限の処置による治癒を心がけるべきであるが，これまでの報告に適切な処置に関する統一した見解はない。特に大きな血腫に対しては，処置に伴う利点と欠点を考慮した治療法を選択すべきである[3,4]。
③血腫腔内の確実な接着に，フィブリン糊やOK-432が有用との報告があるが，保険適用はない[5]。

専門医紹介のタイミング

- 血腫に感染が生じている場合には，専門医に紹介する。

Key Reference

1) Starck WJ, et al: Current concepts in the surgical management of traumatic auricular hematoma. J Oral Maxilofac Surg 1992; 50: 800-2.
2) 前川二郎ほか：耳介手術のための臨床解剖．JOHNS 2008;24:285-8.
3) Jones SE, et al: Interventions for acute auricular haematoma. Cochrane Database Syst Rev 2004; (2): CD004166.
4) 吉福孝介ほか：耳介血腫に対する持続陰圧ドレナージ法の効果．耳鼻臨床 2009;102: 197-200.
5) Kubota T, et al: Treatment of auricular hematoma by OK-432. Otolaryngol Head Neck Surg 2010;142(6): 863-6.

3 耳鼻咽喉科領域の処置

耳垂裂・裂創

原田勝久

> **ここがポイント**
> - 耳垂裂には，先天性耳垂裂とピアス耳垂裂創がある。
> - 先天性耳垂裂は，形成外科医に紹介する。
> - ピアス耳垂裂創の縫合では，ピアス孔上皮の遺残による表皮囊胞の発生に注意する。
> - 瘢痕拘縮を予防するため，ジグザグ状（Z形成術）の縫合を行う。

疾患概念

耳垂の変形や外傷の総称。

定義

耳垂裂は主に先天性のものを指し，ピアス裂創など外傷性のものを耳垂裂創という。

病態（病因と病態の進行）

1. 先天性耳垂裂（図1a）

上方型，下方型，混合型に分類される。

2. ピアス耳垂裂創（図1b）

急激な外力によって生じた裂創と，持続的な重力によって生じた瘢痕拘縮を伴うものに分類される[1]。

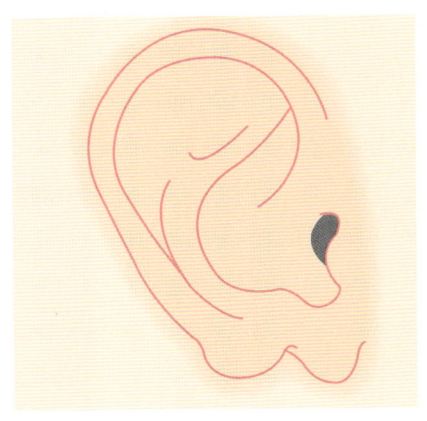

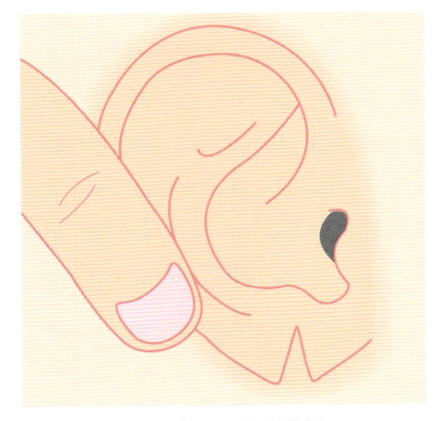

a：先天性耳垂裂　　b：ピアス耳垂裂創

図1　耳垂裂症例

治療のための疾患分類および処置法

■先天性耳垂裂

- 乳幼児がほとんどであり，基本的には形成外科医に紹介すべきである．
- 手術法には，さまざまな皮弁法を駆使して形状を整える方法をとる[1]（**図2～4**）．

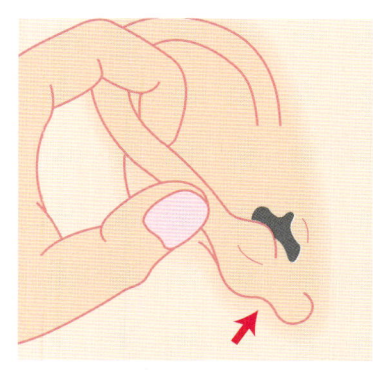

図2 耳介の稜線方向から見た耳垂裂の状態

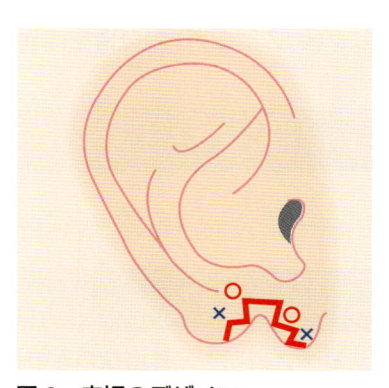

図3 皮切のデザイン
皮膚縫合の際に直線状にならないようにする．

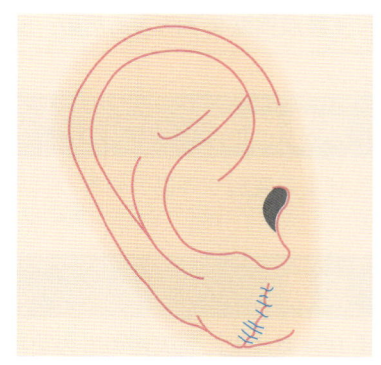

図4 6-0 ナイロンで縫合

■ピアス耳垂裂創

- ピアス耳垂裂変形は，完全に裂けた状態の完全裂創とピアス孔が拡張した状態の不全耳垂裂に分類される[2]．
- ピアス孔を温存するか，完全に閉鎖して別の孔を作るか，患者とよく相談する．
- 将来的に表皮囊胞（元のピアス孔の上皮成分の遺残）が形成される可能性や，術後の瘢痕拘縮で耳垂の変形が生じる可能性について説明しておく．
- 美容面が心配になる場合は，形成外科医に相談するのが賢明である[3]．
- 術前に皮膚上に切開予定線を描く（**図5a**）．
- 局所麻酔剤はエピネフリン添加の1％リドカインを使用し，耳垂が硬く蒼白になるまで注入する（**図5b**）．これにより切開が容易になる．
- 瘢痕を伴わない急性期の完全裂創では，創縁を直線状に切除し6-0ナイロンで縫合する．不完全裂創では，耳垂下縁の皮膚を切除し完全裂創の形にして縫合する（**図5c**）．
- 瘢痕を伴う裂創では，術後の瘢痕拘縮予防のため縫合線が直線状にならないようにジグザグ状（Z形成術など）とする[2]．
- ピアス孔を温存する場合は，シリコンの紐を通して縫合し，術後1～2カ月後に抜去する．

耳垂裂・裂創

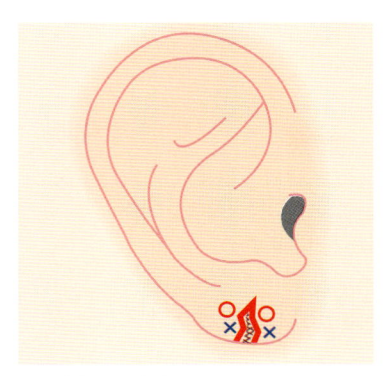

a：皮切のデザイン
できるだけ直線的な縫合線にならないように工夫する。

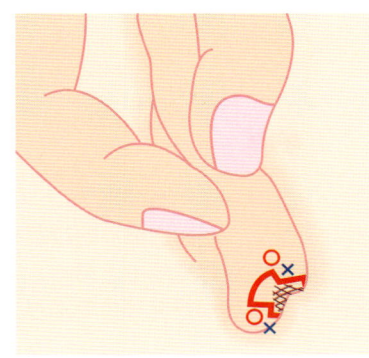

b：局所麻酔剤を注入した状態

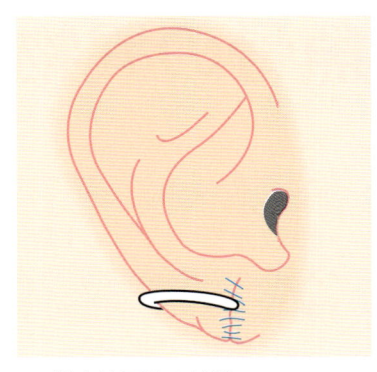

c：縫合終了後の状態
ピアス孔を残すべく，シリコンの紐を通した状態で 6-0 ナイロンで縫合。

図5 耳垂裂創（瘢痕を伴うもの，ピアス孔温存）

処置後の対応

　術後1週間目に抜糸を行う。ピアス裂創のシリコン紐は1～2カ月装着しておくと，完全にピアス孔が完成する。
　ピアス孔を一度閉鎖し，再度開ける場合は瘢痕部を避けるよう指示する。

■ 知っておこう！
　縫合部が薄くなり変形してしまう場合は，断端部に垂直に割を入れることで縫着した際にくぼみが目立たなくなる。中縫いを1～2針しておく[1]。

専門医紹介のタイミング
- 先天性耳垂裂は，原則的に専門医に紹介する。
- ピアス耳垂裂創において美容面の心配がある場合は，専門医に紹介する。

Key Reference
1) 市田正也：スキル外来手術アトラス．文光堂，東京，2006，211-9．
2) Taher M, et al: Surgical pearl: earlobe repair assisted by guidewire punch technique: a useful method to remove unwanted epithelial tracts caused by body piercing. J Am Acad Dermatol 2004; 51: 93-4.
3) Watson D: Torn earlobe repair. Otolaryngol Clin North Am 2002; 35: 187-205.

3 耳鼻咽喉科領域の処置

魚骨の異物

岸原文明

> **ここがポイント**
> - 魚骨のある場所によって対応が異なるため，咽頭口部か咽頭喉頭部かを判断する。
> - 大部分の魚骨は咽頭口部にあり，口蓋扁桃が好発部位である。
> - 咽頭喉頭部では，舌扁桃，喉頭蓋谷，梨状窩が好発部位であり，経鼻上部消化管ビデオスコープによる観察が望ましい。
> - X線検査で写らないからといって，魚骨がないと断定できない。写る場合は緊急処置を要する。

疾患概念および定義

食事中に食べていた魚の骨が，咽頭粘膜に刺さったことで起こる疼痛や違和感。

病態（病因と病態の進行）

誤って飲み込んだ異物が咽頭に引っかかることを咽頭異物（**図1**）という。

咽頭異物には鶏の骨，玩具，義歯，PTPなどさまざまなものがあるが，最も多いのは魚骨である。魚の骨を誤って飲み込んだ後に，"チクッ"とした痛みを感じ，その後，のどの違和感や嚥下時の痛みが持続することで来院される。

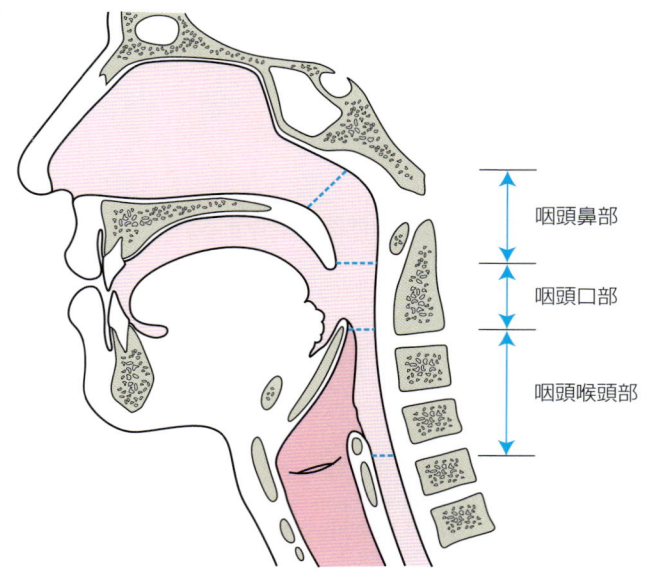

図1　咽頭の解剖
咽頭は咽頭鼻部，咽頭口部，咽頭喉頭部に区分される。魚骨があるのは咽頭口部と咽頭喉頭部。

食べた魚の種類を確認することが大切である。

　タイの骨以外は，放置しておいても生命を脅かす病態へ進行することはまれである。タイの骨は硬くて太いため，自然に溶解・吸収されることはない。このため刺さった部位より炎症が波及し，頸部蜂窩織炎や膿瘍を形成したり，小腸や大腸まで到達した場合は穿孔を起こすこともあるので，早急に対応する必要がある。

　サンマ，アジ，タチウオなどの小骨，ウナギによるものも原因となる。

治療のための疾患分類および処置法

■ 処置の手順

　魚骨が刺さった場所によって対応方法が異なってくる。

　異物の確認が前提となるが，魚骨が小さい場合や，刺入部位によっては診断に苦慮することも少なくない。「魚の骨が刺さった」と言って来院する患者の半数近くで，骨を見つけられない。これは，骨がすでに取れているか，骨によって粘膜が傷ついているだけの状態である。

　食べた魚の種類と刺さった時間，その後の経過を確認したうえで，「唾をのむときに"チクッ"とする痛みがありますか？」と質問する。唾液嚥下時に針で刺すような痛みがあれば，魚骨が残っていると考えてよい。

　次にどの部位に異物がありそうかを判断する。左右が識別できるときは，痛みがある側の口蓋扁桃に骨が刺さっていると考えてよい。左右がはっきりしなかったり，正中部に痛みを感じる場合には舌扁桃に刺さっている場合が多い。口蓋扁桃と舌扁桃は魚骨刺入の好発部位（**図2a，b**）である。特に子供の場合

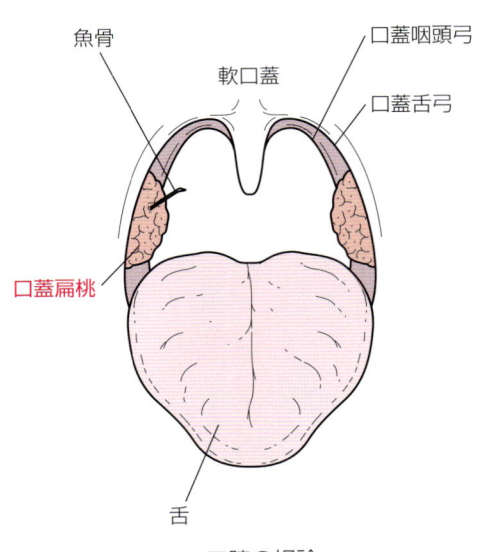

a：口腔の視診　　　　　b：水平断

図2　魚骨異物の好発部位

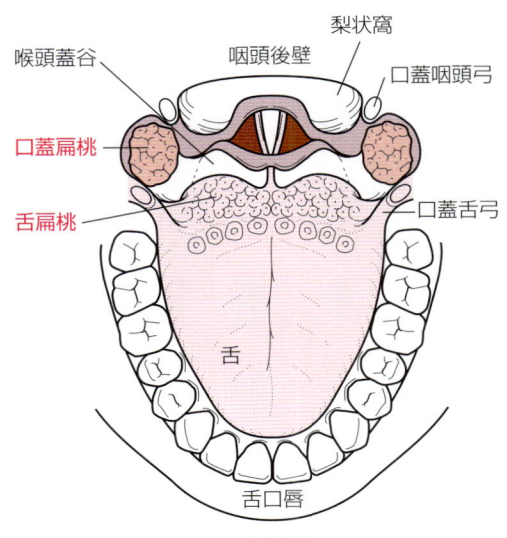

は扁桃が大きく，表面がデコボコしているので，9割が扁桃に刺さっている。痛みの上下の感覚は一般にあてにはならず，異物のある部位と前頸部の上下の位置関係は必ずしも一致しない。

　診察では患者を椅子に座らせ，顎下・前頸部を触診し異常の有無と痛みの部位を確認する。その後，咽頭口部，咽頭喉頭部を順に観察する[1]。

■咽頭口部の魚骨

- 大部分の魚骨はこの部位にあり，舌圧子とライトを用いれば見えることも多い。口蓋扁桃が好発部位のため，その部を特に注意深く観察する。
- 舌圧子による咽頭反射が問題となるが，あくびをするように大きく口をあけるように指示すると，軟口蓋が挙上し，舌が下がるので観察しやすくなる。
- 魚骨が確認されれば，膝状鑷子（**図3b**）で摘出する。
- 嘔気を起こしやすければ，キシロカイン®スプレーを噴霧するか，薄めたキシロカイン®ビスカスでうがいさせ，麻酔する。
- 小さい魚の骨は見づらく，粘液のように見えることも多いため，見落とすことのないように十分に観察する。

■咽頭喉頭部の魚骨

- 直視することはきわめて困難である。
- 舌扁桃，喉頭蓋谷，梨状窩が引っ掛かりやすい部位である（**図3a**）。
- 通常，患者の舌を引っ張り，額帯鏡下に間接喉頭鏡（**図3b**）を使用しなければ十分な観察は困難である。また魚骨を確認できても，間接喉頭鏡下に喉頭用鉗子を用いなければ摘出できない。耳鼻咽喉科でなければ，額帯鏡や間接喉頭鏡を使用する機会はほとんどなく，この方法は現実味がない。このため咽頭喉頭部に魚骨が疑われる場合には，耳鼻咽喉科に相談したほうがよい。

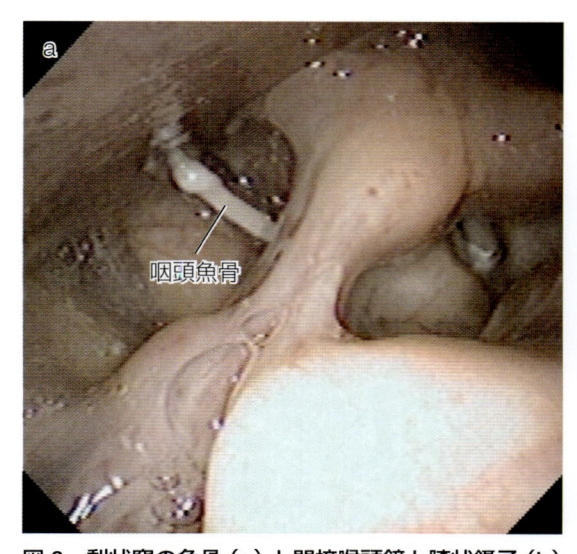

図3　梨状窩の魚骨（a）と間接喉頭鏡と膝状鑷子（b）

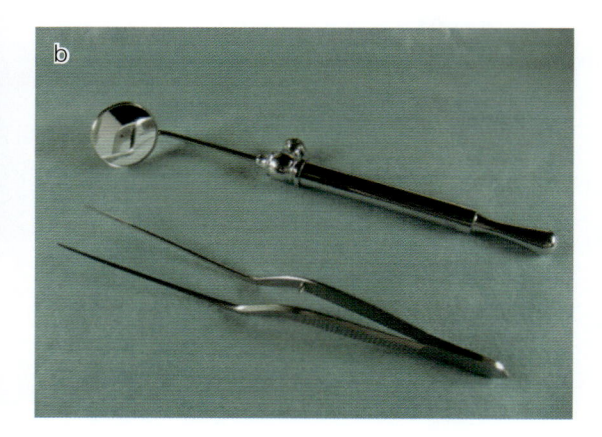

- X線検査による検索ではかなり大きい骨でないと写らない。しかし，大きな骨を飲み込んで，X線で映る場合には緊急処置を要する。
- 内視鏡の使用に慣れていれば，咽頭反射に注意しつつ，内視鏡下に咽頭喉頭部を観察することも可能であるが，汎用の上部消化管内視鏡は反射を誘発しやすく，咽頭での固定も難しいので推奨できない。最近普及しつつある経鼻上部消化管ビデオスコープ（図4）が使用可能であれば確実かつ安全に咽頭喉頭部の観察ができ，鉗子による異物の摘出も可能である[2]。
- 経鼻上部消化管ビデオスコープは耳鼻咽喉科で使用されている鼻咽頭ビデオスコープ（図4）とほぼ同じ外径であるが，全長が長いため操作性は劣る[3]。

【してはいけない】

① 民間療法の1つとして"ご飯の丸のみ"が有効といわれている。小骨の場合，1〜2回程度なら有効なこともあるが，かえって深く刺さり込むことにもあるので，勧めてはいけない。タイなどのように大きく，硬い骨の場合は腸管穿孔・膿瘍形成など重篤な合併症を惹起する可能性があるため，やってはいけない。

② X線検査で映らない場合，魚骨がないと断定してはいけない。魚骨のほとんどはX線透過性である[4]。

③ 各種検査を駆使して探索し異物が発見できない場合でも，異物がないと判断することはできないので，痛みが軽減しない場合は専門医を受診するように伝える。

■ 知っておこう！

- 魚骨異物から合併症を引き起こす危険因子として次のようなことがある[5]。このようなときは専門医に依頼すべきである。
① 異物誤飲から2日以上経過している場合
② 頸部X線検査にて異物が確認できる場合
③ 輪状咽頭筋または上部食道にある場合

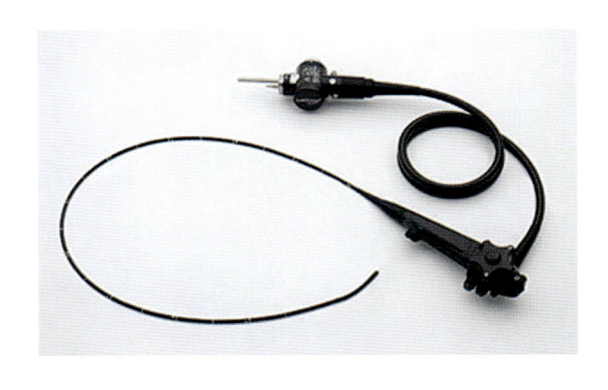

a：経鼻上部消化管ビデオスコープ　　　b：鼻咽頭ビデオスコープ

図4　術用ビデオスコープ（オリンパス提供）

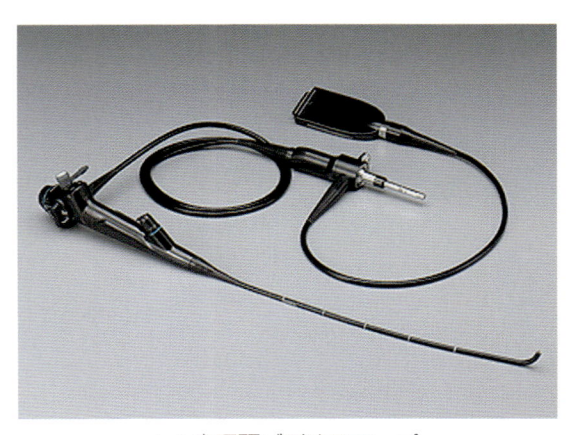

処置後の対応

痛みが軽減しない場合は，魚骨が残存していたり，炎症を起こしている可能性もあるので，専門医を受診するように伝えておくことが重要である。

> **専門医紹介のタイミング**
> - 咽頭喉頭部に魚骨の存在が疑われる場合には，専門医に紹介する。
> - 痛みが軽減しない場合には，専門医に紹介する。
> - 魚骨異物から合併症を引き起こす危険因子（本文中に記載）を有する場合には，専門医に紹介する。

Key Reference

1) Heim SW, et al: Foreign bodies in the ear, nose, and throat. Am Fam Physician 2007; 76: 1185-9.
2) 佐藤公則：経鼻上部消化管ビデオエンドスコープによる食道異物摘出術．日気管食道会報 2007；58：345-50.
3) Bennett AM, et al: The management of foreign bodies in the pharynx and oesophagus using transnasal flexible laryngo-oesophagoscopy (TNFLO). Ann R Coll Surg Engl 2008; 90: 13-6.
4) Kumar M, et al: Fish bone as a foreign body. J Laryngol Otol 2003; 117: 568-9.
5) Lai AT, et al: Risk factors predicting the development of complications after foreign body ingestion. Br J Surg 2003; 90: 1531-5.

4 口腔外科領域の処置

口腔・口唇の外傷

佐藤 博

ここがポイント
- 受傷部位により，軟組織の外傷か，硬組織の外傷かを判断する。
- 唾液腺管と顔面神経の損傷は，専門医へ紹介。
- 軟組織の外傷では，受傷後6～8時間以内に処置。
- 硬組織の外傷では，受傷直後に整復処置。

疾患概念および定義

交通事故，転倒転落，殴打，スポーツ，作業事故などの外力によって生じる口腔・口唇の損傷をいう[1]。

病態（病因と病態の進行）

受傷部位により歯肉，頰粘膜，舌，口唇などの軟組織の外傷と，歯，歯槽骨，顎骨などの硬組織の外傷に分類される。

治療のための疾患分類

- 問診により損傷部位およびその程度を推測できることがある[1,2]。
- 視診により口腔内出血，口腔咽頭浮腫，歯の損傷（破折，脱臼），軟組織損傷（歯肉，口腔粘膜の裂創など），咬合異常（歯列異常，開口など）を確認する。また，唾液腺管の損傷の有無も確認する[1,2]。
- 触診により損傷が軟組織のみに限られたものであるのか，あるいは骨折を伴うものであるのか確認する。骨折部に一致した局限性圧痛，骨の異常可動性，軋轢音などの有無に留意し，歯の動揺の有無についても確認する[1,2]。また，口腔外の損傷の有無も注意深く診察する。
- 硬組織の損傷が疑われる場合や創への異物の埋入が疑われる場合は，X線撮影が必要である。パノラマX線撮影やMDCTが有用な場合もある[1,2]。

処置法

- 麻酔前に知覚や運動あるいは咬合異常の有無を必ず確認する。
- 唾液腺管の損傷の有無を確認する。外傷で問題となるのは主に耳下腺管であり，必要に応じて専門医による修復を要する。また，耳下腺損傷を伴う場合は顔面神経の損傷を合併することもある[1]（**図1**）。

- 十分な止血後，異物の迷入の確認と除去を行う。デブリードマン後に縫合を行うが，デブリードマンは最小限とする。口腔内は非常に血行がよいため，疑わしい組織は温存する[2,4]（**表1**）。
- 粘膜および皮膚はモノフィラメント非吸収糸を用い，筋層や真皮などにはモノフィラメント吸収糸を用いる[2]。
- 口腔粘膜は，止血困難な場合，創縁が咀嚼面に挟まる場合，創縁が大きく離開している場合を除き，縫合の必要はなく，うがいなどの口腔内を清潔に保つアフターケアのみで十分である。

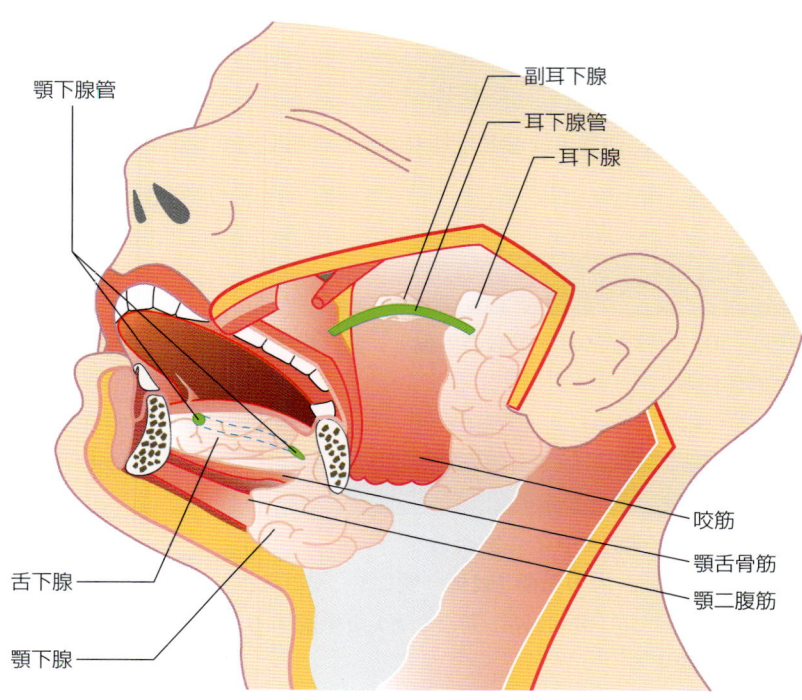

図1　唾液腺の解剖

耳下腺管（ステノン管）は上顎第二大臼歯部付近の頰粘膜に形成された耳下腺乳頭に開口する。顎下腺管（ワルトン管）は舌下腺管と融合し，口腔底の舌下小丘の中に開口する。

表1　軟組織外傷の処置

1. 手術時期	受傷後可及的早期（通常6～8時間以内） →浮腫が少なく，感染が進行していないため，高精度の形態修正が可能
2. 処置	創部消毒 →局所麻酔 →異物迷入（歯の歯折片など）の確認，除去 →デブリードマン（挫滅組織切除） →縫合（粘膜縫合，筋層縫合，真皮縫合，皮膚縫合）

- 縫合する際もあまり細かな縫合はせず，ドレナージを効かせる．上唇小帯や舌小帯の浅い裂創は縫合不要である．
- 口唇の外傷の場合，赤唇縁がずれないように縫合する[3]（図2）．
- 欠損を伴う場合は専門医による治療を要する．そのまま縫合すると変形をきたすことになる．
- 歯槽骨骨折を伴う外傷歯（歯の脱臼，脱落）は適切な整復固定により保存が可能である．歯根膜（歯周靱帯）を温存することが重要であり，創部の出血に対しては圧迫止血を行い，脱落歯は流水で軽く異物を落とし，生理食塩水に浸漬後，直ちに専門施設に紹介する．歯根部をブラシやガーゼで強くこすってはいけない[1]（表2）．
- 創が深い場合や縫合を要した場合に予防的に抗菌薬を使用する．抗菌薬はペニシリン系あるいは第一セフェム系を用いる．また，適切な破傷風予防を行う．

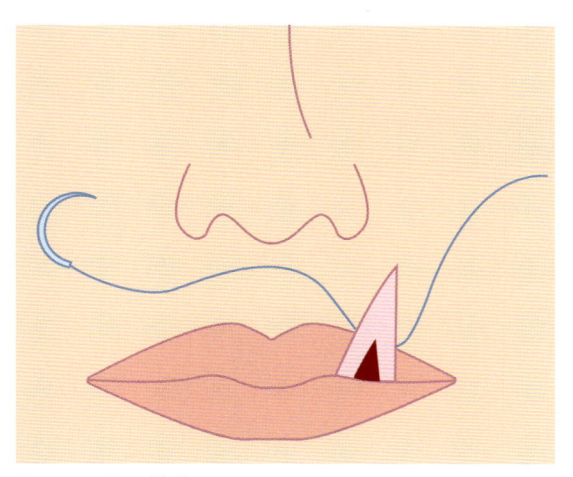

図2　口唇の縫合
まず，赤唇縁を縫合するとよい．また，デブリードマンを行うときは赤唇縁に目印をつけておくとよい．

表2　歯の脱臼と歯槽骨骨折の処置

1. 手術時期
受傷直後
→脱臼歯，歯槽骨の整復が容易
2. 処置
創部消毒
→局所麻酔
→受傷前の歯の位置（咬合）を予測
→歯，歯槽骨の整復
→固定（ワイヤー＋接着性レジン）

専門医紹介のタイミング
- 唾液腺管の損傷や顔面神経の損傷が疑われる場合には，速やかに専門医に紹介する．
- 歯槽骨骨折を伴う外傷歯（歯の脱臼，脱落）のある場合は，速やかに専門医に紹介する．

Key Reference
1) 宮﨑　正監：口腔外科学（第2版）．医歯薬出版，東京，2000, p85, 95-6, 105-7, 415-6.
2) 日本口腔外科学会：外傷診療ガイドライン．日本口腔外科学会，東京，2008. p6-8.
3) 塩田重利ほか監：損傷．最新口腔外科学（第4版）．医歯薬出版，東京，1999, p732.
4) 渡辺義男ほか編：歯科診療．六法出版社，東京，1981, p78-9.

4 口腔外科領域の処置

口腔内潰瘍（アフタ性潰瘍）

平野誠太郎

> **ここがポイント**
> - 口腔内アフタ性潰瘍の好発部位は舌・口唇・頬粘膜であり，硬口蓋には生じにくい。
> - 口腔内アフタ性潰瘍は，小アフタ型・大アフタ型・疱疹状潰瘍型の3型に分類される。
> - 全身的疾患の1症状であることがある。
> - 治療は対症療法。初期治療で改善しない時は歯科医や耳鼻咽喉科の専門医へコンサルトする。

疾患概念および定義

口腔に生じる円形あるいは類円形の有痛性潰瘍で，周辺には炎症性発赤（紅暈）・浮腫を伴う。

病態（病因と病態の進行）

■病因

細菌やウイルスの感染，アレルギー，消化管疾患，免疫学的異常，鉄やビタミン B_{12} などの欠乏，外傷，ストレス，異物，食物，喫煙，女性の性周期の関与が考えられているが，現在でも明確な原因は証明されていない[1,2]。

■病態

アフタ性潰瘍は舌，口唇，頬粘膜に好発し硬口蓋には少ない。

発生は単発性または多発性であるが，1～3個程度と少ないことが多い。

初期は，違和感や軽度の疼痛を伴う小発赤であり，時間の経過とともに3～5mmの類円形で周囲に紅暈を伴う浅い潰瘍へと変化する。

通常1～2週間で治癒し，瘢痕形成も認めないことが多い[1~3]。

治療のための疾患分類

アフタ性潰瘍はアフタの大きさにより小アフタ型，大アフタ型，疱疹状潰瘍型の3つの病型に分類される[2~4]。

■小アフタ型（図1）

- 発症頻度が70～80％と最も高い。
- 直径10mm以下のアフタで，口唇粘膜，舌下面，頬粘膜，口腔底などに好発する。
- アフタの数は1～5個程度で，疼痛は比較的軽度である。

- 1週間程度で完治し，瘢痕は残さない．数カ月の間隔で再発する．

■ 大アフタ型（図2）

- アフタ性潰瘍の約15％にみられ，直径10〜30mmのアフタが1〜10個程度発生し，非常に激しい痛みを伴う．
- 経過は長く，2〜6週間に及ぶこともある．
- 瘢痕を残して治癒することが多い．

■ 疱疹状潰瘍型

- 発症頻度は5％以下と低く，直径1〜2mmの非常に小さなアフタの集合体として口腔粘膜のあらゆる部位に発生する．
- ときに大きな潰瘍を形成することがある．
- 経過は1〜2週間で，再発は短期間に繰り返すことが多い．

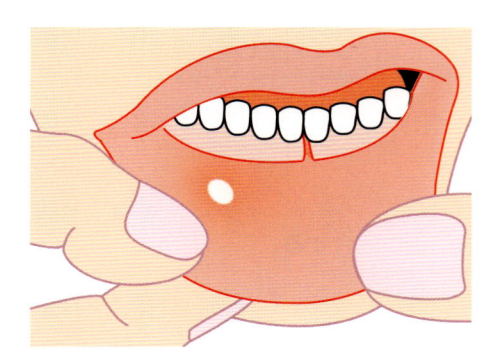

図1　小アフタ型

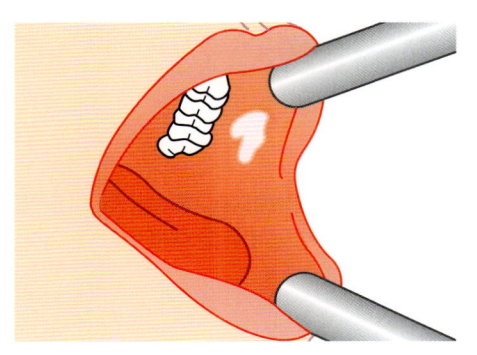

図2　大アフタ型

処置法

　根治的な治療法はなく，主として局所療法を中心とした対症療法が行われている[1〜5]．

- ステロイド剤の軟膏の塗布（ステロイドの局所治療は治癒を促進し，痛みを軽減する）．
- 抗炎症薬を含んだパッチを貼付．アフタの保護も可能．
- 鉄，ビタミン B_{12} の不足が原因と思われる場合は，その治療を行う．
- リドカインなどによる局所治療も有効．
- グルコン酸クロルヘキシジンやリステリン® による含嗽も有効．
- 小さなアフタに対しては，2％リドカインを塗布してから硝酸銀で焼灼すると，疼痛が軽減する．
- 生活習慣の改善
  ①口腔内の衛生．
  ②適切なサイズの歯ブラシを使用．

③ストレスを避ける。
　④ストローの使用や刺激性の食物，飲料を避ける。
- ラウリル硫酸ナトリウムの含まれている歯磨き剤の使用を中止する（あまり効果は期待できない）。

処置後の対応

　初期治療で改善がみられない場合は，歯科医または耳鼻咽喉科医へコンサルトする。

　アレルギーやBehçet病などの全身疾患により，アフタ性潰瘍を発症している可能性もあり，注意深く入念な病歴聴取が必要である。

> ■ 知っておこう！
>
> アフタは臨床症状の1つである。その原因はさまざまであり，多くの全身性疾患（Behçet病，Reiter病，Crohn病，Felty症候群など）や皮膚疾患の症状の1つとして発症している可能性がある。

> 専門医紹介のタイミング
> - 初期治療で改善されない場合には，専門医に紹介する。
> - アフタ性潰瘍を呈する全身疾患が疑われる場合には，専門医に紹介する。

Key Reference

1) Scully C: Clinical practice. Aphthous ulceration. N Engl J Med 2006; 355: 165-72.
2) Alidaee MR, et al: Silver nitrate cautery in aphthous stomatitis: a randomized controlled trial. Br J Dermatol 2005; 153: 521.
3) McBride DR: Management of aphthous ulcers. Am Fam Physician 2000; 62: 149-54, 60.
4) Field EA, et al: Review article: oral ulceration–aetiopathogenesis, clinical diagnosis and management in the gastrointestinal clinic. Aliment Pharmacol Ther 2003; 18: 949-62.
5) Scully C, et al: The diagnosis and management of recurrent aphthous stomatitis: a consensus approach. J Am Dent Ass 2003; 134: 200-7.

4 口腔外科領域の処置

唾液腺の炎症，唾石

富永昌幸

> **ここがポイント**
> - 唾液腺炎は細菌性・ウイルス性・肉芽腫性のほかに免疫異常によるものも考慮する。
> - 慢性唾液腺炎は耳下腺と唾液腺に多く，急性から移行するものが多い。
> - 唾石の80%は顎下線でワルトン管の閉鎖を生じ，食物摂取時の唾疝痛を生じる。
> - 唾石には，双手診による唾液腺管の走行と唾石の位置確認が重要。

疾患の定義および概念

唾液腺組織にさまざまな原因で生じる炎症を唾液腺炎という。

唾液排泄導管内に唾液中の石灰分により生じた結石を唾石とよび，唾石によって生じる種々の疾患の総称を唾石症という。

病態（病因と病態の進行）

■病因

唾液腺炎は，細菌感染，ウイルス感染，自己免疫疾患，放射線治療などにより生じる。大唾液腺（図1）では耳下腺がほとんどで，顎下腺や小唾液腺にもしばしば認められる。

唾石の発生要因としては，腺体および導管の組織障害や感染，炎症が引き金

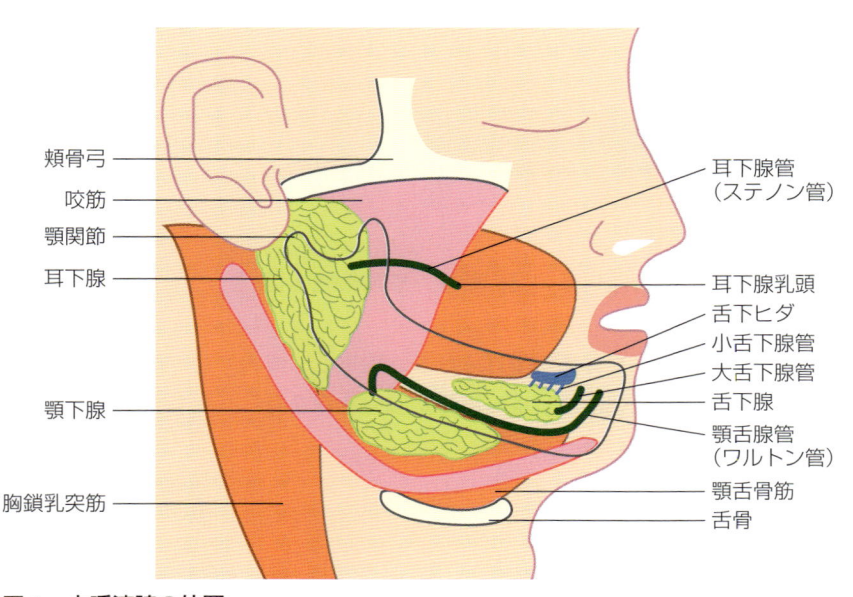

図1　大唾液腺の位置

になると考えられている。これらの要因により唾液の流出障害，性状の変化，pHの変動が生じ，分泌液がゾル状からコロイド状になり，さらに無機質の析出，石灰沈着が始まり，唾石を形成する[1]。

病態

- 唾液腺の炎症では，唾液腺の腫脹および疼痛がみられ，唾液分泌量は通常減少する。急性唾液腺炎では，開口障害がみられ，発熱，全身倦怠などを伴う。慢性唾液腺炎は主に耳下腺および顎下腺に認められ，急性から移行するものが多く，腫脹は境界明瞭で硬く，圧痛を伴う。
- 特異性炎症やSjögren症候群などもあるが，これらは特徴的な症状を伴う。CT，超音波検査，MRIは診断に有用である[2]。
- 唾液腺中に形成される唾石の80％は顎下腺から発生し，ワルトン管を閉塞する。残りの唾石のほとんどは耳下腺から発生し，ステノン管を閉塞する。舌下腺からは約1％しか発生しない。唾石が複数発生する症例は，全体の約25％である。
- 症状は当該部の腺の腫脹を呈し，内臓性の痛み（唾疝痛）を伴うことが多く，食物摂取時に顕著となる。しかし無症状でX線写真により偶然発見される症例や急性炎症を随伴する症例もある[3]。

唾液腺炎の分類

①細菌性
②ウイルス性
③肉芽腫性病変
④免疫異常による唾液腺炎
⑤放射線治療後の後遺症

処置法

細菌性唾液腺炎

- 細菌の上行性感染によるものが多い。導管開口部の発赤腫脹，膿瘍形成と排膿を伴う。
- 起炎菌としては化膿性連鎖球菌や黄色ブドウ球菌が挙げられる。治療としては局所冷罨法，全身的な抗菌薬投与，抗菌薬溶液による導管からの洗浄を行う。膿瘍形成があれば切開排膿を行う。

【処方例】
オーグメンチン®（250mg）：3T，分3　もしくは
ダラシン®（150mg）：4C，分4，6時間ごと
＊培養結果にて適宜変更する。

■ウイルス性唾液腺炎

- 最も多いのはムンプスウイルスの感染による流行性耳下腺炎である。主に小児期に耳下腺炎を生じるが，成人期でも感染し，唾液腺，膵臓，性腺を侵す。主に対症療法が行われる。

■肉芽腫性病変

- まれに結核症や梅毒の病変として耳下腺に肉芽腫形成を認める。

■免疫異常による唾液腺炎

- Sjögren症候群は臓器特異的自己免疫疾患の1つであり，唾液腺や涙腺などの外分泌腺の慢性炎症である。典型的な症状はドライアイ，ドライマウスである。診断基準を以下に示す（**表1**）。内科医への対診が望ましい。

表1 Sjögren症候群の日本改訂診断基準（1999年厚生省改訂基準）

1. 生検病理組織検査で次のいずれかの陽性所見を認めること
A) 口唇腺組織で4mm^{2}あたり1focus（導管周囲に50個以上のリンパ球浸潤）以上
B) 涙腺組織で4mm^{2}あたり1focus（導管周囲に50個以上のリンパ球浸潤）以上
2. 口腔検査で次のいずれかの陽性所見を認めること
A) 唾液腺造影でStage1（直径1mm未満の小点状陰影）以上の異常所見
B) 唾液分泌量低下（ガム試験にて10分間10mL以下またはサクソンテストにて2分間2g以下）があり，かつ唾液腺シンチグラフィにて機能低下の所見
3. 眼科検査で次のいずれかの陽性所見を認めること
A) Schirmer試験＊で5mm/5分以下で，かつローズベンガル試験†（van Bijsterveldスコア）で3以上
B) Schirmer試験で5分間に5mm以下で，かつ蛍光色素試験で陽性
4. 血清検査で次のいずれかの陽性所見を認めること
A) 抗Ro/SS-A抗体陽性
B) 抗La/SS-B抗体陽性［診断基準］
上の4項目のうち，いずれか2項目以上を満たせばSjögren症候群と診断する。

＊Schirmer試験
　涙液分泌能を調べる検査法で，患者を座位にして下眼瞼耳側約1/3の結膜に試験紙の折り曲げた部分を静置し，5分後に涙液が試験紙に浸透した長さを測定する。正常は10mm以上。
†ローズベンガル試験
　ローズベンガル液を点眼し角結膜の状態を調べる検査。涙液分泌低下によって角結膜が障害されるとローズベンガル液で染色される。これをBijsterveldスコアで判断する。

4 口腔外科領域の処置

- 唾石症の治療・処置として，まず双手診を行い，唾液腺管の走行と唾石の位置を確認することが重要である。導管の出口に近い小型のものは自然排石を待つ，もしくは局所麻酔下に，唾液腺と導管を指で揉むようにして用手的に唾石を導出する。
- 唾石を触知できない場合はX線検査を行って位置を特定する。超音波検査，CT，あるいはMRIを実施すれば，閉塞の原因が狭窄，結石，腫瘍のいずれであるか鑑別できることが多い。また鎮痛薬を適宜処方して除痛を図り，唾液分泌による洗浄効果を高める目的で，酸味の強いキャンディー，レモンジュース，チューインガムなどを使用させる。
- 脱水で唾液流量が低下するリスクを減らすため，十分に水分を摂取させる。

■ 知っておこう！

① 流行性耳下腺炎が疑われる場合は，唾液腺管の拡張を試みてはならない。
② ステノン管乳頭部の炎症，発熱，リンパ球増多，高アミラーゼ血症ならびに倦怠感を伴う耳下腺の急性疼痛と腫脹が続く場合は，ムンプスウイルスや唾液腺炎の原因となりうる他のウイルス感染を疑うべきである[4]。
③ 急性感染例に唾液腺造影を施行してはいけない。急性炎症を起こした唾液腺に造影剤を注入すると，感染を唾液腺の被膜外に広げ，周囲の軟部組織にまで拡大させる恐れがある。

処置後の対応

- 流行性耳下腺炎が疑われる場合は，精巣炎，膵炎，脳脊髄炎などを併発することもあり，内科，小児科への転医，または対診が望ましい。
- 唾石が見つからない場合や唾石を用手的に除去できない場合は，唾液腺造影検査や外科的摘出を行う目的で耳鼻科，口腔外科専門医に紹介すべきである。

専門医紹介のタイミング

- 流行性耳下腺炎，肉芽腫，Sjögren症候群が疑われる場合には，専門医に紹介する。
- 唾石が見つからない場合や用手的に唾石が除去できない場合には，専門医に紹介する。

Key Reference

1) 宇都宮忠彦ほか：口腔生物学各論 唾液腺．東京，学建書院，2006, p92.
2) Knight J: Diagnosis and treatment of sialolithiasis. Ir Med J 2004; 97: 314-5.
3) Cawson R, et al: Cawson's essentials of oral pathology and oral medicin. (6th ed). Edinburgh: Churchill Livingstone, 1998, p239.
4) Seifert G, et al: Disease of the Salivary Glands. 1975, p331.

4 口腔外科領域の処置

顎関節脱臼

江口英利

> **ここがポイント**
> - 顎関節脱臼で最も頻度の高いのは，前方脱臼。
> - 顎関節脱臼の自然治癒は困難。
> - 整復には，従来法，wrist pivot 法，同側法がある。
> - 顎関節脱臼の処置後 48 時間は，食事に注意する。

疾患概念および定義

下顎頭が下顎窩から外に出て顎関節運動範囲外にあり，元の位置に戻らない状態。

病態（病因と病態の進行）

顎関節は，正常でも下顎頭が関節結節よりも前方まで滑走移動し，関節窩から逸脱している（**図1a**）。そのため，それが戻せなくなった状態が前方脱臼である（**図1b**）。

閉口障害をきたし，咀嚼不全，発語障害，流涎，疼痛を生じる。

■病因

あくび，大笑い，口を大きく開けてものを食べようとしたとき，歯科耳鼻科処置時など，過度に開口させたときに生じる。

外傷などで，下顎に大きな外力が加わったときに生じる。

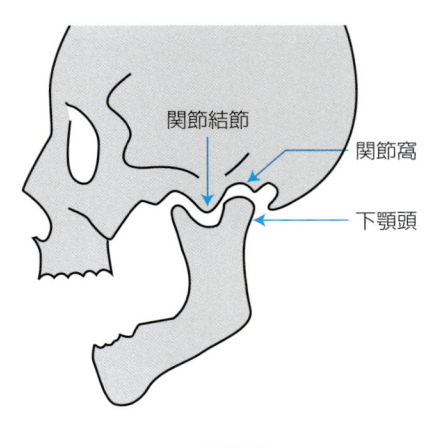

a：正常像 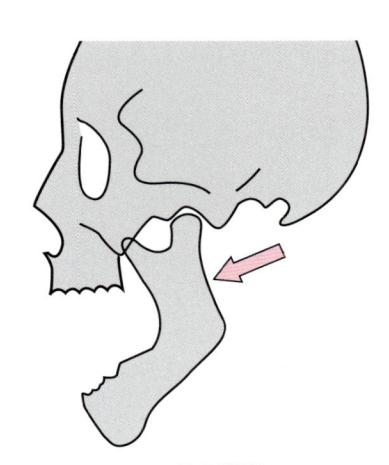　　　　　　　　b：前方脱臼

図1　顎関節の脱臼
(Chan TC, et al: Mandibular reduction. J Emerg Med 2008; 34: 435-40. より改変)

■ 病態

自然治癒は困難。習慣性脱臼を起こす患者は，患者自身が整復することがある。

治療のための疾患分類

1. 非外傷性
ほとんどの症例が前方脱臼で，関節包の弛緩による関節包内脱臼である。速やかに整復を試みる。

2. 外傷性
外力が強いと関節円板の損傷，関節包・靱帯・筋肉の破綻，下顎骨骨折などを生じることがある。

強い疼痛と圧痛を認めるときは骨折を疑い，整復を行う前にX線検査などを行う。

処置法

- 痛みや不安が強いときや筋痙攣を生じたときはホリゾン®5〜10mgの静注や1%キシロカイン®2mLを関節腔内に局注する。
- 整復した際に，術者の手や指を噛まれることがあるため，手袋を装着しその上からガーゼを巻き付ける。
- 両側の場合は片側ずつ整復を試みるのも，噛まれる危険性が少なくなる。またバイトブロックを使用するのも有効である。

■ 整復法

a. 従来法

拇指にガーゼを巻きつけ，患者を椅子に座らせ，患者の前方（図2a）または後方（図2b）に立つ。または患者を仰臥位に寝かせ，術者は患者の頭側に立つ（図2c）。

拇指を下顎臼歯部に当て，他の指で下顎骨の両側を把持し，ゆっくりと後下方に押し下げていく。

b. wrist pivot法

術者は患者の前方に立ち，拇指をオトガイ部にあて，他の指を下顎臼歯において下顎全体を把持する（図3）。そして手首を軸にして拇指を上方に，他の指を下方に押し込む。

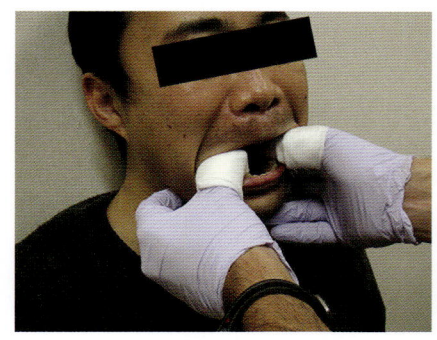

a：患者前方からの整復

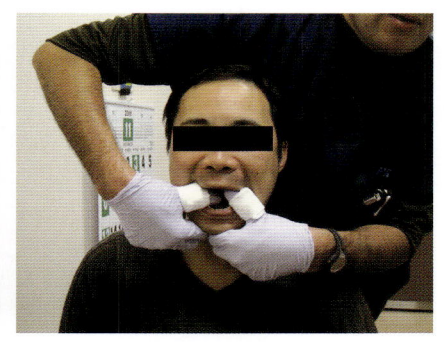

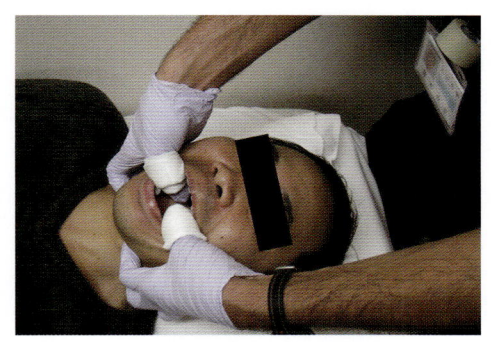

b：患者後方からの整復

c：患者頭側からの整復

図2　整復

図3　wrist pivot法による整復

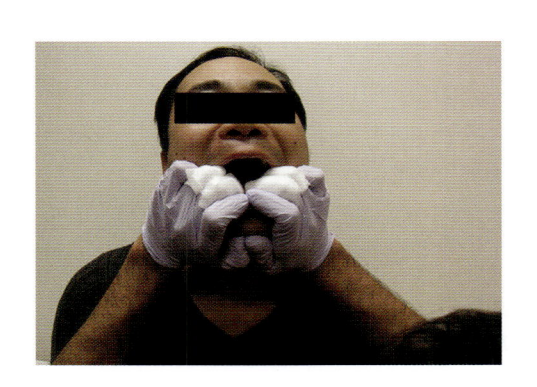

c．同側法

両側であっても，片側ずつ整復していく。

術者は患者の横に立つ。まず口外経路にて開始し，術者の利き手の親指を患者の頬骨弓の下にある脱臼した下顎頭に置き，術者の反対の手は患者の頭を押さえて下顎頭を戻すが，整復できないときは，口内経路で片方ずつ従来法と同様に拇指にて下顎を押し下げる。

■ 知っておこう！

最新の知見
　従来法で整復困難な際に術者の両拇指を片側の臼歯に置き，後下方へ押し込む（**図4**）。整復後に指を噛まれることが少ない。

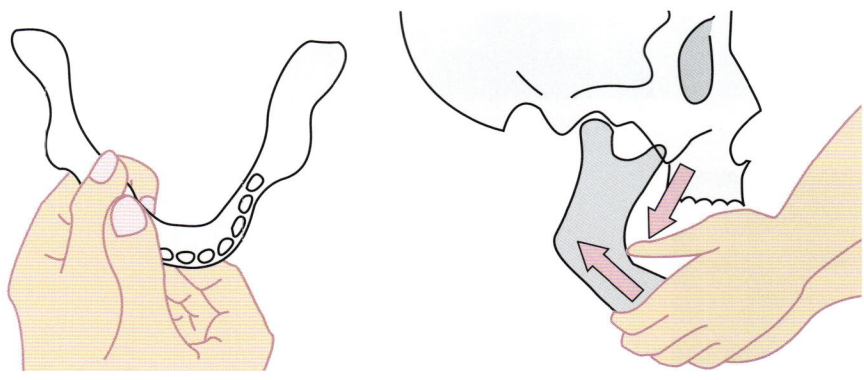

　　a：正面から見たところ　　　　b：側方から見たところ
図4　整復困難例への対応

処置後の対応

① 48時間は柔らかいものを食べる。
② 口を大きく開けるあくびや大笑いは避ける。
③ 習慣化するのを予防するため，包帯による顎関節の運動制限を行う。
④ 固定を行っても，1日に数回は口を開けたり閉めたりし，歯科および口腔外科のフォローアップが必要である。

> **専門医紹介のタイミング**
> - 顎関節脱臼の整復が困難な場合には，専門医に紹介する。
> - 顎関節脱臼の整復した後も，フォローアップのため，専門医に紹介する。

Key Reference

1) 白砂兼光ほか編．口腔外科学（第3版）．医歯薬出版，東京，2010．
2) Chan TC, et al: Mandibular reduction. J Emerg Med 2008; 34: 435-40.
3) Cheng D. Unified hands technique for mandibular dislocation. J Emerg Med 2010; 38: 366-7.

5 頸部領域の処置

頸部リンパ節腫脹

河野洋平

> **ここがポイント**
> - 頸部リンパ節腫脹においては，原因疾患の鑑別が重要。
> - 鑑別すべき原因疾患は，ウイルス感染症，化膿性リンパ節炎，リンパ節構成細胞の腫瘍，悪性腫瘍のリンパ節転移，亜急性壊死性リンパ節炎。
> - 化膿性リンパ節炎では，頭頸部領域の化膿菌による感染や結核菌感染症を考慮する。
> - 腫瘍性病変が疑われるときの確定診断は，微細針吸引細胞診か生検を行う。

疾患の概念および定義

頸部リンパ節の大きさの増大や数の増加が生じた状態。
リンパ節に原発する疾患に起因する場合と，感染症や腫瘍など他疾患に随伴する場合がある。

病態（病因と病態の進行）

頸部リンパ節腫脹を診たときは，その病態と原因となった疾患を考察する必要がある（**表1**）。

病態（病因と病態の進行）

1. 感染症や炎症に対する免疫応答

全身性のウイルス感染症や自己免疫疾患などでは，免疫応答に関与するリンパ球やマクロファージが増殖し，リンパ節が腫大する。

表1 頸部リンパ節腫脹をきたす主な疾患

感染症	・ウイルス感染症：伝染性単核球症，サイトメガロウイルス感染症，風疹，流行性耳下腺炎，AIDS など ・細菌感染症：黄色ブドウ球菌，連鎖球菌，結核，ネコひっかき病など ・真菌症
免疫異常症	・自己免疫疾患：RA, SLE, MCTD など
腫瘍性病変	・リンパ節自体の腫瘍：悪性リンパ腫，リンパ性白血病など ・続発性のリンパ節腫瘍：癌の転移
内分泌疾患	・甲状腺機能亢進症
その他	・亜急性壊死性リンパ節炎，川崎病など

AIDS：後天性免疫不全症候群, RA：関節リウマチ, SLE：全身性エリトマトーデス, MCTD：混合型結合組織病

- 上気道のウイルス感染に伴って腫大したリンパ節は細菌感染に比べて一般に小さく軟らかく，両側性にみられる。リンパ節を覆う皮膚の発赤や熱感もない場合が多い。ウイルス感染症に関連するリンパ節腫脹は通常，治療を必要とせず，支持療法のみで1〜2週間以内に軽快する。

2. リンパ節自体への感染

リンパ節に細菌などが感染してリンパ節腫脹をきたす。化膿菌による感染においては，好中球が浸潤し，充血，浮腫が起きてリンパ節が腫脹する。結核菌の感染では，肉芽腫が形成される。

- 頸部の感染性リンパ節炎の多くは，Waldeyer輪や頭頸部領域の粘膜に一次感染が起こることに起因する。細菌がリンパ流に乗って領域リンパ節に入り込み，化膿性リンパ節炎となり，痛みを伴って腫脹したものである。
- 先行する一次感染として咽頭炎，扁桃炎，副鼻腔炎，口内炎，齲歯，歯周炎，中耳炎，頭頸部皮膚の化膿巣などがある。通常，一側の1〜複数個の頸部のリンパ節腫大，自発痛，圧痛がみられる。表在性のリンパ節炎では皮膚の発赤や熱感，深在性のものでは圧迫症状を呈することもある。
- 結核性リンパ節炎は肺の初感染巣からの進展によるものと，肺外初感染巣の初期変化群としてみられるものがある。病初期にはリンパ節は無痛性の，孤立性腫瘤として認められ，次第に周囲組織や皮膚との癒着，リンパ節同士の融合を認める。さらに病変部が乾酪壊死化し，膿瘍を形成，自潰し，しばしば瘻孔を形成する。
- ネコひっかき病はグラム陰性桿菌（*Bartonella henselae*）を病原菌とする。ネコに引っ掻かれた1〜2週間後に細菌侵入部位に丘疹性紅斑が出現し，その約2週後に領域リンパ節が腫脹，25〜30％が化膿する。腫脹したリンパ節を覆う皮膚に，圧痛，熱感，発赤，硬結を認める。

3. 腫瘍性病変

リンパ節を構成する細胞が腫瘍化する場合と（悪性リンパ腫やリンパ性白血病など），他臓器の癌細胞が転移してくる場合がある。

- 悪性リンパ腫の初発部位は，頸部が最も多く，次に腋窩のリンパ節が腫大することが多い。リンパ節は弾性硬であり，発赤，圧痛を呈さない。局所リンパ節腫脹による，浮腫，神経障害などの圧迫症状を呈することがある。
- 白血病では一般的に全身のリンパ節が腫大する。部位としては，頸部，腋窩，鼠径部のリンパ節に多い。貧血，出血傾向，発熱，全身倦怠感などの全身症状を呈することも多い。どの白血病でもリンパ節腫大は起きるものの，特に慢性リンパ性白血病に起きやすい。
- 癌の転移ではリンパ節は硬く，しばしば凹凸不整，周囲と癒着することが多い。原発巣を環流する場所にみられ，頸部リンパ節転移をきたす原発巣としては，咽頭，甲状腺，口腔，喉頭などの癌が多い（図1）。
- 鎖骨上窩（Virchow's node）には肺，食道，胃，胆道，膵臓など胸腔，腹腔臓器の癌の転移をみることがある。

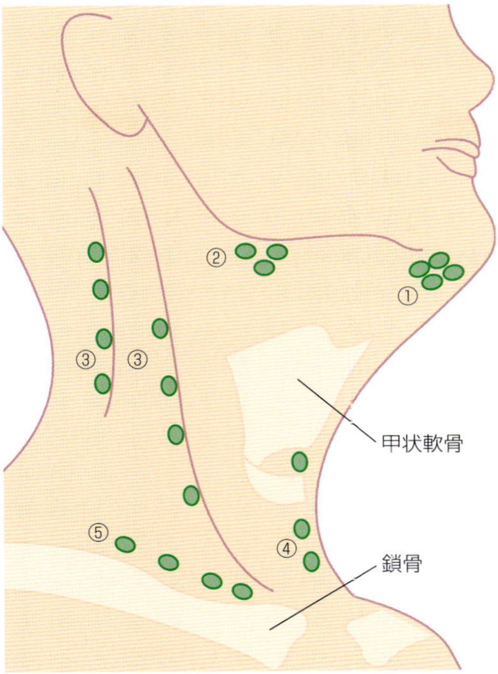

図1 頸部リンパ節転移と原発部位
①オトガイ下リンパ節；口腔，歯肉，舌
②顎下リンパ節；口腔，上顎洞，中咽頭，歯肉，舌
③内深頸（内頸静脈）リンパ節；喉咽頭，甲状腺
④前頸部リンパ節；甲状腺
⑤鎖骨上リンパ節；甲状腺，肺，胃，膵，胆道

4．その他

　その他，亜急性壊死性リンパ節炎や川崎病などによるリンパ節腫脹がある。また甲状腺機能亢進症などの内分泌疾患でもリンパ節が腫脹することがあるが，そのメカニズムは不詳である。

- 亜急性壊死性リンパ節炎は10〜30歳代に多いとされる原因不明の非化膿性リンパ節壊死病変を特徴とする疾患である。頸部を主とする有痛性のリンパ節腫脹で，大多数は片側性で周囲組織との癒着や癒合傾向はなく可動性がある。まれには無菌性髄膜炎や劇症肝炎，心筋炎などの重篤な合併症を伴うが，ほとんどは1〜3カ月で自然治癒する。
- 川崎病は乳幼児に好発する全身性の血管炎である。急性の非化膿性頸部リンパ節腫脹が著明であり，多くは片側性である。複数の腫大したリンパ節が塊になったものを触れることが多い。発熱，眼球結膜充血，発疹，口唇口腔の発赤，四肢末端の変化などとともに主要症状の1つとされる。

治療のための疾患分類および対処法

- ウイルス感染が疑われるときには，EBウイルス抗体（Epstein-Barr virus；EBV），サイトメガロウイルス抗体（cytomegalovirus；CMV），風疹ウイルス抗体，ヒトT細胞白血病ウイルス抗体Ⅰ型（HTLV-Ⅰ），ヒト免疫不全ウイルス抗体（human immunodeficiency virus；HIV）など血清抗体を調べる。
- 全身性エリテマトーデス（systemic lupus erythematosus；SLE）など膠原病が疑われるときには，抗核抗体（antinuclear antibodies；ANA）など自己抗体を検査する。
- 急性化膿性リンパ節炎に対しては感受性のある抗菌薬を投与する。表在性リンパ節で膿瘍を形成した場合，切開排膿を行う。
- 結核性リンパ節炎が疑われるときはツベルクリン反応を検査する。またリンパ節を生検し，病理組織学的および培養検査で診断を確定する。
- 腫瘍性病変が疑われるとき，あるいは種々の検査でも診断がつかないときは微細針吸引細胞診または生検を行う。生検標本は病理組織学的検査だけでなく，表面マーカーや染色体・遺伝子検査を行う。
- リンパ節病変の広がりを確認するために，CT，MRI，ポジトロンCT（PET）検査を，また癌の転移が疑われるときは消化管内視鏡，Gaシンチグラフィなどが診断に有用。
- 亜急性壊死性リンパ節炎の確定診断は生検で行われる。

■ 知ってほしいデータ

① 40歳以上の患者の腫脹リンパ節を含めた側頸部腫瘤の75％は悪性病変である[1]。
② 上咽頭癌の初期症状として，頸部リンパ節転移があるので，必ず上咽頭部の観察を行う。
　平均頸部リンパ節転移率：上咽頭癌（80％），中・下咽頭癌（70％）
③ 微細針吸引（fine needle aspiration）細胞診または生検により腫瘍の播種をきたした症例の報告はない。初期の評価で頸部腫瘤の原因が明らかにならないときは，微細針吸引細胞診または生検が勧められる[2,3]。

処置後の対応

外来診療における成人患者の頸部腫瘤に対する一般的な処置，対応についてアルゴリズムを示す（**図2**）[3]。

頸部リンパ節腫脹

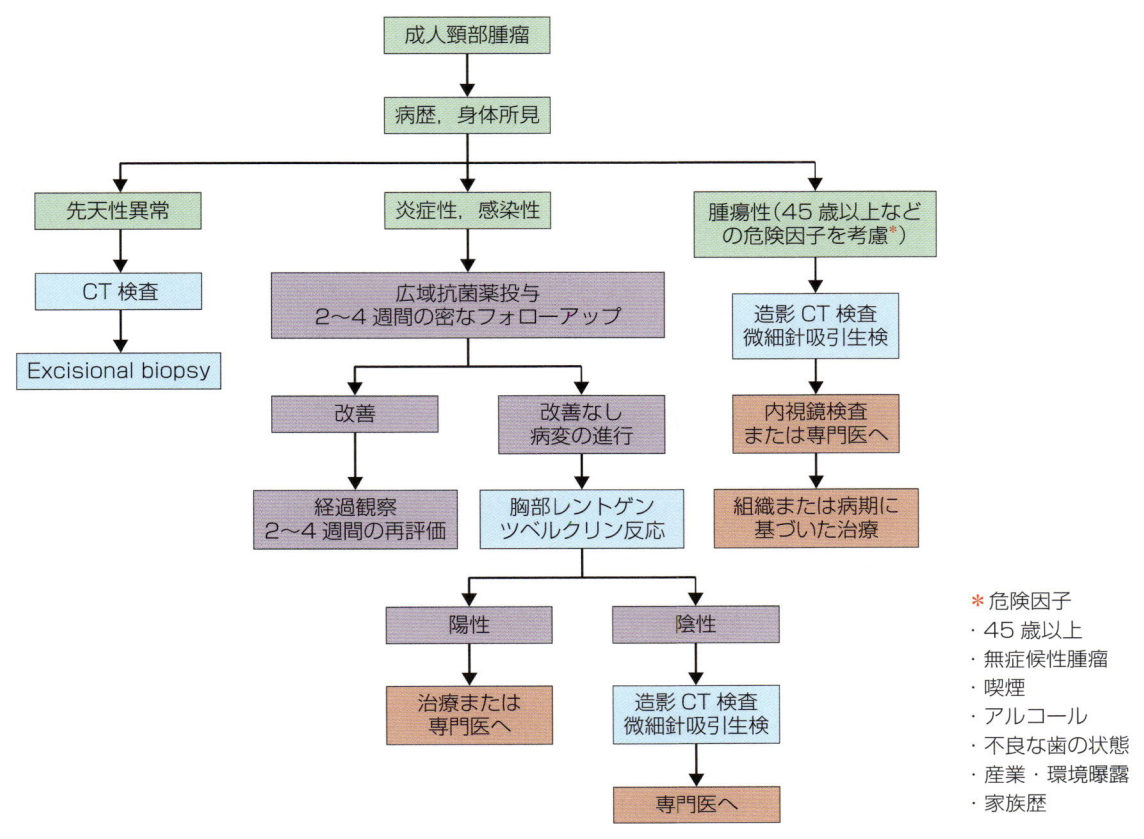

```
                    成人頸部腫瘤
                         │
                    病歴, 身体所見
         ┌───────────────┼───────────────┐
    先天性異常         炎症性, 感染性      腫瘍性(45歳以上など
         │                │              の危険因子を考慮*)
      CT検査       広域抗菌薬投与             │
         │       2〜4週間の密なフォローアップ  造影CT検査
   Excisional biopsy      │                  微細針吸引生検
                  ┌───────┴───────┐           │
                改善           改善なし      内視鏡検査
                  │           病変の進行     または専門医へ
              経過観察        胸部レントゲン     │
              2〜4週間の再評価 ツベルクリン反応  組織または病期に
                           ┌───┴───┐         基づいた治療
                          陽性    陰性
                           │      │
                         治療または 造影CT検査
                         専門医へ  微細針吸引生検
                                   │
                                 専門医へ
```

*危険因子
・45歳以上
・無症候性腫瘤
・喫煙
・アルコール
・不良な歯の状態
・産業・環境曝露
・家族歴

図2 成人頸部腫瘤に対する処置, 対応のアルゴリズム

専門医紹介のタイミング

● 炎症性・感染性の頸部リンパ節腫脹において広域抗菌薬の効果を認めない場合, または腫瘍性の原因が疑われる場合には, 専門医に紹介する。

Key Reference

1) Gleeson M, et al: Management of lateral neck masses in adults. BMJ 2000; 320: 1521-4.
2) McGuirt WF: The neck mass. Med Clin North Am 1999; 83: 219-34.
3) Schwetschenau E, et al: The adult neck mass. Am Fam Physician 2002; 66: 831-8.

6 胸部・呼吸器領域の処置

気道異物

中嶋健太郎

> **ここがポイント**
> - 気道異物は，生後6カ月～3歳までの乳幼児と高齢者に多い。
> - 乳幼児は豆類，高齢者は食物や入れ歯が多い。
> - 治療の第一は気道の確保。
> - 上気道異物の除去は腹部突き上げ法や背部叩打法，下気道異物の除去は気管支鏡。

疾患概念および定義

気道にとどまってしまった外来性の固形物を気道異物とよぶ。

病態（病因と病態の進行）

気道異物はその存在部位により，上気道（鼻腔，咽頭，喉頭）異物と下気道（気管，気管支）異物に分けられる（**図1**）。

生後6カ月～3歳頃の乳幼児と高齢者に多い。乳幼児は，身の回りの興味のあるものを口に入れ誤嚥するが，ピーナッツなどの豆類誤嚥が最も多い。

高齢者は脳血管障害や認知症などで嚥下機能が低下していると，食事中に食物や入れ歯を誤嚥する場合がある。

■ **知ってほしいデータ**

救急救命センターの集計データによると，食品による窒息の原因は，①餅，②パン，③ご飯である。転帰は，死亡378例，救命257例，不明9例と死亡が救命を上回っている[1]。

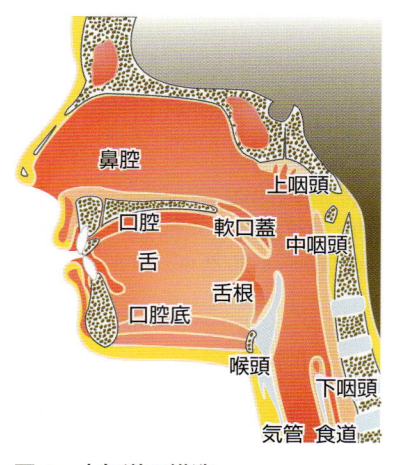

図1　上気道の構造

■症状

- 突然発症の咳嗽，チアノーゼ，喘鳴，窒息症状（声が出せない，息ができないので首に手を当てるなど）があれば気道異物を疑う。
- 高齢者では誤嚥の自覚や目撃情報がなく，のちに気管支炎や肺炎で発見されることがある。
- 小児の気道異物による合併症は気管支炎（12％），気管攣縮（10％），呼吸困難（9％），肺炎（20％），膿胸（6％），嚥下痛（3％）である[2]。

■検査法

1. 診察

上気道の異物は，咽頭までなら舌圧子や鼻鏡で確認する。後鼻腔の異物はファイバー気管支鏡で診断する。喉頭異物はキシロカイン®スプレーで局所麻酔を行い，喉頭鏡のブレードを舌根部にかけ診察する。

2. 検査

- 頸部正面と側面の単純X線撮影を行う。通常食物はX線透過性のため描出されない。気管支異物では，check valve mechanism によりその患側末梢肺野の透過性亢進，気腫様変化を認めることがある。
- 呼気相と吸気相の撮影が適切にできれば，縦隔陰影が吸気時に患側に，呼気時に健側に移動する Holzknecht（ホルツクネヒト）徴候が認められる場合がある。左横隔膜の位置が低く，左肺に air trapping があることがわかる（**図2**）。
- さらに，異物の末梢肺野は，長期経過で肺炎像や無気肺像を呈することもある。
- 下気道異物の多くを占めるピーナッツを疑う場合，ピーナッツに含まれる油脂がT1強調画像で高信号を呈し，ピーナッツを同定できることがある。

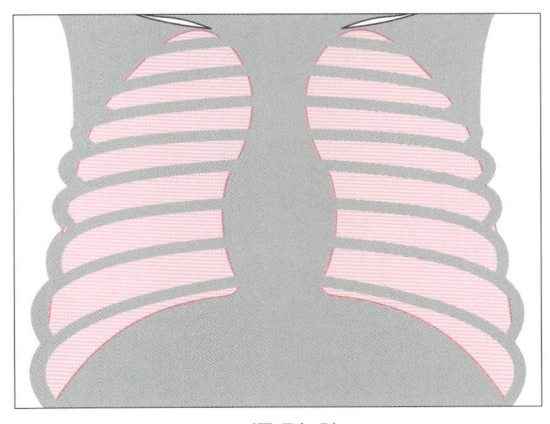

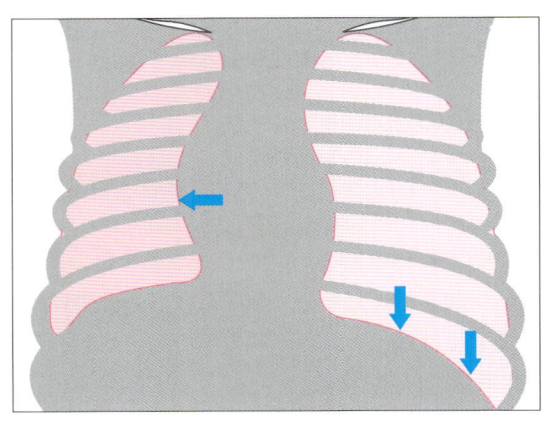

a：深吸気時　　　　　　　　　　　　b：深呼気時

図2　胸部単純X線写真（左主気管支異物）
縦隔陰影が吸気時は患側に，呼気時は健側に移動する。左横隔膜の位置が低く，左肺に air trapping があることがわかる。

治療のための疾患分類および処置法

■緊急気道確保が必要な場合

挿管し気道確保を行う。喉頭あるいは気管入口部付近に餅などの粘着性異物が強固に付着して除去が困難な場合には，まず輪状甲状靭帯切開するか，Portex Mini-Trach® II Cricothyrotomy Kit を挿入する。そのうえで，気道異物の除去を試みる。

■緊急気道確保が必要でない場合

1. 上気道の異物

①酸素投与を行い喉頭鏡で上気道を観察する。上気道に異物が発見されたらマギール鉗子などで除去を試みる。呼吸困難が持続するのに上気道に異物がなければ，気管挿管を行う。

> ■知っておこう！
> 盲目的な異物除去は異物を奥に押し込む可能性があるので行わない。

②気道確保医療器具がない場合
　窒息で反応がある場合，咳ができれば咳を続けさせる。この状態が長く続く，咳ができなくなる，などの場合は，応援を要請し異物除去を試みる。
- 成人：ハイムリック法（上腹部圧迫法）を試みる（図3）。
- 小児：腹部突き上げ法，背部叩打法を交互に行う（図4）。
- 乳幼児：頭を低くし背部の両肩甲骨の間を平手で叩く背部叩打法，あるいは胸部圧迫法を試みる（図5）。

これらの手技は，気道の完全閉塞が疑われる場合には試みる価値があるが，不完全閉塞で換気ができている場合に，不用意に行うと異物が移動してかえって完全閉塞になる危険性があるので注意する。

■手技の注意点

a. 腹部突き上げ法（ハイムリック法：図3）
　必ず声をかけてから行う。患者の背後から両手を腹部に回し臍の頭側に片手の拳の親指側を置き，もう一方の手で覆い横隔膜の方向に素早く引き上げる。剣状突起を圧迫しない。妊婦や極度の肥満者には禁忌である。乳児に対する腹部突き上げ法は，腹部臓器損傷の危険性があるため行わない。

b. 背部叩打法（図4）
　救助者の片腕に乳児をうつ伏せに乗せ，手掌で乳児の顔を支え体よりも低く保ちつつ，もう一方の手掌の基部で背中の中央部を強く叩く。

c. 胸部突き上げ法（図5）
　胸骨圧迫と同じ部位を強く圧迫する。

図3　腹部突き上げ法（ハイムリック法）

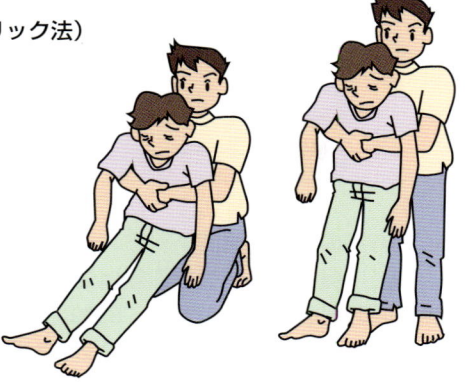

図4　背部叩打法

図5　乳幼児の背部叩打法，胸部突き上げ法

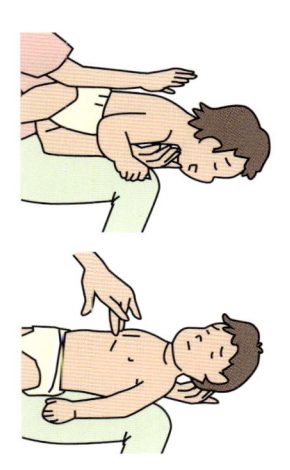

■ 知っておこう！

これらの手技は，気道の完全閉塞が疑われる場合には試みる価値があるが，不完全閉塞で換気ができている場合に，不用意に行うと異物が移動してかえって完全閉塞になる危険性があるので注意。

2. 下気道の異物

気管支鏡の適応である。90％以上の症例では軟性鏡を用いて異物除去が可能であったとの報告がある[3]。状況により硬性鏡の準備も必要であり，十分な人手と全身麻酔，蘇生処置が可能な医療機関での実施が望ましい。

専門医紹介のタイミング

● 異物が下気道に存在する場合には，専門医に紹介する。

Key Reference

1) 向井美惠：厚生労働科学研究補助金総括研究報告；食品による窒息の現状把握と原因分析研究．(http://www.mhlw.go.jp/topics/bukyoku/iyaku/syoku-anzen/chissoku/dl/02.pdf)
2) Gregori D, et al: Foreign bodies in the upper airways causing complications and requiring hospitalization in children aged 0-14 years: results from the ESFBI study. Eur Arch Otofhinolaryngol 2008; 265: 971-8.
3) Boyd M, et al: Tracheobronchial foreign body aspiration in adults. South Med J 2009; 102: 171-4.
4) Kay M, et al: Pediatric foreign bodies and their management. Pediat Gastroenterol 2005; 7: 212-8.

6 胸部・呼吸器領域の処置

肋骨骨折

末松俊洋

> **ここがポイント**
> - 肋骨骨折においては，骨の転位の有無の判断が重要．
> - 骨の転位のある肋骨骨折では，胸腔内臓器損傷や腹部臓器損傷の合併が多い．
> - 入院すべき肋骨骨折は，高齢者・呼吸器心疾患合併患者・3本以上の肋骨骨折．
> - 専門病院へ転送すべき患者は，胸腔内・腹腔内に合併損傷のある患者．

疾患概念および定義

胸部の鈍的外傷や激しい咳嗽などによる肋骨の骨折．
胸部外傷のなかでは外傷性血胸・気胸，胸壁挫傷と並んで頻度の高い損傷である．

病態（病因と病態の進行）

- 胸壁への鈍的外力によるものが典型的．
- 鈍器にぶつけたり，転倒により胸部を打撲する軽度の外力から，交通外傷や転落などの大きな外力が原因となる．また，激しい咳や野球やゴルフのスイングなどで体を捻った場合などが原因となることもある．
- 外傷の程度によって胸腔内臓器や腹腔内臓器の合併損傷の可能性があるため注意を要す．
- 外傷や骨粗鬆症などがない場合は病的骨折も疑う．

治療のための疾患分類

肋骨骨折は転位の有無で分類される（図1）．

図1 転位のないまたは転位のある肋骨骨折

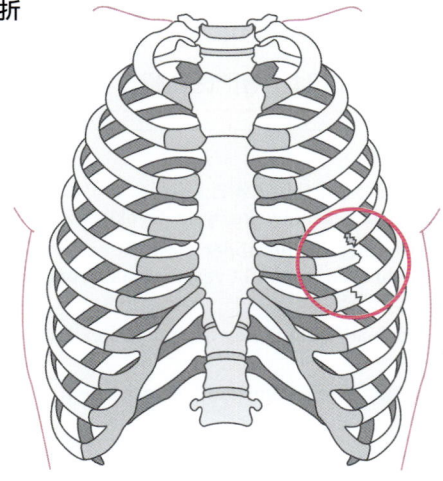

- 転位のない肋骨骨折は外来での治療が可能な場合が多いが，転位のある肋骨骨折は胸腔内臓器や腹部臓器損傷の合併発現率が高い。
- 胸腔内および腹腔内臓器の合併損傷を認めた場合は，緊急外科治療の可能な施設への搬送を検討する。

■ 知っておこう！

肋骨骨折部位による他臓器合併損傷の可能性[1]
- 第1～3：血気胸，気道や大血管損傷など
- 第4～9：フレイルチェスト，血気胸，肺挫傷など
- 第10～12：フレイルチェスト，血気胸，肺挫傷および腹腔内臓器損傷

- 多発肋骨骨折，高齢者，呼吸器・心疾患合併症患者は経過観察のため入院を検討する。特に3本以上の肋骨骨折患者は入院治療が必要である[2]。
- 肋骨骨折患者の死亡率には以下の項目が影響する。
  ① 重症胸腔内損傷
  ② 胸腔外臓器損傷
  ③ 高齢者
  ④ 5本以上の肋骨骨折

検査法

■ 身体所見

- 受傷原因の問診，胸部聴診，胸腹部の触診が重要である。
- 軽度外傷で骨折が疑われる場合，まず胸骨中央部を前後方向に押し，次いで両側の胸郭を圧迫する。痛みがあれば片方ずつ肋骨を1本ずつ詳しく触診する。損傷部位の上に圧痛点が存在する。前後方向の圧迫は側胸部の骨折，側胸部の内向きの圧迫は前胸部または後胸部の骨折を明らかにするために行う（図2）。

■ 胸部X線撮影

- 正面および側面の胸部X線撮影を行い，気胸，血胸，肺挫傷などを除外する。
- 骨折の放射線学的な裏付けのための肋骨斜位像の撮影は推奨されない。
- X線撮影にて骨折が診断できない場合でも，臨床所見から骨折と診断できる場合は，治療を行うべきである（胸部X線撮影での肋骨骨折の検出率は50％程度である）[3]。

■ CT検査

- 胸部CT検査：肋骨骨折の診断には必要ないが，縦隔内臓器，特に大動脈と他の主要血管損傷の診断において有力である。身体所見や胸部X線所見より胸部大動脈損傷を疑う場合は絶対適応である。造影CT検査を原則とする。

6 胸部・呼吸器領域の処置

- 腹部CT検査：下部肋骨骨折の場合で肝損傷や脾損傷の徴候がある場合には，腹部CT検査を行う。
- 肋骨骨折全例にCT検査を施行することは推奨されないが，遅発性血胸やoccult pneumothoraxなどの可能性もあるため，図3のようなマネジメントを行う。

■ 超音波検査

- 肋骨部位の同定，気胸，血胸，腹腔内臓器損傷などの合併損傷の評価に有用である。しかし，検者の技量によるところが大きい。

処置および治療

合併損傷のない肋骨骨折の治療は疼痛管理である。

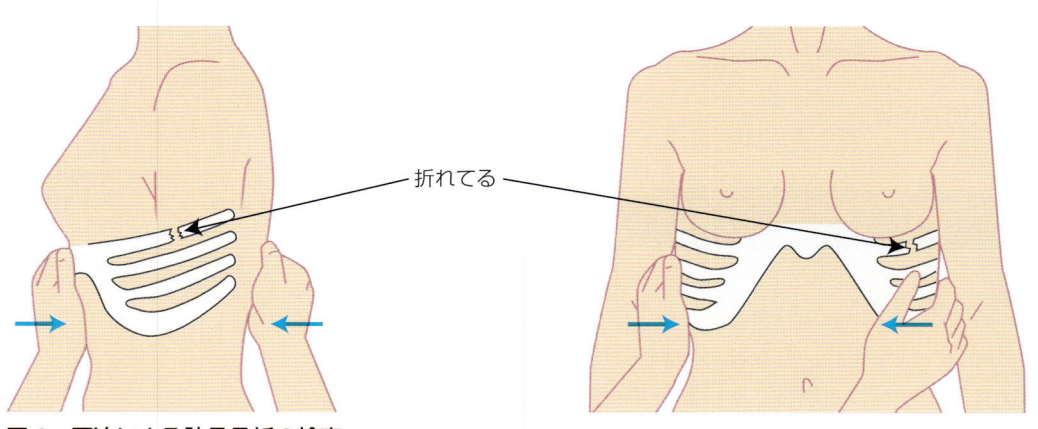

図2 圧迫による肋骨骨折の検査

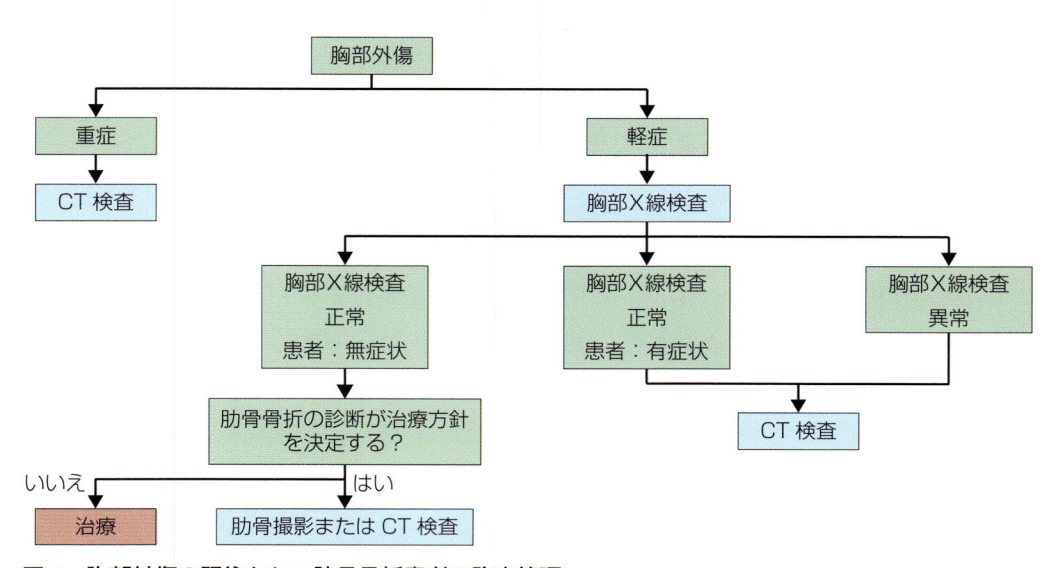

図3 胸部外傷の既往をもつ肋骨骨折患者の臨床管理
（Bhavnagri SJ, et al: When and how to image a suspected broken rib. Cleve Clin J Med 2009; 76: 309-14. より引用）

■ 内服治療

　健康な1または2本の肋骨骨折患者に対する疼痛管理は内服治療で十分である。NSAIDsや麻薬性鎮痛薬のような鎮痛薬を投与する。また，咳のコントロールのために鎮咳薬を用いる。

【処方例】
　ロキソニン®（60mg）：3T，分3
　オキシコンチン®（5mg）：2T，分2
　リン酸コデイン®：60mg，分3

■ 肋骨バンド・弾性包帯

- 肋骨周囲の継続的固定は無気肺や肺炎を引き起こす可能性がある。伸縮性肋骨バンドを使用する場合にも間欠的に使用するよう指導する。
- 最初の1～4日間はほぼ連続装着でよいが，その後は装着を減らす。

■ 肋間神経ブロック・硬膜外麻酔

- 肋間神経ブロックは，激痛や多発骨折に対して有効であるが，気胸や血胸の合併症などのための外来治療の第一選択にはならない。初期治療ではコントロールできないときに検討する。
- 硬膜外麻酔は多発肋骨骨折の疼痛管理に有効である。低血圧などの合併症，疼痛管理必要期間を通しての使用ができないなどの問題があり，硬膜外麻酔によるコントロールを行う際には入院治療を考慮する。

処置後の対応

- 処置後においても遅発性血胸やoccult pneumothoraxなどの可能性があるため，胸痛の悪化，呼吸苦などが出現した場合はただちに受診するよう促す。
- 深呼吸や喀咳が肺炎や無気肺予防のため重要であることを説明する。
- 肋骨骨折が治癒するまでには数週間かかることを説明する。

専門医紹介のタイミング
- 多発肋骨骨折，高齢者や呼吸器・心疾患合併患者の肋骨骨折の場合は，専門医に紹介する。
- 胸腔内・腹腔内に合併損傷のある場合には，専門医に紹介する。

Key Reference

1) 日本外傷学会，日本救急医学会，監：外傷初期診療ガイドラインJATEC. 東京：へるす出版；2004．p69-93.
2) Sirmali M, et al: A comprehensive analysis of traumatic rib fractures: morbidity, mortality and management. Eur J Cardiothorac Surg 2003; 24: 133-8.
3) Dubinsky I, et al: Non-life-threatening blunt chest trauma: appropriate investigation and treatment. Am J Emerg Med 1997; 15: 240-3.
4) Bhavnagri SJ, et al: When and how to image a suspected broken rib. Cleve Clin J Med 2009; 76: 309-14.

6 胸部・呼吸器領域の処置

急性乳腺炎

廣石和章

> **ここがポイント**
> - 感染の有無により，うっ滞性乳腺炎と急性化膿性乳腺炎（乳腺膿瘍の併存もある）に分類する。
> - うっ滞性乳腺炎では，不完全な乳汁排泄が原因であり，乳汁排泄促進が治療の原則。
> - 急性化膿性乳腺炎は，うっ滞性乳腺炎からの進展（常在菌増加）と乳頭からの逆行性感染による発症。
> - 急性化膿性乳腺炎では，ドレナージ（授乳排泄）と抗菌薬。

疾患概念および定義

産後の授乳婦に多くみられる，乳汁うっ滞や乳管閉塞，細菌感染によって引き起こされる乳腺の炎症性変化。

病態（病因と病態の進行）

■ 病因

授乳のスキップ，乳汁分泌過多，児の吸啜が不十分などの誘因により乳汁うっ滞や乳管閉塞をきたす（**図1**）。

治療のための疾患分類

細菌感染の有無によって，うっ滞性乳腺炎と急性化膿性乳腺炎に分類される（**図2**）。

■ うっ滞性乳腺炎

- 乳管の閉塞により，乳汁のうっ滞が増悪した場合や乳汁うっ滞が長時間に及んだ場合に発症。
- 細菌感染（−）。
- 産褥数日後から1～2週間の時期に好発。
- 乳房内の乳管閉塞部位に一致した発赤，腫脹，圧痛，熱感を伴う硬結（しこり）の形成。
- 発熱や白血球増多，CRP上昇はあっても軽度。

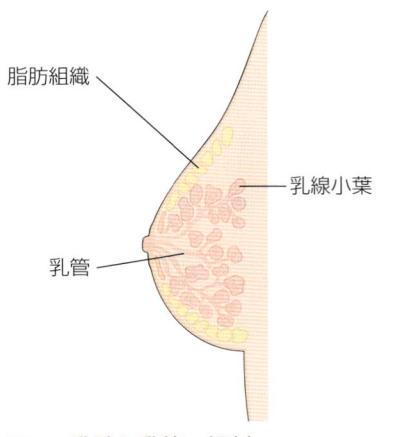

図1 乳腺と乳管の解剖

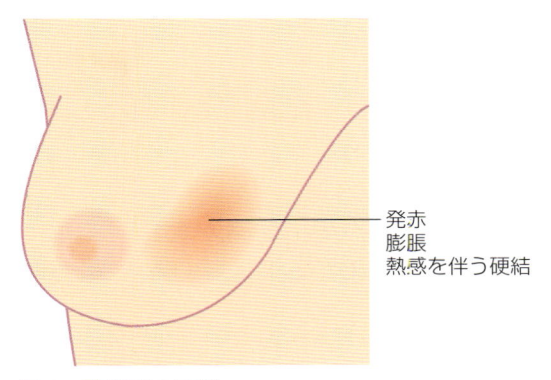

図2 乳腺炎の症状
発赤，腫脹，熱感を伴う硬様

■ 急性化膿性乳腺炎

- うっ滞性乳腺炎からの進展（24時間以上の乳汁うっ滞により常在細菌数が増加）によるものと，乳頭から乳管への逆行性感染によるものとがある。
- 産褥後2〜3週間から2〜3カ月の時期に好発。
- 局所炎症所見（乳房の発赤，腫脹，圧痛など）＋全身症状（悪寒，戦慄伴う高熱，全身倦怠感など）
- 炎症が進行した場合は膿瘍形成あり（感染性乳腺炎の約10％に合併）。
- 乳汁や膿汁の細菌培養検査は起炎菌を同定し薬剤感受性を確認するうえで有用。
- 起炎菌：黄色ブドウ球菌が最多（約40％），ほかに連鎖球菌や大腸菌，肺炎球菌，真菌などで，感染経路は乳児の鼻腔や咽頭由来であることが多い。

■ 知ってほしいデータ

産後12週までに少なくとも1回の感染性乳腺炎をきたす頻度は9.5％[1]。

治療および処置法

■ うっ滞性乳腺炎

不完全な乳汁排出が原因となっているため，それを解消することが大切。

1. 圧迫除去による乳管閉塞の解消

きついブラジャーなどで乳房の一部が圧迫されて乳管閉塞をきたしている場合は，圧迫を除去する。

2. 乳汁排泄の促進

頻回直接授乳や授乳後の搾乳を頻繁に行い，乳房マッサージを行う。乳汁のうっ滞を解消する。

3. 炎症局所冷却

授乳の合間に腫脹部分を間接的に冷却することで，炎症の拡大を防ぎ，乳汁分泌を抑制する効果がある。

4. 抱き方と哺乳方向の工夫

児の吸啜がうまくいかないと母乳が飲みとられずに乳管閉塞を起こしやすいので，児の抱き方を変えるなどして，いろいろな方向から満遍なく哺乳できるようにする。

> ■ 知っておこう！
>
> うっ滞型乳腺炎には抗菌薬や消炎鎮痛薬の使用は必須ではない。

■急性化膿性乳腺炎

1. 授乳や搾乳による乳汁の排泄

授乳を継続したほうが続発する乳腺膿瘍の発生頻度が低かったとする報告が多く，患側であっても乳汁が膿性でなければ問題ない[2]。

2. 局所冷却

3. 抗菌薬，消炎鎮痛薬，消炎酵素薬の投与

抗菌薬の選択：広域ペニシリン系抗菌薬，βラクタマーゼ阻害薬の合剤，第一・二世代セフェム系抗菌薬。

投与期間：症状が速やかに消失しても，10〜14日間は継続すべきである。

> ■ 知っておこう！
>
> MRSAによる感染性乳腺炎が報告されるようになってきており，難治性では注意が必要[3,4]。

【処方例】

サワシリン®（250mg）：3C，分3　とともに
カロナール®（200mg）：2T，頓用

■乳腺膿瘍

感染性乳腺炎への対処に加えて，外科的処置による排膿が必要。

1. 切開排膿

切開は皮膚割線に沿って行うのが美容的に好ましい（図3）。
多数の病巣を形成した場合には複数箇所を切開する必要がある。

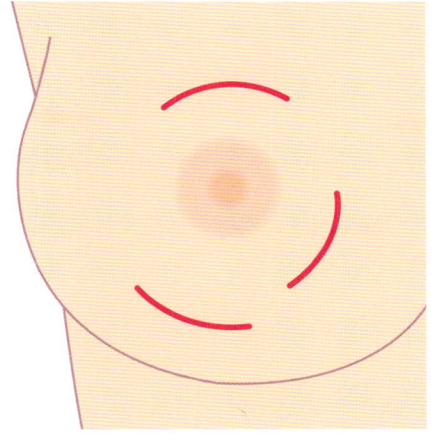

図3 切開

2. 穿刺排膿
膿瘍径が小さいもの（5cm以下など）では一定の効果があるとされている。

処置後の対応

乳腺炎の発症には，出産と育児の疲労やストレスが関与している。疲労回復に努め免疫力を低下させないことが重要であることを説明する。

母体の心身疲労が強い場合は一時的に児を預かることも必要であり，心身の安静とリラックスできる環境を整えることが肝要である。

専門医紹介のタイミング
- 乳腺膿瘍の場合は，切開・排膿が必要であり，専門医に紹介する。

Key Reference

1) Foxman B, et al: Lactation mastitis: occurrence and medical management among 946 breastfeeding women in the United States. Am J Epidemiol 2002; 155: 103-4.
2) Niebyl JR, et al: Sporadic (nonepidemic) puerperal mastitis. J Reprod Med 1978; 20: 97-100.
3) Wilson-Clay B: Case report of methicillin-resistant *Staphylococcus aureus* (MRSA) mastitis with abscess formation in a breastfeeding woman. J Hum Lact 2008; 24: 326-9.
4) Stafford I, et al: Community-acquired methicillin-resistant *Staphylococcus aureus* among patients with puerperal mastitis requiring hospitalization. Obstet Gynecol 2008; 112: 533-7.

6 胸部・呼吸器領域の処置

乳腺腫瘍

藤井及三，赤木智徳

> **ここがポイント**
> - 乳腺腫瘍で頻度の高い疾患は，良性では乳腺線維腺腫と嚢胞，悪性では乳癌。
> - 検査は，乳癌の危険因子と防御因子を考慮した問診と触診・マンモグラフィ・超音波検査。
> - マンモグラフィでは腫瘍と石灰化の評価。
> - 確定診断は穿刺吸引細胞診（FNAC）。

疾患概念および定義

総じて乳腺に生じた腫瘍全般を指す。

病態（病因と病態の進行）

乳腺腫瘍を呈する疾患：良性；乳腺症，線維腺腫，嚢胞，乳腺炎など。
　　　　　　　　　　悪性；乳癌，Paget病，悪性リンパ腫など。

治療のための疾患分類および検査法

乳腺腫瘍が認められた場合には，問診，視診，触診，画像診断，組織診断を行い診断を確定していく。

■問診

問診では現病歴，既往歴，家族歴を聴取する（**表1**）。

表1　問診時の確認事項

	聴取すべき事項
腫瘍に関連した現病歴	主訴，受診理由 自覚症状：腫瘤，乳房痛，乳頭異常分泌，乳頭変形など 症状の経過：病悩期間，部位，大きさの変化，疼痛の程度など
既往歴	乳腺疾患，婦人科疾患の既往歴 月経状況：初経年齢，閉経年齢，月経周期 ホルモン剤（経口避妊薬，不妊治療薬など）の服薬歴 婚姻歴，妊娠歴，出産歴，授乳歴
家族歴	血縁者の乳癌・卵巣癌の既往 その他の癌の家族歴など

■ 視触診

体位は仰臥位と座位が基本。

上肢は自然に下ろした状態と後頭部で手を組んだ状態で診察する。

1. 視診

乳房の対称性，皮膚陥凹，皮膚の発赤，浮腫，乳頭の変形，乳頭分泌，乳頭びらんなどを観察する（**表2**）。

表2 視診時の確認事項

	観察すべきポイント
乳房の対称性	形状，色調の左右差
皮膚の陥凹	Delle，dimpling，瘢痕など
乳頭の変形	陥凹，位置，向き
乳頭分泌	片側 or 両側，血性かどうか
乳頭周囲びらん	片側 or 両側，性状（湿性びらん？），Paget病との鑑別
皮膚の変化	発赤，浮腫，潰瘍形成，膨隆など

2. 触診

触診のポイント

- 占拠部位：乳癌取扱い規約の分類に従い，局在を記載する。
  A：内上部，B：内下部，C：外上部，D：外下部，C'：腋窩部，E：乳輪部，E'：乳頭部
- 大きさ：最大径とそれに直交する径を記載する。
- 腫瘤の形状：球形（円形），卵形（楕円形），不整形，分葉形など。
- 表面の形状：平滑，不整，顆粒状など。
- 境界と辺縁：明瞭／不明瞭，整／不整
- 硬度：硬，弾性硬（弾性），軟
- 可動性：良好，中等度，不良。腫瘤の可動性は腫瘤と周囲組織との関係を示す。
- 波動性：膿瘍，嚢胞，嚢胞形成性腫瘤などでみられる液体成分貯留の有無。
- 圧痛：炎症や乳腺症でみられることが多い。
- リンパ節腫大：腋窩，鎖骨上，頸部リンパ節を観察する。

■ 知ってほしいデータ

　乳腺腫瘍の良性腫瘍の大部分は線維腺腫もしくは囊胞がほとんどである（Morrow M: The evaluation of common breast problems. Am Fam Physician 2000; 61: 2371-8, 2385.）。20歳代から50歳代前半の女性において，90％以上の触知可能な乳腺腫瘍は良性であるが，残りの乳癌を診断することが重要である（Elmore JG, et al: Ten-year risk of false positive screening mammograms and clinical breast examinations. N Engl J Med 1998; 338: 1089-96.）。

　またBartonらは，乳腺腫瘍を主訴としてきた症例の11％に乳癌を認めたと報告している（Barton MB, et al: Breast symptoms among women enrolled in a health maintenance organization: frequency, evaluation, and outcome. Ann Intern Med 1999; 130: 651-7.）。

　50歳代後半以上，乳癌の既往歴，家族歴などのリスクファクターは乳癌を考慮する。次に，2001年にNEJM（New England Journal of Medicine）に報告された乳癌のリスクファクターを示す（**表3**）。

表3　乳癌発症のリスクと防御因子

	リスク群		相対危険度
	低リスク	高リスク	
危険因子			
有害なBRCA1/BRCA2遺伝子	陰性	陽性	3.0−7.0
母親または姉妹に乳癌患者	なし	あり	2.6
年齢（歳）	30〜34	70〜74	18
初経年齢（歳）	＞14	＜12	1.5
初産年齢（歳）	＜20	＞30	1.9−3.5
閉経年齢（歳）	＜45	＞55	2
ピルの使用経験	なし	過去使用/現在使用中	1.07−1.2
ホルモン補充療法（エストロゲン＋プロゲスチン）	経験なし	受療中	1.2
飲酒習慣	なし	2〜5杯/日	1.4
マンモグラフィによる乳房密度(%)	0	≧75	1.8−6.0
骨密度	Lowest quartile	Highest quartile	2.7−3.5
良性乳房疾患	病歴なし	病歴あり	1.7
組織診断における異型増殖症	病歴なし	病歴あり	3.7
保護因子			
母乳哺育（月）	≧16	0	0.73
出産歴（回）	≧5	0	0.71
娯楽的運動	あり	なし	0.7
閉経後BMI（kg/m^2）	＜22.9	＞30.7	0.63
35歳以前に卵巣摘出	あり	なし	0.3
アスピリン服用	週1回以上を6カ月以上	非使用	0.79

（Clemons M, et al: Estrogen and the risk of breast cancer. N Engl J Med 2001; 344: 276-85. より一部改変）

■画像診断

マンモグラフィ，超音波検査，CT，MRI，骨シンチなどがある。
特にスクリーニングで重要なのはマンモグラフィと超音波検査である。

1. マンモグラフィ（mammography）

a. 撮影法
- 内外斜位方向撮影（mediolateral oblique；MLO）と頭尾方向撮影（cranio-caudal；CC）の二方向撮影を行う。

b. 所見の評価手順
- 腫瘤，石灰化，その他の所見（乳腺の構造・構築，皮膚の変化，リンパ節腫大など）を評価していく。

c. 腫瘤の評価方法[4]
- 腫瘤の形状，濃度を観察し評価する。

【悪性を疑う所見】
- spicula あり（図1）
- 高濃度腫瘤

d. 石灰化の評価方法[4]
- 石灰化の形態を微細円形，淡く不明瞭，多形性/不均一，微細線状/微細分枝状に分類する。
- 石灰化の分布（びまん性，領域性，集簇性，線状，区域性）を評価する。

【悪性を疑う所見】
- 区域性分布を示す微細線状・微細分枝状石灰化
- 線状もしくは区域性を示す多形性/不均一な石灰化

e. 乳腺実質の評価
- 構築の乱れ，局所的非対称性陰影（focal asymmetric density；FAD）を評価しカテゴリー分類を行う。

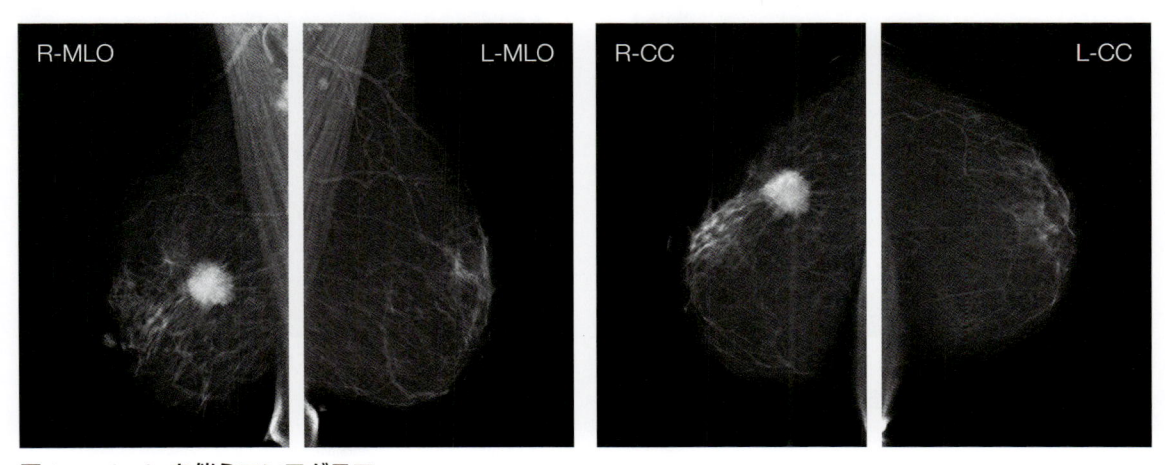

図1 spicula を伴うマンモグラフィ
左2枚が Medio-Lateral Oblique（MLO）撮影，右2枚が Cranio-Caudal（CC）撮影。右乳腺に spicula を伴う腫瘤を認める（対側乳腺も呈示）。

■ 知ってほしいデータ

　Barlow らは 41,427 例に及ぶ大規模研究から，マンモグラフィの感度，特異度を報告している（Barlow WE, et al: Performance of diagnostic mammography for women with signs or symptoms of breast cancer. J Natl Cancer Inst 2002; 94: 1151-9.）。それによると，乳腺腫瘤を触知する場合，感度，特異度がそれぞれ 87.3％，84.5％，一方，触知しない場合は，82.3％，91.2％である。

　マンモグラフィが正常所見であっても，クリニカルに乳癌を疑う場合は，さらなる追加検査を行う必要がある。マンモグラフィは 10〜20％の割合で，触知する乳腺腫瘤があっても陰性所見となることがある（Barlow WE, et al: Performance of diagnostic mammography for women with signs or symptoms of breast cancer. J Natl Cancer Inst 2002; 94: 1151-9. / Cahill CJ, et al: Features of mammorgraphically negative breast tumours. Br J Surg 1981; 68: 882-4. / Donegan WL: Evaluation of a palpable breast mass. N Engl J Med 1992; 327: 937-42.）。どの癌腫においても同様に総合的な判断が求められる。

2．超音波検査

　視診，触診，マンモグラフィで指摘された病変を評価する。

【悪性を疑う所見】（図 2）

- 形状不整
- 辺縁粗雑
- 境界エコー：不規則的・帯状
- 内部エコー：粗雑・不均一
- 後方エコー：減弱〜消失・acoustic middle shadow sign
- 外側陰影：なし
- 縦横比：大

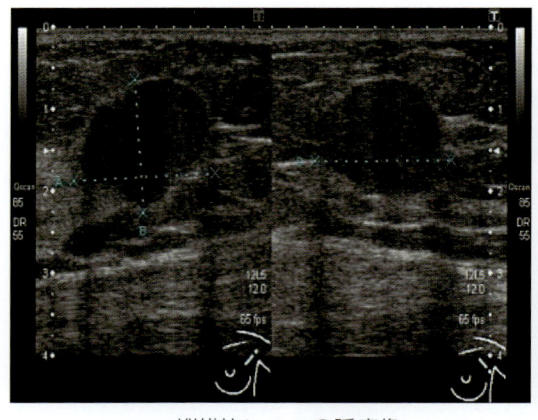

a：縦横比＞0.7 の腫瘤像　　　　　　　　　　b：内部不均一な腫瘤像

図2　悪性を疑う所見（自験例）

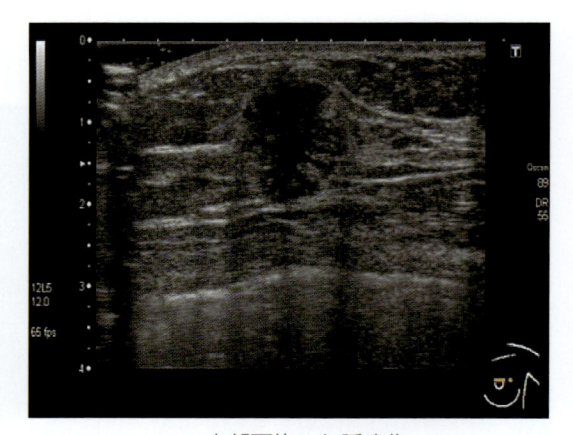

■ 知ってほしいデータ

　USは乳腺腫瘤の良悪性の鑑別に有用である。USの乳腺腫瘤の悪性診断の感度は98.4%と良好なモダリティーであると報告されている（Stavros AT, et al: Solid breast nodules: use of sonography to distinguish between benign and malignant lesions. Radiology 1995; 196: 123-34.）。

　ほかにも同様にUSの有用性が報告されているが，USは検査者の力量によることが問題である（Berg WA, et al: Diagnostic accuracy of mammography, clinical examination, US, and MR imaging in preoperative assessment of breast cancer. Radiology 2004; 233: 830-49. / Baker JA, et al: Sonography of solid breast lesions: observer variability of lesion description and assessment. AJR Am J Roentgenol 1999; 172: 1621-5. / Rahbar G, et al: Benign versus malignant solid breast masses: US differentiation. Radiology 1999; 213: 889-94.）。そのため，USで良性が示唆されても，マンモグラフィもしくはクリニカルに乳癌が疑われたら，躊躇せず生検診断を行うべきである。

■ 病理組織診断

● 病理組織診断を得るための検査法には以下のものがある（図3）。

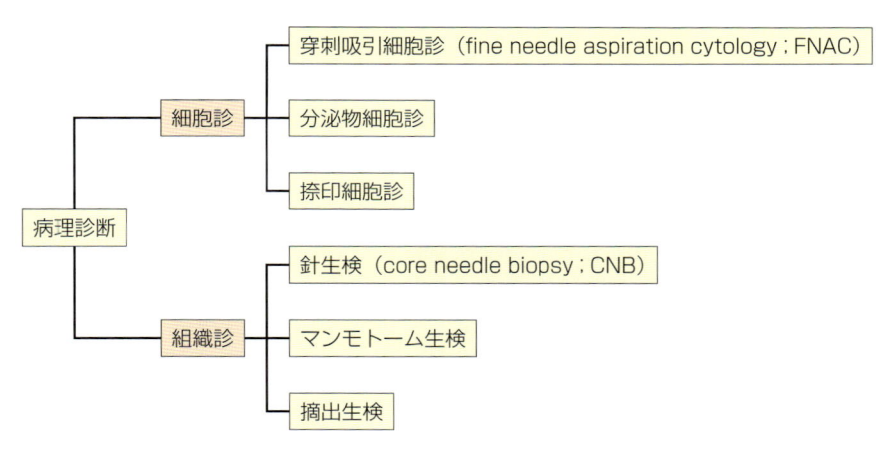

```
                    ┌─ 穿刺吸引細胞診（fine needle aspiration cytology；FNAC）
          ┌─ 細胞診 ─┼─ 分泌物細胞診
          │         └─ 捺印細胞診
病理診断 ─┤
          │         ┌─ 針生検（core needle biopsy；CNB）
          └─ 組織診 ─┼─ マンモトーム生検
                    └─ 摘出生検
```

図3　病理組織診断を得るための検査法

● 大切なのは，診断に十分な量を的確に病変から採取することである。また確定診断度は，穿刺吸引細胞診（FNAC）＜針生検（CNB）＜マンモトーム生検＜摘出生検であるが，この順で患者への侵襲も大きくなることに注意する（表4）。

　一般的に行われているFNAC，CNBについて紹介する。

6 胸部・呼吸器領域の処置

表4 代表的な検査法の利点・欠点

	利点	欠点
穿刺吸引細胞診	簡便で，病変を捕らえやすい	ときに確実性に欠ける
針生検	細胞診に次いで簡便 細胞診よりも採取組織量が多い	小さな病変では適切に採取されていないことがある
マンモトーム生検	大量の組織を採取可能 標本撮影により石灰化を確認でき，確実に病変を捕らえていることがわかる	器械本体が高価であり，導入している医療機関が少ない 検査時間が長く，被験者の苦痛も伴う
摘出生検	病変を一括して切除可能	出血，血腫，疼痛

1. 穿刺吸引細胞診（fine needle aspiration cytology；FNAC）（図4）
①超音波下に病変部に針を刺入。
②病変部の細胞を採取。吸引をかけ→病変内でゆっくり針を回転させ→針を前後に動かして採取する。
③吸引をやめ針を抜き，圧迫止血する。局所麻酔は，局麻薬により病変がわかりにくくなるため，基本的には行わない。

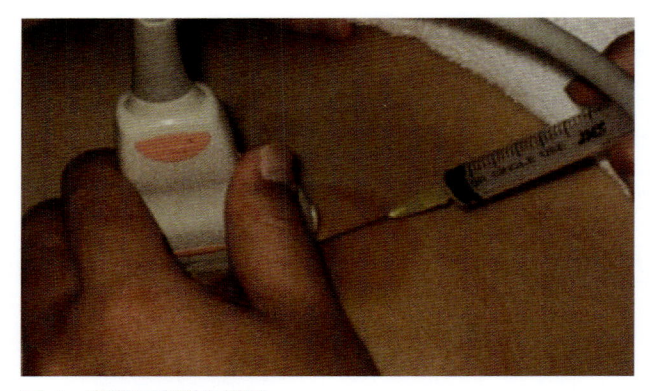

図4 実際の穿刺の様子
超音波下に腫瘤を確認して，20G針を装着した5mLシリンジでFNACを行っている。

2. 針生検（core needle biopsy；CNB）
①局所麻酔
②刺入部皮膚切開（3mm程度）
③超音波下に病変の辺縁部まで生検針（16G）を刺入
④検体採取（十分量採取できるまで行う）
⑤圧迫止血

■ 知ってほしいデータ

　触知乳腺腫瘤に対するFNAC診断において，4〜13%は検体不足により診断不能になるといわれている。さらに，非触知乳腺腫瘤では36%にもなる（Masood S: Occult breast lesions and aspiration biopsy: a new challenge. Diagn Cytopathol 1993; 9: 613-4.）。

　一方，経験豊富な術者がFNACを行うと，感度98%，特異度97%であるとも報告されている（Ljung BM, et al: Diagnostic accuracy of fine-needle aspiration biopsy is determined by physician training in sampling technique. Cancer 2001; 93: 263-8.）。

　CNBよりFNACは簡便で早く診断可能である。しかし，neoadjuvant therapyを行う多くの臨床試験では，診断およびリサーチ用の検体としてCNBを行うことが多い。

専門医紹介のタイミング

● 触診や画像診断にて悪性が疑われる乳腺腫瘤の場合は，専門医に紹介する。

Key Reference

1) 日本乳癌学会編：科学的根拠に基づく乳癌診療ガイドライン2 疫学・診断編2011年度版．金原出版，東京，2011．
2) 日本乳癌学会編：科学的根拠に基づく乳癌診療ガイドライン1 治療編2011年度版．金原出版，東京，2011．
3) Anderson I, et al: Mammographic screening and mortality from breast cancer: the Malmö mammographic screening trial. BMJ 1988 297: 943-8.
4) US Preventive Services Task Force: Screening for breast cancer: U. S. Preventive Services Task Force recommendation statement. Ann Intern Med 2009; 151: 716-26, W-236.
5) Ohuchi N, et al: Randomized Controlled Trial on Effectiveness of Ultrasonography Screening for Breast Cancer in Women Aged 40-49 (J-START) : Research Design. Jpn L Clin Oncol 2011; 41: 275-7.
6) Shoma A, et al: Ultrasound for accurate measurement of invasive breast cancer tumor size. Breast J 2006; 12: 252-6.

7 消化器領域の処置

食道異物

野口琢矢

> **ここがポイント**
> - 食道異物の種類は，年齢により異なる。
> - 食道異物は，食道の3つの生理的狭窄部にとどまることが多い。
> - 異物摘出は，異物の部位・種類・大きさによる。
> - ボタン電池・鋭利な異物・胃内に1週間以上停滞する異物に注意。

疾患概念

食道内に外来性の物体が長期停滞するもの。

定義

経口的に食道腔内に入った固形物が食道内に嵌在したり，食道壁に刺入したりすること。

病態（病因と病態の進行）

■病因

異物の種類には，年齢により特徴がある。小児では硬貨やおもちゃ，ボタン電池など。20〜30歳代では魚骨や鶏肉の肋骨片などの食生活を反映したものが多く，高齢者では義歯や指で押し出す包装形態の薬剤（PTP：press through package）などが多い[1]。

■病態

- 食道異物が生理的に通過しにくい部位は，①咽頭食道接合部（食道第1生理的狭窄部），②気管分岐部背側（食道第2生理的狭窄部），③食道胃接合部（食道第3生理的狭窄部）であり，嚥下障害や異物感，胸骨裏面の痛みなどを訴える場合がある。
- 長時間の停滞や鋭利なものが刺さっていれば，穿孔や傍食道膿瘍，縦隔炎などを起こす可能性がある。
- ボタン電池は直接的な腐食障害，低電圧熱傷，圧迫壊死を引き起こす恐れがあるため迅速な摘出を要する[2]。

治療のための疾患分類および処置法

すべての食道異物が治療の対象となる。異物の存在部位，種類，大きさにより治療戦略は異なる。

- 硬貨など鋭利でない異物は，無麻酔・X線透視下に，経口的にバルーンカテーテル（10〜12Fr）を異物より先まで挿入し，バルーンを適量の水で膨らませて，異物ごとゆっくりと咽頭まで引き抜く。咽頭まで異物を引き上げれば，異物を吐出させるか，または速やかに取り除く[3]。
- 鋭利な異物は，摘出時に食道損傷をきたす可能性があるため内視鏡的に摘出する。異物鉗子やバスケット鉗子，スネア鉗子など，異物の形態に即したものを選択する。内視鏡の先端にフードを装着し，鋭利な先端をフード内に収めるか，オーバーチューブを用いた摘出術が最適である（図1）[4]。また鋭利でなくても，長時間食道に停滞した異物は，食道壁損傷の有無を確認するた

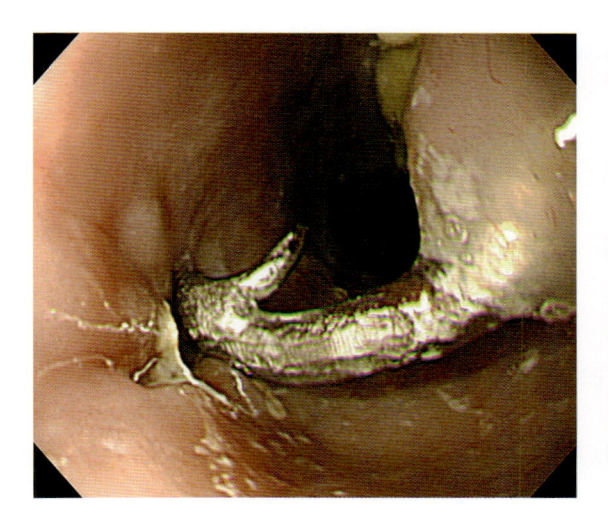

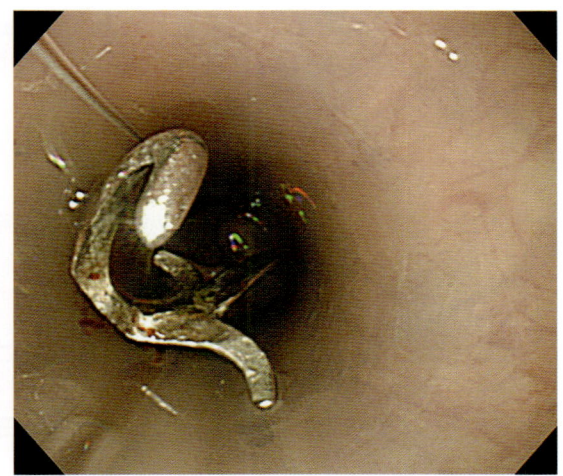

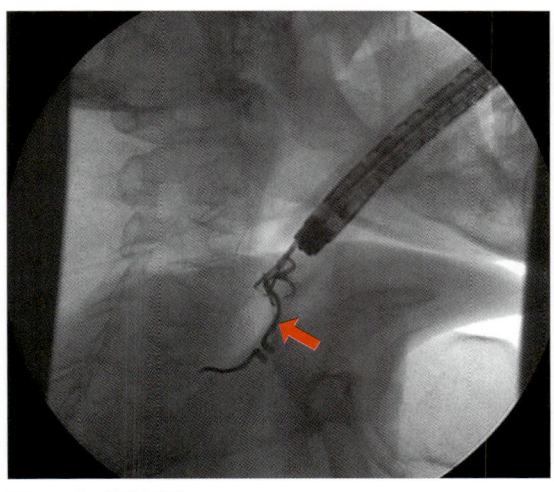

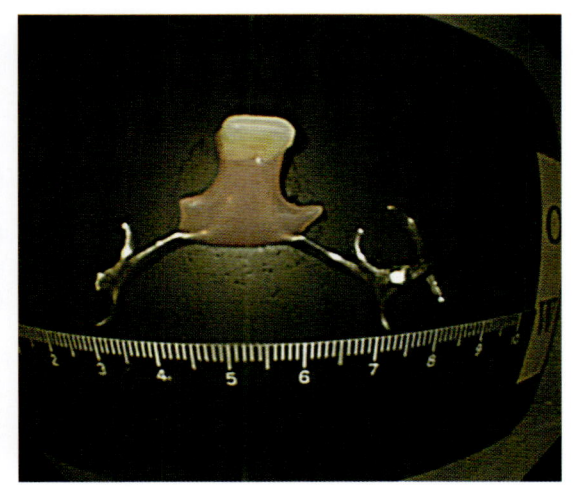

図1 内視鏡写真
（大分県厚生連鶴見病院消化器内科部長　永井敬之氏より提供）

めに内視鏡的に摘出する。
- すでに穿孔を起こしたものや，摘出時穿孔の危険性の高いものは手術的に摘出する。

■知っておこう！

食道異物に対する治療の推奨度[5]
- ボタン電池や鋭利な異物に対して緊急内視鏡を行う⇒C
- 横隔膜を通過した小さな鈍的異物や，内視鏡では届かないが症状がない場合は経過観察する⇒C
- 胃に到達した鈍的異物であっても，1週間以上同じ部位に位置する場合は手術的に摘出する⇒C

処置後の対応

硬貨の場合，他の硬貨が残存していないかX線で確認する。

胃内に達した異物の95％以上は自然排泄される。3～4日後（ボタン電池の場合は2日後）に受診するよう指示し，X線で確認する。また悪心，嘔吐，発熱，腹痛などの有無を確認する[5]。

粘膜損傷を伴う場合には，入院，絶食とし，内視鏡にて経過を観察する。

専門医紹介のタイミング

- 食道異物により穿孔を生じた場合や異物除去において穿孔を生じる危険がある場合には，専門医に紹介する。
- 胃に到達した異物が1週間（ボタン電池は2日）以上，胃内に停滞している場合には，専門医に紹介する。

Key Reference

1) 藤田力也ほか編：消化器内視鏡治療マニュアル（改訂第2版）．東京：南江堂；1998．p25-31．
2) Beers MH, ほか．メルクマニュアル（17版日本語版）．東京：日経BP社；1999．p259．
3) 前野泰樹：目で見る最新の超音波診断．不整脈．小児診療 2008；71：139-50．
4) Philip Buttraravoli 著，大滝純司監訳．異物—誤飲．マイナーエマージェンシー．東京：医歯薬出版；2009．p271-7．
5) Uyeyama MC: Foreign body ingestion in children. Am Fam Physician. 2005; 72: 287-91.

7 消化器領域の処置

直腸異物

佐藤哲郎, 中野眼一

> **ここがポイント**
> - 直腸異物で頻度が高い原因は, 男性の異常な自慰行為。
> - 直腸異物は, 速やかな摘出処置が必要で, 摘出には異物の位置・形状・材質を考慮する（摘出困難な4つの理由に注意）。
> - 摘出は, Goldbergの原則に従う方法か, 大腸内視鏡による方法。
> - 直腸異物による穿孔の危険因子3つに注意。

疾患概念と定義

直腸で停滞し通過障害が生じた異物は摘出不可能となることがある。

病態（病因と病態の進行）

■ 病因

経口的に誤飲された異物, あるいは経肛門的に挿入された異物が直腸で停滞し摘出困難になった病態である。

なかでも男性の異常な自慰行為にて突発的に生じた経肛門的異物が原因であることが多く[1], 羞恥心のため医療機関への受診の躊躇が, 治療遅延の要因となっている。

いずれの異物の場合も可能な限り速やかな摘出処置が要求され, 異物の位置, 形状, 材質に適した治療を工夫する必要がある。

■ 病態

1. 問診

問診にて大半の異物はどのような性状なものか聴取され推測できるが, 経口的異物のうち下部直腸や肛門管に突き刺さった魚骨の場合, あるいは精神疾患患者や肛門性癖者の自慰行為による経肛門的異物の場合は, 下腹部痛や肛門部痛症状が主体で, 原因が検査や治療の過程で判明する例もある（図1）。

問診は非常に重要であることを認識し怠ってはならず, 十分な聴取がなされ正確な情報を得るためには, 患者背景も配慮する必要があり, プライバシーの保護に努める。

2. 触診, 画像診断

問診に続き, 腹部触診と直腸診, 単純X線検査の順で行い, 強い自発痛や腹膜刺激症状があればCT精査も必要である。

CT検査は異物の正確な位置, 大きさ, 形状の確認にも有用であるが, X線

透過性の高いゴム製品は識別が難しいので注意する。

金属製品はハレーションを生じ読影を困難にさせる例があるが，最新のMDCTは金属アーチファクトを低減させる画像処理機能を有するので活用したい。

3. 合併症

病状が進行した際の合併症には，腸管損傷と肛門裂傷が挙げられる。いずれも経過観察でよい軽症から，手術を必要とする重症例まで報告されている[2]。

腸管損傷には出血例，腸間膜への穿通例（**図2**）や，穿孔し腹膜炎を併発する例がある。

肛門裂傷には肛門管上皮の軽度裂傷から，括約筋に達して機能障害を生じる重症例がある。

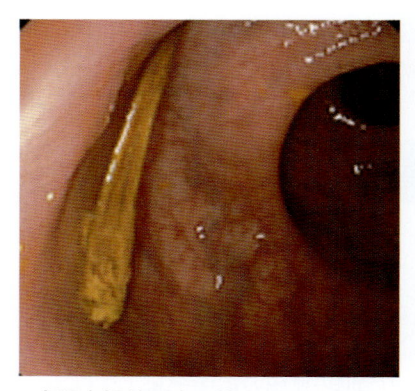

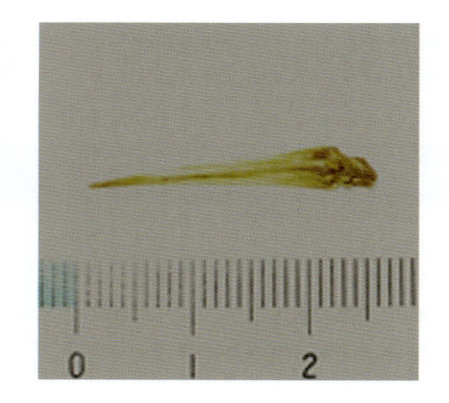

図1　直腸内視鏡写真と摘出された魚骨
直腸診では確認できなかった異物が，内視鏡検査では腸管粘膜に接してみられた。内視鏡的に摘出され，長さ 2.5cm の魚骨であった。

図2　骨盤 CT 画像
直腸の腸管壁内，外にガス像を認める（矢印）。ガス像は限局し，腹部単純X線検査では free air はみられなかった。

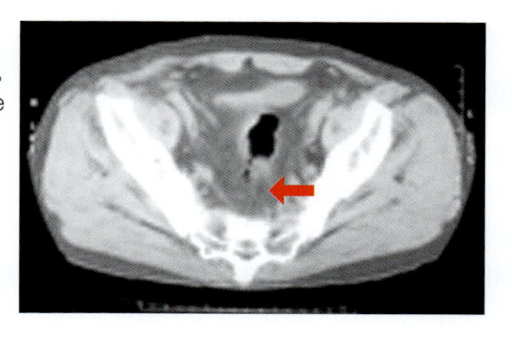

治療のための疾患分類および処置法

- 外来処置での直腸診の体位は左側臥位の Sims 体位か，肛門の緊張を和らげる砕石位（**図3**）のいずれでもよく，リラックスさせることが肝要である。
- バイタルサインを確認後に，ベンゾジアゼピン静注や麻酔薬での鎮静も行ってよい。

- 治療は侵襲の少ない経肛門的摘出が第一選択されるべきであり，直腸診に続いて摘出を試みてもよいが，肛門管は内肛門括約筋，外肛門括約筋，肛門挙筋に支えられ狭く，軽度の緊張があっても用手経肛門的摘出を困難にさせる。
- 腸管浮腫も摘出を難しくさせるので直腸診の際に確認し，同時に出血の有無も見逃してはならない。

異物が摘出困難になる理由としては，以下の4つが知られている。

①異物の材質で，最も多いビン類は破損しやすく十分に力が加えられないうえ，粘液や血液で滑りやすく把持牽引が困難。

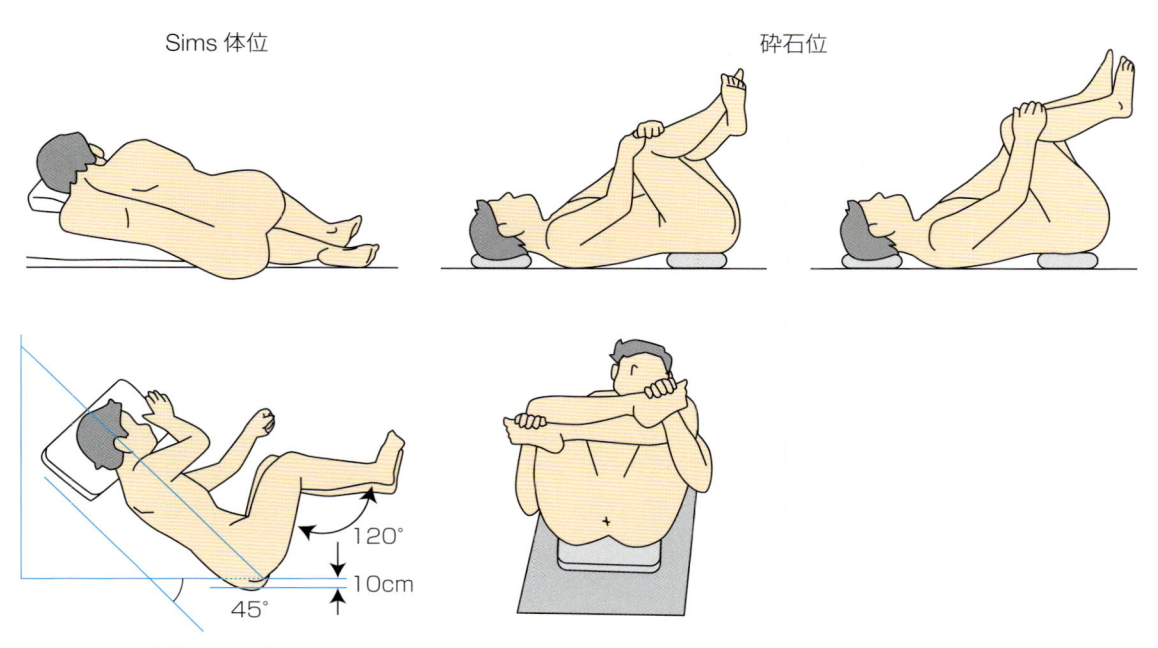

図3 Sims体位と砕石位

■ 知ってほしいデータ

直腸異物の種類としては，本邦ではビン類が最も多く性的玩具，プラスチック容器，缶類など多種多様なものが報告されている（**表1**）[1]。

表1 経肛門的直腸異物の本邦報告症例105例

異物の種類	ビン類	17	性的玩具	14
	プラスチック容器	8	缶類	7
	その他	59		
摘出時の麻酔	腰椎麻酔	37	全身麻酔	23
	硬膜外麻酔	2	無麻酔その他	43
摘出経路	経肛門	79	経腹	21
	不詳	5		

（金谷欣明ほか：腰椎麻酔下に経肛門的摘出した直腸内異物の2例．日腹部救急医会誌 2008；28：947-51．より引用）

②異物の形状で口径が大きいとき,腸管浮腫や肛門の緊張痙攣が生じ直視困難。
③異物が長い場合は,直腸の走行加減で仙骨前面に固定され可動困難(**図4**)。
④異物の牽引具合により直腸内部が陰圧になると,さらに摘出が困難になる[3,4]。

図4　棒状異物の直腸嵌頓イメージ
長い異物の軸が仙骨と交差するため摘出が難しくなる例がある。

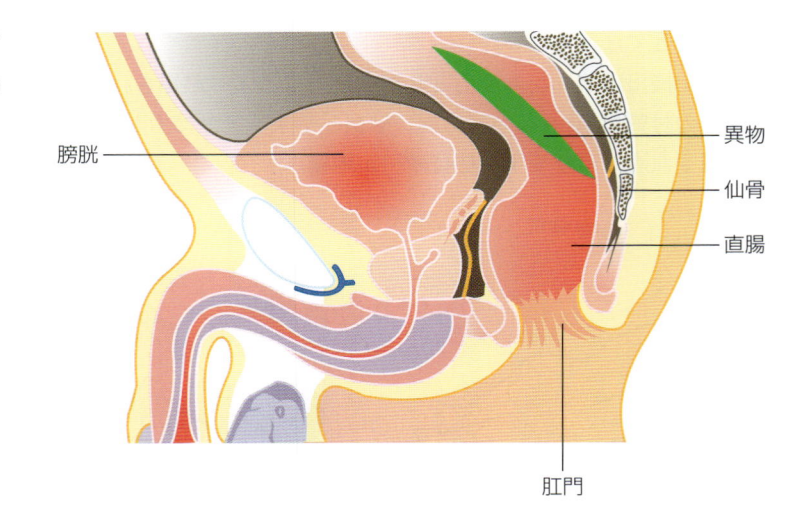

膀胱
異物
仙骨
直腸
肛門

> **■知っておこう!**
>
> 　経肛門的直腸異物の本邦報告症例105例のうち,経肛門的での摘出不可能なため腰椎麻酔もしくは全身麻酔下手術にて経腹的摘出治療が試みられた例が21例に及んでいること,他の文献でも経肛門的摘出は66.6%にとどまったことは知っておくべきであり[1],外来処置のみでの摘出を焦らず固執しない。無理な操作は異物をさらに押し込んで摘出を難しくする。

【現場で可能な処置】

　一般にGoldbergの原則に沿う治療,つまり腹側の圧迫も加え,経肛門的非観血摘出が望ましい[5]。弛緩した状態に肛門を広げ,異物を直視できるまで視野を確保する開肛器や筋鈎などの開創鈎を用意する。また把持する鉗子はペアン鉗子などを適宜選択し,さまざまな工夫で安全を図る。

　大腸内視鏡による摘出を試みる際は,腸管穿孔が否定でき,スネアで把持可能な鈍的異物がよい適応であると考えるが,小さく鋭利な異物でもフード,回収ネットさらにはオーバーチューブの使用は二次的腸管損傷や肛門裂傷を回避できる。

【してはいけないこと】

　一般に浣腸や強力な下剤は有効でないことが多く,逆に腸管を損傷してしまう危険性がある。また,直腸肛門の痙攣浮腫が喚起され,麻酔下での処置が必要となる。

　経肛門的摘出で誤って異物を奥へ押し込んでしまった場合も,麻酔下で緊張を緩和した後に再処置を試みるべきである。鋭い異物やガラスコップのような壊れやすい異物も麻酔下での処置が推奨されている[6]。

腹膜炎の徴候を呈している例に対しては，外来での経肛門的摘出を急いではいけない。まず十分に全身状態を把握する検査が必要である。

【処置法および処方例】
① 静脈ルート確保後に，鎮静のセルシン® 静注を行い緊張緩和。肛門痛に対して 1% キシロカイン® 局注。Sims 体位から砕石位へ体位変換し，キシロカインゼリー® を十分に塗布させた L 型肛門鏡で肛門管を広げ視野を確保。
② 用手的に腹部圧迫も行いながら，肛門からペアン鉗子を用いて長さ 15cm のマジックペンを把持し摘出。摘出された異物には血液が多少付着していたため，念のため大腸内視鏡検査を行い消化管出血の合併がないか確認。
③ 出血が肛門裂傷による場合には，ボラザ G® 軟膏を塗布し終了。

処置後の対応

自発痛や血便の訴えのある患者を帰宅させてはならず，入院にて疼痛の増強，発熱の有無，採血検査で白血球上昇など炎症反応をチェックする必要がある。

大腸内視鏡による摘出を試みた際も 3 日後に穿孔をきたした報告があり[4]，遅発性腸管穿孔の発生に警戒し厳重な経過観察を心がける。

穿孔症例に対しては，緊急手術での治療を速やかに手配する。なお，穿孔の危険因子として，以下があげられていることを知っておくべきである[2]。
① 異物挿入からの経過時間が長い場合
② 大きな異物や鋭利なものが過度に腸管を伸展させた場合
③ 明確な問診ができず原因聴取が不可能な場合

異物による消化管や肛門管の損傷で周囲組織へ感染が波及し，直腸肛門周囲膿瘍を生じた場合は，抗菌薬投薬や排膿処置が必要である。

専門医紹介のタイミング

● 直腸異物により腸管損傷（出血・腸管膜への穿通・穿孔）や肛門裂傷を生じた場合には，速やかに専門医に紹介する。

Key Reference

1) 金谷欣明，ほか：腰椎麻酔下に経肛門的摘出した直腸内異物の 2 例．日腹部救急医会誌 2008；28：947-51.
2) 土屋　勝，ほか：経肛門的異物により S 状結腸穿孔をきたした 1 例．日腹部救急医会誌 2002；22：1111-5.
3) Couch CJ, et al: Rectal foreign bodies. Med J Aust 1986; 144: 512-5.
4) 三宅　洋，ほか：経肛門的直腸異物の特徴と対策．日腹部救急医会誌 1999；19：47-54.
5) Goldberg CJ: Injuries to the anus and rectum. Essential of anorectal surgery, Philadelphia: Lippincott; 1980. p302-8.
6) Buttaravoli P: Foreign body; rectal. In：Minor Emergencies: Splinters to Fractures. 2nd ed. USA; Mosby, 2007. p285-90.

7 消化器領域の処置

裂肛

工藤哲治

> **ここがポイント**
> - 裂肛の悪化は，機械的刺激による肛門上皮の裂創とそれに伴う内括約筋の攣縮の悪循環。
> - 急性期は発症数日〜1週間，慢性化すると潰瘍底の浮腫・見張りいぼ・肛門狭窄を生じる。
> - 治療原則は，生活指導と薬物療法の保存的治療。
> - 手術適応は，保存的治療に奏効しないとき，難治性潰瘍形成，周期的な裂肛形成。

疾患の概念と定義

肛門上皮における裂創，びらん，潰瘍性病変の総称である。

病態（病因と病態の進行）

■病因

便秘などにより，硬い便が肛門を通過する際に裂傷が生じる。理由としては，この部が括約筋で締められている，疼痛に伴い spasm が起きやすい，肛門上皮は菲薄で脆い，内括約筋が硬化・瘢痕化して狭窄をきたしやすい，などがあげられる。また，高野らの発生機序による以下の5つの分類がある[1,2]。
① 狭窄型：疼痛→内括約筋の痙攣→狭窄の悪循環によるもの
② 脱出型：痔核・ポリープなどの脱出により，その脇が裂けたもの
③ 混合型：狭窄型と脱出型の二者が合併したもの
④ 脆弱型：肛門上皮が脆く，裂けやすい状態になって生じたもの
⑤ 症候型：潰瘍性大腸炎・クローン病など特殊な疾患により生じたもの

■病態

なんらかの機械的刺激により肛門上皮に裂傷が生じる
→痛みにより内括約筋が痙攣する
→さらに便が通り，裂けるという悪循環を繰り返す
→裂肛底部から内括約筋に炎症が広がり瘢痕化
→肛門狭窄
という流れで悪化していく[2]。

治療のための疾患分類

大きく急性期と慢性期に分けられる。

■急性期

急性裂肛とよばれる状態で，発症後数日〜1週間程度のもの。創面は浅く，表在性で，縦走筋線維が観察される。

■慢性期

急性裂肛が短期間のうちに繰り返したり，治癒が遷延したもの。潰瘍底辺縁の皮膚は浮腫状となり，線維化して肛門縁に見張りいぼを形成したり，肛門狭窄などの二次的な変化をきたす[3]（**図1**）。

処置法

ほとんどの場合は保存療法が選択され，症状の改善が得られる。肛門狭窄が高度な場合や，難治性潰瘍を形成している場合など，外科的治療を要する場合も多い。

■急性裂肛

- 原則は生活指導と薬物療法からなる保存的治療である。肛門部の清潔管理，刺激物などの摂取を避けるなどの生活改善の指導，および便秘とそれに伴う硬便や下痢が原因となることが多いため，便通コントロールを行っていく。
- 局所的には消炎や鎮痛目的での坐剤の使用，またビタミンEによる局所の循環改善もよいといわれている[4]。

【処方例】

緩下薬　マグミット®（330mg）：3T，分3（適宜増減）
坐剤　強力ポステリザン軟膏®，ボラザG®など：1日1〜2回挿肛
ビタミンE含有剤　ヘモナーゼ®：3T，分3

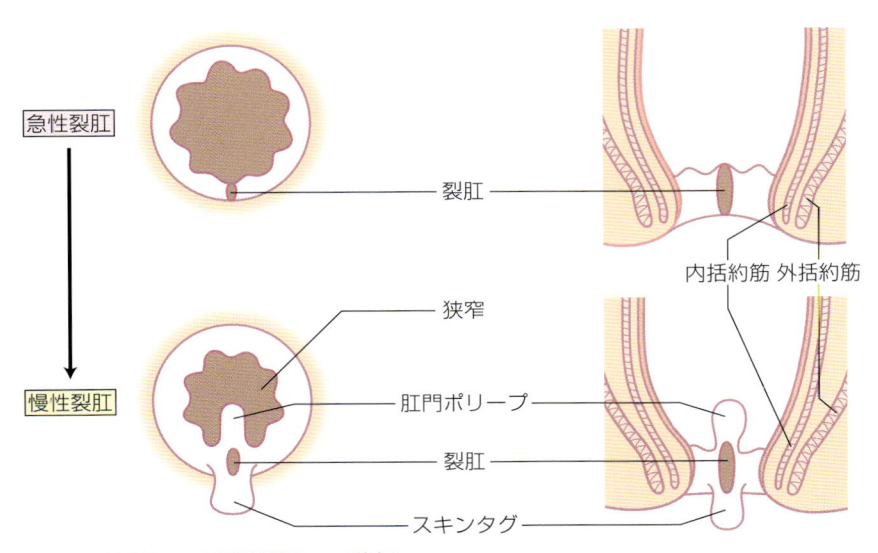

図1　急性裂肛から慢性裂肛への移行
（高野正太ほか：裂肛の治療．臨外 2011; 66: 1478-84. より引用改変）

■ 慢性裂肛

まずは保存的治療にて対応する。この保存的治療では改善しない症例や，高度な肛門狭窄，難治性潰瘍の形成，周期的に裂肛を繰り返す場合などは，外科的治療を考慮する。

> **■ 知ってほしいデータ**
> - 薬物による加療としてニトログリセリン軟膏による括約筋弛緩術がある。急性裂肛で77％，慢性裂肛で54％の治癒率があると報告されている。ただし，副作用として頭痛が20〜40％にみられる。
> - ボツリヌス毒素注射を行う方法もあり，成績は65〜87％の症例で2〜4カ月間効果があると報告されているが，いずれもわが国では保険適用でない[4,5]。

処置後の対応

必要があれば入院とし，以下のような外科的治療を選択する。

■ 用手肛門拡張術

急性期の浅い裂肛を繰り返しており，内括約筋のspasmによる進展不良の症例に適応がある。局所麻酔またはcaudal麻酔下で行う。括約筋全体に影響が及ぶ手技であるため慎重に行わなければならない[4]。

■ 内肛門括約筋側方切開術

内括約筋を側方で切り開く手法で，裂肛のある後方正中で切り開くのではない。局所麻酔またはcaudal麻酔下で行う[4]。

■ 皮膚弁移動術（sliding skin graft；SSG）

狭窄の原因となっている瘢痕組織を切除し，その欠損部を肛門縁外側の皮膚弁で覆う方法であり，根治的かつ効果的である。腰椎麻酔下で行う[6]。

> **専門医紹介のタイミング**
> - 慢性裂肛で，保存的治療にて改善しない場合や，高度な肛門狭窄，難治性潰瘍の形成，周期的に裂肛を繰り返す場合には，外科的治療が必要であるため専門医に紹介する。

Key Reference

1) 高野正博：裂肛の診断・治療の実際．臨外 2004；59：999-1005.
2) 高野正博ほか：裂肛の発生機序と病態．日本大腸肛門病会誌 1977；30：401-4.
3) 高野正太ほか：裂肛の治療．臨外 2011；66：1478-84.
4) 高野正博ほか：術式解説と動画で学ぶ肛門疾患の治療．東京：中山書店；2007.
5) Gui D, et al: Botulinum toxin for chronic anal fissure. Lancet 1994; 344: 1127-8.
6) 高野正博：裂肛の手術．日本大腸肛門病会誌 1989；42：492-7.

7 消化器領域の処置

痔核

宮崎信彦

> **ここがポイント**
> - 内痔核は直腸下端の粘膜下の静脈瘤，外痔核は歯状線より肛門側の肛門上皮下の静脈瘤。
> - 内痔核の症状は通常痛みの自覚はなく出血のみ，外痔核は痛みとしこり。
> - 処置を必要とする病態は，内痔核では嵌頓痔核，外痔核では血栓性外痔核。
> - 肛門痛で鑑別すべきは，嵌頓痔核，血栓性外痔核，裂肛，肛門周囲膿瘍。

疾患の概念

痔とは肛門と肛門周辺の病気の総称であり，大きく分けて痔核，裂肛，痔瘻の3種類がある。本項のテーマは痔核である。

定義

さまざまの要因で発生した肛門と直腸下端の粘膜下の静脈がこぶ状（静脈瘤）になったもので，直腸下端の粘膜下にできたものを内痔核と，歯状線より肛門側の肛門上皮下にできたものを外痔核という。

病態（病因と病態の進行）

■病因

長時間の強いいきみや一定姿勢による肛門部静脈叢のうっ血に起因する。ただし，肝硬変に併発する門脈圧亢進症に伴う肛門部静脈瘤とは病態が異なる。

■病態

- 外痔核は，突然に出現する肛門部の痛みとしこりで発症するが，本体は外痔核の静脈瘤に生じた血栓である。
- 出血することはまれであるが，血栓部分の皮膚が破れると少量の出血をきたして腫脹が改善し，痛みも急速に軽減する。激痛を伴うときは血栓摘出術を行う。
- 内痔核の場合，通常痛みの自覚はなく，出血することが特徴である。
- 内痔核が脱出したときに脱出部が肛門括約筋に絞めつけられて急激なうっ血をきたして腫脹し，もとに戻らなくなった状態が嵌頓痔核である。嵌頓痔核では整復することが望ましい[1]。

治療のための疾患分類および処置法

外痔核には一般的な分類はないが，内痔核には状態に応じて第Ⅰ度から第Ⅳ度までの分類があり，程度により治療法が選択される（**表1**，**図1**[2]）。

【現場で可能な処置】

まずは患者が不安や不快に思う症状（出血や痛み）に対する検査や処置を行う。この際，詳しい問診は診断への近道である。

表1 内痔核の分類

症状	治療法
第Ⅰ度：痔核が肛門内で腫脹しているが，排便時に肛門外に脱出しない	坐薬，軟膏
第Ⅱ度：排便時に脱出するが，排便後は自然に戻る	坐薬，軟膏，注射療法，輪ゴム結紮法，硬化療法
第Ⅲ度：排便時に脱出し，排便後は用手整復しないと戻らない	注射療法，硬化療法，procedure for prolapse and hemorroids（PPH），結紮切除
第Ⅳ度：排便に関係なく，常に脱出している	PPH，結紮切除

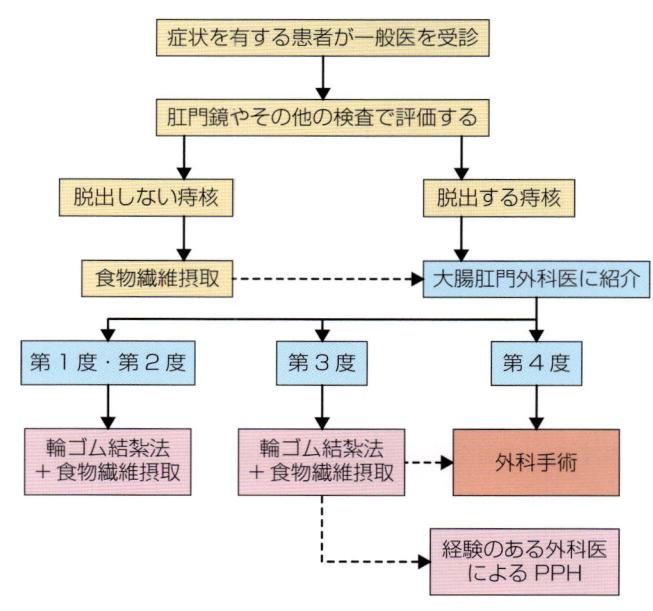

図1 痔核管理のアルゴリズム

点線矢印は初期治療不成功の場合

（Nisar PJ, et al: Managing haemorrhoids. BMJ 2003; 327: 847-51. より引用改変）

■出血

①直腸指診：腫瘍が触れないか？　および付着した血液の性状の確認。
②肛門鏡（図2）：出血部位と状態の確認。
③血液検査：貧血の有無を確認。必要あれば，輸液とともに消化管出血と同様の治療を行う。特に下部消化管出血の存在には注意が必要。
④治療：内痔核による出血は，ほとんどの場合，自然に止まる。持続性の出血をきたす場合は圧迫止血（ボスミンガーゼ®，スポンゴスタン®など），輪ゴム結紮法，注射療法（バオスクレー®）を行い，それでも止血困難な場合は硬化療法（ジオン®），外科手術を行う。

■痛み

● 視診・触診・直腸指診：肛門痛をきたす疾患として頻度の高いものは嵌頓痔核，血栓性外痔核，裂肛（**p.94**），肛門周囲膿瘍（**p.102**）である。

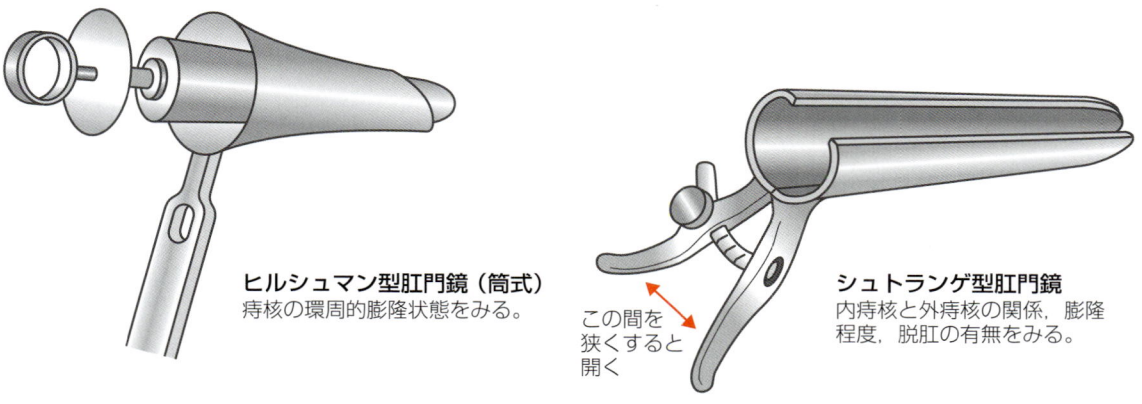

ヒルシュマン型肛門鏡（筒式）
痔核の環周的膨隆状態をみる。

この間を狭くすると開く

シュトランゲ型肛門鏡
内痔核と外痔核の関係，膨隆程度，脱肛の有無をみる。

図2　肛門鏡
痔核の診断に不可欠で，この両者を揃えておくことが必要である。

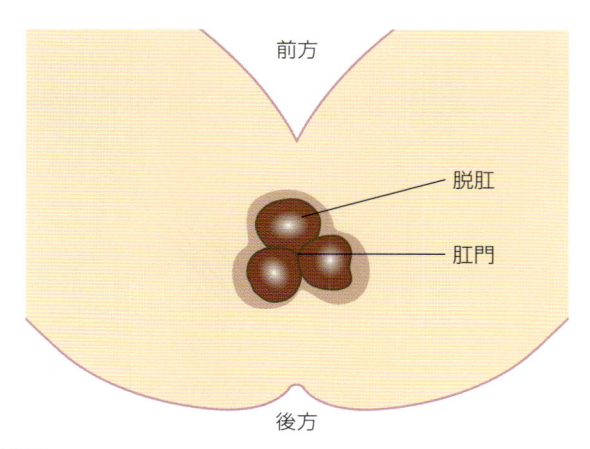

図3　内痔核嵌頓
（葛西　猛：肛門疾患 内痔核嵌頓，血栓性外痔核，肛門周囲膿瘍．レジデントノート 2005; 7: 447-9. より引用改変）

7 消化器領域の処置

- 嵌頓痔核：用手的整復が可能であれば，脱出した痔核を肛門管内に戻すことが望ましい．腫脹が急速に軽減する．ボルタレン®坐薬（25mgあるいは50mg）を肛門内に挿入した後にキシロカイン®ゼリーを脱出した内痔核に塗布させて，十分に除痛を図ってから整復を行う．全体的にではなく，脱出した内痔核を1個ずつ戻すのがよい（図3）．

   整復後は安静，保温，便通コントロール，外用剤，鎮痛薬を使用する．

- 血栓性外痔核：ほとんどの血栓性外痔核は保存的治療で改善する．急性期（3〜4日以内）で激痛を伴うものや，血栓が大きいためになかなか吸収されないものでは血栓摘出術を行うことがある（保存的治療よりも手術を行ったほうが再発率は低いとされている[3]）．術野確保のためにもできれば2人で行う．

   1％キシロカイン®で外痔核の周囲に浸潤麻酔を行う．肛門管の長軸方向に切開を加えてモスキートペアンで周囲組織と血栓の間をていねいに剥離して血栓を摘出する（図4）．術後は圧迫止血程度でよいが，数日は少量の出血があることを説明しておくことが必要である．

   あくまでも症状改善の目的で行うため，出血傾向がある人や抗凝固療法中の人では切開すべきでない．術後は保温や便通コントロールなど，嵌頓痔核のときと同じである．

- 痔核治療の場合，生活習慣と便通コントロールが重要であり，排便時に長時間いきまないことや便意を感じたら我慢せずにすぐに排便することを指導する．
- 食物繊維の多い食材と水分摂取を促すことも大切である．
- 肛門の清潔と血行促進のため，温水洗浄式トイレや入浴は効果がある．

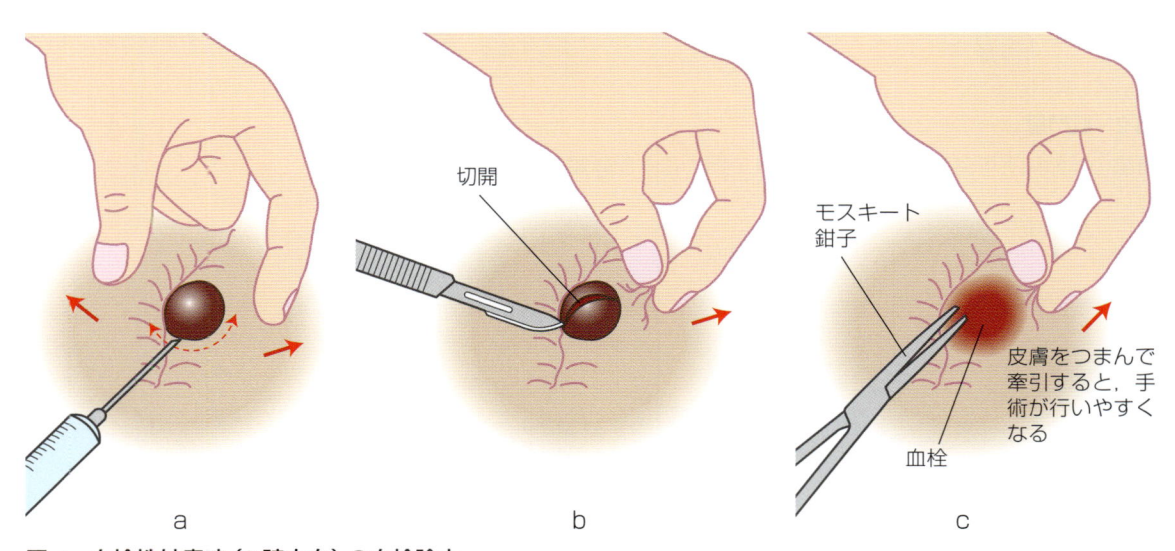

図4　血栓性外痔核（3時方向）の血栓除去

血栓性外痔核周囲に浸潤麻酔（a）をしてから，痔核の中央に2cm程度の浅い切開をおく（b）．モスキート鉗子で血栓と皮下組織の間を剥離する（c）．左手の第1指と第2指で肛門周囲の皮膚を牽引すると良視野が得られ手術は行いやすい（→）．

（葛西　猛：肛門疾患 内痔核嵌頓，血栓性外痔核，肛門周囲膿瘍．レジデントノート 2005; 7: 447-9. より引用改変）

【処方例】
・便秘がある場合
①酸化マグネシウム：1〜3g，分3　または　マグミット®：1〜3g，分3
・下痢がある場合
②ビオフェルミン®：3g，分3　または　ラックビー®：3g，3
③軟膏：プロクトセディル®（1g）：1日2回　または　強力ポステリザン®（1g）：1日2回
④坐薬：ネリプロクト®1個：1日2回

③と④は状態によっていずれかを選択する。ステロイド含有外用剤は7〜10日の使用にとどめることが望ましい。長期投与は粘膜の萎縮を招くことがある[4]。

⑤痛みがある場合はロキソプロフェンナトリウム（60mg）：3T，分3

処置後の対応

嵌頓痔核では整復できないこともあり，局所安静，疼痛コントロールの目的で入院治療することがある。

血栓性外痔核に対する血栓摘出後も，出血の心配が強いときは入院して経過観察することで安全性が高まる。

嵌頓痔核は整復後2〜4週間で元の状態にまで戻る。その状態における適切な治療を本人と相談し，治療法を選択する。

必要に応じて専門医に相談することが大切である。

■ 知っておこう！

歯状線より上部の直腸には知覚神経がないため，痛みを自覚することは少ないが，歯状線より肛門側の肛門上皮には知覚神経が存在するために痛みを感じる。つまり，内痔核では通常（嵌頓痔核の場合は別）痛みは感じないが，血栓性外痔核や裂肛，肛門周囲膿瘍では痛みを自覚する。

専門医紹介のタイミング

- 嵌頓痔核の整復が困難な場合や，出血のコントロールが困難な場合は速やかに専門医に紹介する。
- 硬化療法（ジオン®）は，講習を受けた専門医でしか施行できないため，必要な場合は，施行可能な専門医に紹介する。

Key Reference

1) Sardinha TC, et al: Hemorrhoids. Surg Clin North Am 2002; 82: 1153-67.
2) Nisar PJ, et al: Managing haemorrhoids. BMJ 2003; 327: 847-51.
3) Greenspon J, et al: Thrombosed external hemorrhoids: outcome after conservative or surgical management. Dis Colon Rectum 2004; 47: 1493-8.
4) Gopal DV: Diseases of the rectum and anus: a clinical approach to common disorders. Clin Cornerstone 2002; 4: 34-48.
5) 葛西　猛：肛門疾患 内痔核嵌頓，血栓性外痔核，肛門周囲膿瘍．レジデントノート 2005; 7: 447-9.

7 消化器領域の処置

直腸肛門周囲膿瘍・痔瘻

猪股雅史

> **ここがポイント**
> - 直腸肛門周囲膿瘍と痔瘻は，病期の異なる同一疾患。
> - 直腸肛門周囲膿瘍は局在により，皮下膿瘍・粘膜下膿瘍・高位筋間膿瘍・坐骨直腸窩膿瘍・低位筋間膿瘍・骨盤直腸窩膿瘍に分類される。
> - 治療は切開排膿・経口抗菌薬・消炎鎮痛薬であり，切開は局麻下か腰麻下に経皮的に行う。
> - 痔瘻の自然治癒は少ないので入院・手術を原則とする。難治性の痔瘻には痔瘻癌の存在も考慮する。

疾患概念

 肛門疾患，特に本項で述べる肛門周囲膿瘍や痔瘻は，その疾患部位の特殊性から，炎症がかなり波及してから患者が受診したり，羞恥心のため外来における診察が不十分になりがちな特性をもつ。

 肛門疾患は，発生学的に外胚葉と中胚葉が接合した複雑な解剖学的構造のなかに生じる病気であるため，その炎症は難治性で全身疾患へと移行しやすく，また炎症性腸疾患や白血病などの全身疾患を鋭敏に表す部位としての特性ももつ。

 「すべての消化管は肛門に通ず」を肝に銘じて，プライマリにおいても，専門的な外科解剖と疾患の特性を踏まえて診察に臨むことが必要である。

定義

 直腸肛門周囲膿瘍および痔瘻は臨床的には病期の異なる同一疾患といえる[1]。

直腸肛門周囲膿瘍

 直腸肛門部およびその周辺に発症した化膿性病変。

痔瘻

 後天的にできた肛門管内と交通のある瘻管。

病態（病因と病態の進行）

直腸肛門周囲膿瘍

 主な病因は歯状腺上の肛門陰窩からの細菌侵入によるものであり，肛門腺管を経て内外括約筋間に存在する肛門腺に細菌感染が生じた結果，内外括約筋間に初発感染巣としての膿瘍が形成され，やがてそれが周囲に波及する[1,2]。

そのほかの病因としては，皮膚からの感染によるものや，外傷や異物，クローン病・潰瘍性大腸炎・白血病など特殊な病態によるものがある[2]。

■ 痔瘻

肛門周囲膿瘍の自壊もしくは切開が原因で皮膚，肛門管上皮あるいは粘膜に開口して瘻管を形成した病態[1, 2]。

治療のための疾患分類および処置法

■ 直腸肛門周囲膿瘍の分類

膿瘍の存在する部位により皮下膿瘍，粘膜下膿瘍，高位筋間膿瘍，坐骨直腸窩膿瘍，低位筋間膿瘍，骨盤直腸窩膿瘍に分類される（**図1**）[3]。

■ 直腸肛門周囲膿瘍の治療

- いずれも切開排膿および経口抗菌薬と消炎鎮痛薬の投与を行う。
- 切開は原則として局麻下あるいは腰椎麻酔下に，経皮的に行う。切開法には十字切開，放射状切開，肛門環周状切開などがある。0.5〜2cm程度が目安。
- 便流入による難治化や出血の原因となるため経直腸的切開は避ける[3]。
- 経肛門エコーガイド下に行うと確実で安全である[3]。
- 肛門管の高位かつ深部の場合は，経肛門的に示指を膿瘍の最深部レベルまで挿入し膿瘍を皮膚側に圧排することで，膿瘍壁切開の瞬間をメスの先端で触知でき，直腸壁までの距離を把握でき，直腸損傷を防げる（**図2**）[3]。
- 膿瘍腔は多房性となっていることもあり，切開創より，指で隔壁を破壊する。

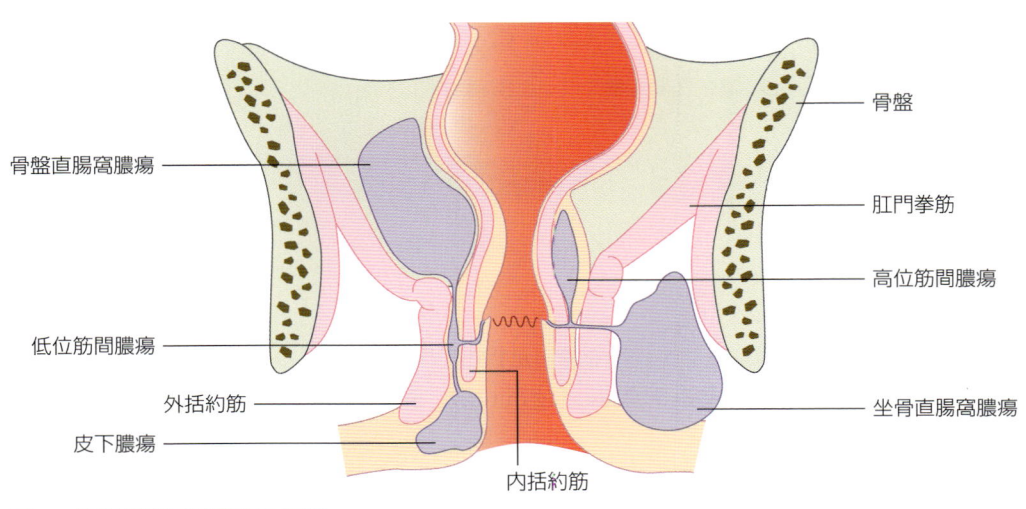

図1 直腸肛門周囲膿瘍の分類

図2　挙筋下膿瘍に対する切開排膿

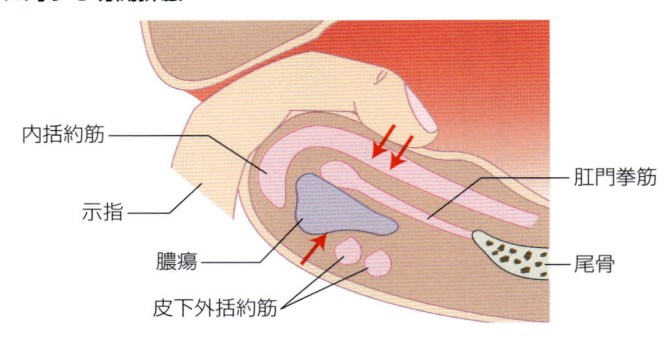

（内括約筋，示指，膿瘍，皮下外括約筋，肛門挙筋，尾骨）

■ 痔瘻の分類

本邦では瘻管の位置による隅越らの分類（**表1**）[4]が一般的であり，肛門上皮からの深さ（Ⅰ～Ⅳ）と歯状線の上下（H/L）と単純か複雑か（S/C）で分類される。この分類法は治療方針と密接に関係する。

表1　痔瘻の分類

Ⅰ．皮下または粘膜下痔瘻	L：皮下痔瘻	
	H：粘膜下痔瘻	
Ⅱ．内外括約筋下痔瘻	L：低位筋間痔瘻	S．単純なもの C．複雑なもの
	H：高位筋間痔瘻	S．単純なもの C．複雑なもの
Ⅲ．肛門挙筋下痔瘻	U：片側のもの	S．単純なもの C．複雑なもの
	B：高位筋間痔瘻	S．単純なもの C．複雑なもの
Ⅳ．肛門挙筋上痔瘻		

■ 痔瘻の治療

- 痔瘻の自然治癒は少ないため，原則として手術を第一選択として行う。
- 手術法は開放術（lay open法），括約筋温存術（coring out法），Seton法の3種類が基本である。
- 手術のポイントは，lay open法では確実な原発口および二次口・瘻管の切除，coring out法では原発口の切除および縫合閉鎖，瘻管の切除，もしくは切開ドレナージである。

- 痔瘻の80%以上を占める低位筋間痔瘻では原発口が後方の場合はlay open法が用いられる。これは，浅外括約筋が尾骨方向にロート状に付着していることから，切開開放後も肛門変形や括約筋不全が起こりにくいからである。
- 原発口が前方もしくは側法のものに対しては，lay open法を行うと内外括約筋切開部が陥凹を形成して，術後の括約筋不全の原因となるためcoring out法が用いられる[5, 6]。
- そのほかの痔瘻に対しては括約筋温存術を行い，坐骨直腸窩痔瘻・骨盤直腸窩痔瘻で，原発口の縫合閉鎖困難症例，再発痔瘻，全身状態不良症例ではSeton法を第一選択とする。（表2）[5]。
- 術前に肛門の締まりの弱い症例では括約筋温存術を第一適応とする。
- クローンによる痔瘻は複雑で難治化するものが多く，Seton法が適応されることが多い。

表2 痔瘻手術の適応

1. 開放術（lay open）	ⅡL（後方），ⅡL（前側方の浅い症例）	
2. 括約筋温存術（coring out）	ⅡL（前方，側方），Ⅲ，Ⅳ	
3. Seton法	Ⅱ（再発）， Ⅲ&Ⅳ（再発，原発口が大きい症例）	全身状態不良例，短期入院症例
4. Hanley変法	Ⅲ&Ⅳ（再発，原発口が大きい症例）	全身状態不良例

（辻　順行ほか：痔瘻術式別再発機序について．日本大腸肛門病会誌 2009；62：850-6. より引用）

■ 知ってほしいデータ

Ⅱ型痔瘻の術式別再発率を示す（表3）。

表3 Ⅱ型痔瘻の術式別再発率

術式	再発率
lay open法	2.0%
coring out法	22.4%
Seton法	6.9%

（浅野道雄ほか：低位筋間痔瘻に対する手術．消化器外科 2011；34：321-9. より引用）

【処置後の処方例】

フロモックス®（100mg）：3T，分3，毎食後，5日分　とともに
ロキソニン®（60mg）：3T，分3，毎食後，5日分

処置後の対応

■ 直腸肛門周囲膿瘍

症状が消失しても，膿瘍を繰り返したり，痔瘻となりうることを説明する。
切開排膿1週間後に膿瘍再燃やドレナージ不良がないかどうかを確認する。
排膿後も発赤が拡大し発熱などの全身症状が伴うときには，壊死性筋膜炎を疑い，膿瘍腔の全開放，デブリードマンを行い全身管理に切り替える。

■ 痔瘻

排膿していても自発痛がある場合や，二次口からコロイド様分泌物が認められる場合，発症から10年以上の症状持続の場合は痔瘻癌を疑って生検を行う。

専門医紹介のタイミング

- 壊死性筋膜炎は，迅速に適切な処置，全身管理が必要とされ，容易に重篤な状態となるため，疑った場合は，速やかに専門医に紹介する。
- Coring out 法における完全な瘻管切除は難しく再発率も高いため，適応となる原発口が前方もしくは側方の痔瘻は，専門医に紹介する。

Key Reference

1) 中村　寧ほか：直腸肛門周囲膿瘍の鑑別診断と治療方針．消化器外科 2008；31：337-46．
2) Nesselrod JP: Pathogenesis of common anorectal infection. Am J Surg 1954; 88: 815-7.
3) 岩垂純一，編：実地医家のための肛門疾患診療プラクティス（改訂第2版）．東京：永井書店；2007．p99-101．
4) 隅越幸男ほか：痔瘻の分類．日本大腸肛門病会誌 1972；25：177-84．
5) 辻　順行ほか：痔瘻術式別再発機序について．日本大腸肛門病会誌 2009；62：850-6．
6) 浅野道雄ほか：低位筋間痔瘻に対する手術．消化器外科 2011；34：321-9．

8 泌尿器科領域の処置

急性尿閉

石尾哲也，平田裕二

> **ここがポイント**
> - 急性尿閉は男性高齢者に多く（85%），原因は前立腺肥大症。
> - 女性の急性尿閉の原因は，排尿筋の収縮力低下。
> - 最初に行うべき処置は，導尿か経尿道的カテーテル留置。
> - 急性尿閉で導尿を行った患者の半数以上が再尿閉を生じる（原因疾患の治療を要す）。

疾患概念および定義

尿が膀胱内に充満しているにもかかわらず，急に自然排尿ができなくなった状態をいう。

病態（病因と病態の進行）

急性尿閉は，下部尿路閉塞性疾患や膀胱排尿筋の収縮力低下による尿の排出障害により生じる。尿の充満による膀胱壁の過伸展に伴う著明な尿意や下腹部痛など患者の苦痛が著しく，ときに冷汗や頻脈などの全身症状を認める。

■ 病因[1]

①下部尿路閉塞：前立腺肥大症，前立腺癌，尿道狭窄，尿道結石，包茎など
②感染／炎症：急性前立腺炎，性器ヘルペスなど
③薬剤性：抗コリン薬，αアドレナリン作動薬，抗ヒスタミン薬，抗不整脈薬，抗精神病薬，オピオイド，非ステロイド性抗炎症薬など
④神経因性膀胱：糖尿病，骨盤内手術，脳血管障害など
⑤その他：心因性など

- 最も頻度が高いのは前立腺肥大症で，寒冷，飲酒，感冒薬・抗コリン薬・抗ヒスタミン薬などの内服が誘因となることが多いため，これらの摂取歴・内服歴の有無を問診する。
- 急性尿閉であれば下腹部に緊満した膀胱を触知し，軽く圧迫すると強い尿意を訴える。
- 経腹的超音波検査が診断に最も有効であり，恥骨上操作にて緊満した膀胱が観察される（図1）。

治療のための疾患分類および処置法

いずれの病因であっても，まずは大量に貯留している膀胱尿を速やかに体外へ排出し，患者の苦痛を軽減することが必要である。放置すれば腎盂腎炎，腎

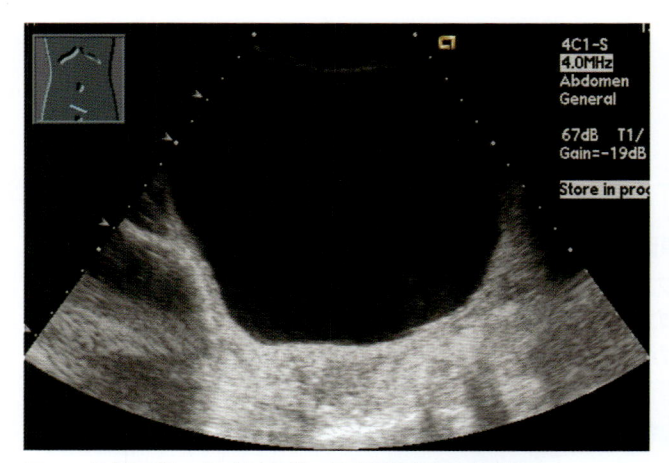

図1 急性尿閉の超音波画像（尿が膀胱内に充満）

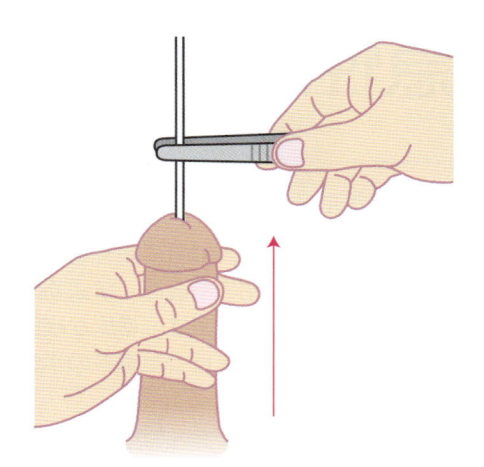

図2 導尿

後性急性腎不全に至る可能性があるため，速やかな対応を要する。

数時間以内に泌尿器科医の診察が可能であれば単回の導尿でもよいが，時間を要する場合には，経尿道的カテーテルを留置するほうがよい。

■ 導尿

a．男性

仰臥位にて外尿道口を消毒し，先端に潤滑剤を塗布した14Fr程度のネラトンカテーテルを挿入する。図2のように，陰茎体部を引っぱり上げ，前部尿道が一直線となるように挿入するのがコツである。尿の流出を認めれば，自然抜去しないように十分に膀胱内へカテーテルの先端を進める。

b．女性

仰臥位にて陰唇を十分に広げた状態で外尿道口を消毒し，カテーテルを挿入する。5cm程カテーテルを挿入するだけで尿の流出がみられる。外尿道口が確認しにくい場合は，外尿道口が腟の萎縮により奥に引き込まれている場合が多いので腟前壁を注意深く観察する必要がある。

■ 経尿道的カテーテル留置

①14Fr程度のフォーリーカテーテル（図3a）の先端に潤滑剤を付け，導尿と同様の手技にてカテーテルを膀胱内まで挿入する。尿の流出を確認した後，カテーテルを十分膀胱内に深く挿入してバルーンを拡張させる。

②カテーテルが容易に挿入できない場合は，シリンジ内に充填した10mLの2％リドカインゼリーを外尿道口から尿道へゆっくり注入後（図4），カテーテルを再挿入する[2]。

③それでも挿入困難な場合は，チーマンカテーテル（図3b）を使用する。

④チーマンカテーテルでも挿入困難な場合は，スタイレット・ブジーなどによる処置が必要なため泌尿器科医に紹介する。

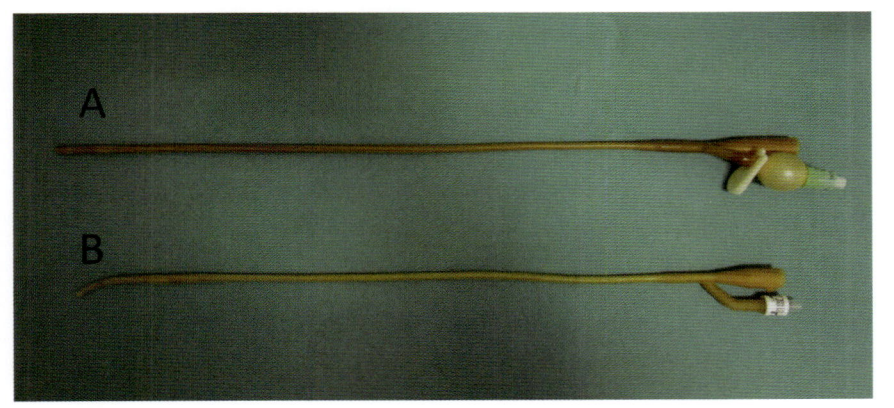

図3　経尿道的カテーテル（A：フォーリーカテーテル，B：チーマンカテーテル）

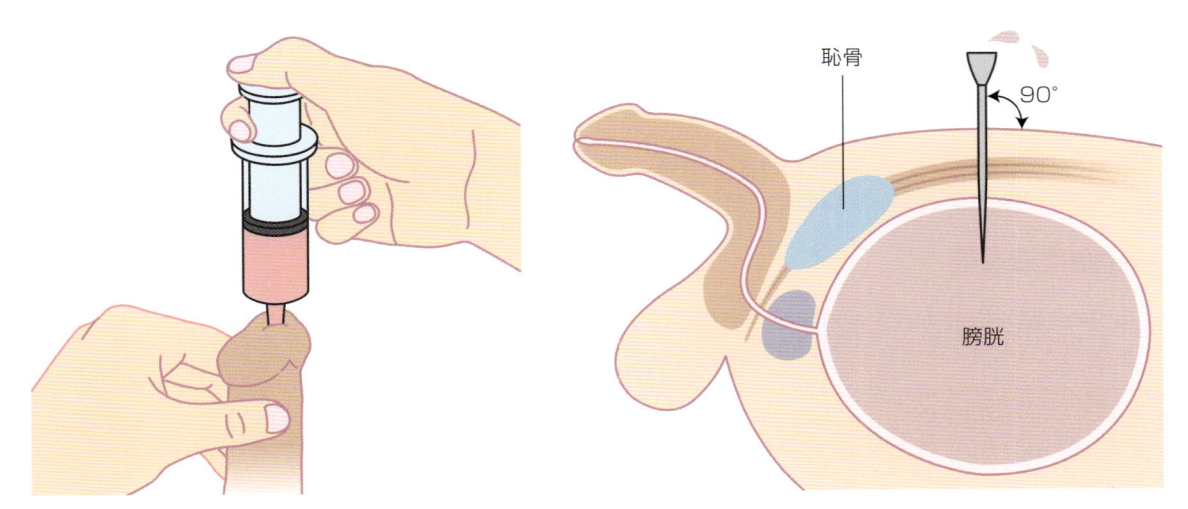

図4　尿道内へのゼリーの注入

図5　恥骨上膀胱穿刺

- カテーテル挿入の際には，局所麻酔薬やラテックスに対するアレルギーの有無を確認する。
- 外尿道口の消毒には，0.02％塩化ベンゼトニウムや10％ポビドンヨードを用いる。
- カテーテル挿入時の潤滑剤は，2％リドカインゼリーや滅菌グリセリンなどの水溶性のものを使用する。オリーブオイルやワセリンなどの油性のものはラテックスを損傷しバルーン破裂の原因となる。
- バルーンの拡張には必ず蒸留水を使用する。生理食塩水では結晶が析出して水が抜けなくなることがある。
- 下腹部を強く圧迫して急速な排尿を試みると，膀胱破裂や迷走神経反射による血圧低下の可能性があるため，バイタルサインをチェックしながら，ゆっくり自然排尿させることが重要である。
- 包茎患者では，嵌頓包茎防止のためカテーテル留置後包皮を戻す必要がある。

- 経験の浅い術者がスタイレットやブジーを使用してはならない。

■ 恥骨上膀胱穿刺（図5）

　導尿・経尿道的カテーテル留置が困難な場合で，泌尿器科への転送も困難な状況の場合の応急処置としてのみ施行されるべき手技である。

①超音波にて膀胱内に尿が充満していること，穿刺部位に腸管がないことを確認する。

②下腹部を消毒し，超音波にて確認した穿刺部位（恥骨の1～2横指上部正中）を局所麻酔後，23G針で垂直に試験穿刺を行い膀胱尿が吸引できる深さを確認する。

③膀胱までの距離が確認できたら，膀胱まで十分に到達できる長さの18G留置針を同様に穿刺する。

④膀胱に到達する位置まで穿刺できたら内筒を抜去し尿の排出を確認後，外筒をさらに進めて固定し，エクステンションチューブを用いて採尿バックに接続する。

- 膀胱穿刺は，腹壁に対して垂直に行う。頭側への穿刺は腸管穿刺，尾側への穿刺は前立腺や膀胱頸部を穿刺する危険がある。

■ 膀胱瘻造設術

　専門的知識，経験を有する泌尿器科医が施行すべき手技である。

■ 知ってほしいデータ

- 急性尿閉の85%は男性で，15%は女性である。男性は高齢者の下部尿路閉塞症例が多いが，女性では若年者の排尿筋収縮力低下症例が多い[3]。
- 急性尿閉を発症した患者のうち，最終的に自然排尿が可能になるのは60～70%であり，残りは，経尿道的カテーテル留置や間欠導尿などのカテーテル手技を要する[3,4]。
- カテーテル挿入が困難な症例は，尿道狭窄合併例に多く[2]，前立腺肥大症は少ない。
- 前立腺推定体積が30mLを超える男性は，超えない男性に比較して急性尿閉の発症する確率が3倍高い[5]。

処置後の対応

- 単回導尿では半数以上の患者が再尿閉をきたし，また，急性尿閉を発症した患者の半数以上はその原因疾患の手術治療を要するため，速やかに泌尿器科医に紹介する。
- 夜間帯などで泌尿器科医の診察を受けることが困難な場合は，肉眼的血尿や尿路感染を認めず全身状態が良好であれば経尿道的カテーテルを留置した状態で帰宅させ，翌日に泌尿器科を受診させる。

専門医紹介のタイミング

- チーマンカテーテルを用いても経尿道的カテーテル留置が困難な場合は，速やかに泌尿器科専門医に紹介する。
- 導尿後の再発率は高率であるため，カテーテルを留置した状態で速やかに泌尿器科専門医を受診させる。

Key Reference

1) Selius BA, et al: Urinary retention in adults: diagnosis and initial management. Am Fam Physician 2008; 77: 643-50.
2) Wein AJ, et al: Campbell-Walsh Urology (9th ed). Philadelphia: WB Saunders; 2007. p163-4.
3) 清水信貴ほか：急性尿閉症例の臨床的検討．日泌会誌 2006; 97: 839-43.
4) McNeill SA, et al: Alfuzosin once daily facilitates return to voiding in patients in acute urinary retention. J Urol 2004; 171(6 pt 1): 2316-20.
5) Jacobsen SJ, et al: Natural history of prostatism: risk factors for acute urinary retention. J Urol 1997; 158: 481-7.

8 泌尿器科領域の処置

嵌頓包茎

二宮繁生

> **ここがポイント**
> - 嵌頓包茎では，亀頭部と包皮内板に循環障害による浮腫性腫脹を生じる。
> - 嵌頓包茎の処置は，用手整復であり成功率が高い。
> - 浮腫が激しいときには，亀頭の圧迫による浮腫軽減が有用。
> - 嵌頓包茎整復後の再発率が高いので，後日，泌尿器科へコンサルト。

疾患概念および定義

狭い包皮輪を無理に翻転することにより，亀頭部と包皮内板が循環障害に陥り，著しい浮腫状になった状態（**図1**）[1]。

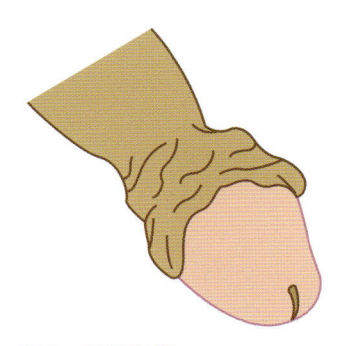

図1 嵌頓包茎

病態（病因と病態の進行）

■病因

包皮を亀頭の後方まで牽引した後に緊張した包皮が元の位置に戻らなくなることで発生する。小児ではペニスの悪戯，成人では尿道や亀頭の診察や処置後に認めることが多く，特に意識障害のある患者の導尿などの際に発症することが多い[1]。

■病態

包皮の狭小輪（包茎輪）が亀頭後方にはまり込むことで静脈およびリンパ管が圧迫され，これにより包皮と亀頭に浮腫性腫脹が生じる。

放置すると，包皮，亀頭の浮腫→びらん，潰瘍形成→感染の合併となることもある。

治療のための疾患分類および処置法

■ 用手整復

まずは保存的に用手整復を試みる。用手整復は**図2**のように両手の第2指と第3指とで陰茎を持ち上げるように引っ張り，両側の第1指で亀頭を押し込むようにする[2]。

- 浮腫がひどい場合：10分間以上，亀頭をきつく圧迫することで浮腫が軽減でき，用手整復が容易となる場合がある。具体的には亀頭をガーゼで覆い，その上から弾性包帯を巻くことにより愛護的に圧迫することができる。

図2　嵌頓包茎の用手整復

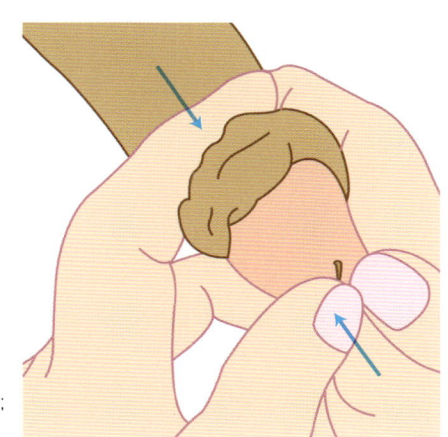

（鈴木俊一ほか：嵌頓包茎．救急医学　2004；28：1437-9．より引用改変）

■ 知ってほしいデータ

過去に嵌頓包茎を用手整復する際に，**表1**に示すようにさまざまな方法が行われているものの，いずれの報告も evidence level の低い case series であり，用手整復に関する無作為化比較試験はない。

表1　嵌頓包茎の用手整復に関する報告

著者	発表年	使用したもの	症例数	結果
Houghton GR	1973	冷却手袋	10	90%で可能
Gonzales FM	2001	グラニュー糖	3	全例可能
Kumar V	2001	穿刺*	45	全例可能

＊：局所麻酔（1%リドカイン）下に包皮の狭小輪（絞扼輪）を21G針にて15〜20回穿刺し，絞扼の解除を行う。
(Mackway-Jones K, et al: Best evidence topic reports. Ice, pins, or sugar to reduce paraphimosis. Emerg Med J 2004; 21: 77-8. より改変)

■ 用手整復が不可能である場合

　大人では局所麻酔下に，小児では全身麻酔下に陰茎背面で絞扼輪に縦切開を加え，絞扼を解除しなければならない。

処置後の対応

　ほとんどの症例で用手的整復が可能である。
　しかしながら整復後も再発することが多く，嵌頓包茎は手術適応（環状切除術）であり[4]，後日泌尿器科へコンサルトする。

> **専門医紹介のタイミング**
> ● 用手整復困難例では，速やかに専門医に紹介する。

Key Reference

1) 佐藤康次ほか：嵌頓包茎．レジデントノート 2005；7：461-2.
2) 鈴木俊一ほか：嵌頓包茎．救急医学 2004；28：1437-9.
3) Mackway-Jones K, et al: Best evidence topic reports. Ice, pins, or sugar to reduce paraphimosis. Emerg Med J 2004; 21: 77-8.
4) 中本貴久ほか：包茎，亀頭包皮炎，嵌頓包茎．臨泌 2000；54：163-66.

9 整形外科領域の処置

頸椎捻挫

甲斐哲司

> **ここがポイント**
> - 頸椎捻挫は，頸部の過伸展や過屈曲による筋肉・靱帯の組織障害。
> - 頸椎捻挫の原因の80%は交通事故であり，専門医の受診が必須。
> - 高齢者・女性・後頸部靱帯硬化症を有する者は，小さな外力でも生じる。
> - 治療の原則は，1週間の頸椎の安静。

疾患概念および定義

頸部にかかる外力（過伸展，過屈曲など）により頭頸部が大きく振られ，頸椎周囲の筋肉，靱帯などに組織障害を生じたもの（図1，2）。

神経症状を伴うものは，外傷性頸髄症，外傷性頸部症候群（whiplash-associated disorder：WAD）などと診断される[1,2]。

従来，「むちうち症」や「むちうち損傷」と呼称されることがあったが，受傷原因が交通事故のみでないことや「むちうち」からイメージされる社会的印象もあり，現在では「むちうち症」が病名として使われることはほとんどない[1]。

病態（病因と病態の進行）

■病因

- 交通事故，スポーツ外傷，産業外傷による受傷が多く，年間約20万人にこの病名がつけられている。

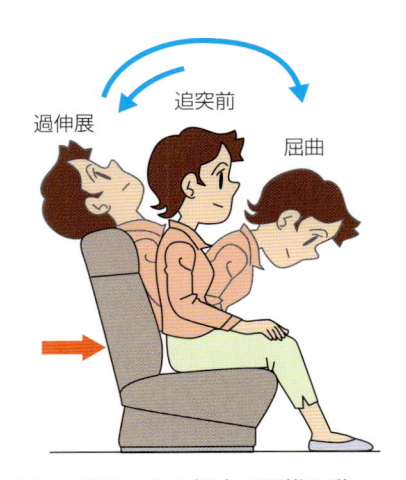

図1　追突された場合の頸椎の動き

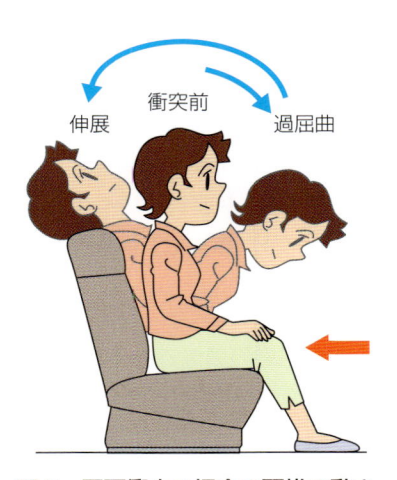

図2　正面衝突の場合の頸椎の動き

病態

- 頸椎周囲の軟部組織損傷であり，頸部痛のほか頭痛，めまい，脱力感，耳鳴りなどの多彩な症状を有する場合がある[3,4]。
- 高齢者，女性，後頸部靱帯硬化症を有する場合は，小さな外力でも組織損傷が強い場合があり注意を要する[3,4]。
- 頸椎捻挫は外傷性頸部症候群の分類[1]では grade 0〜Ⅱに相当する（**表1**）。

表1 外傷性頸部症候群の分類

grade	臨床所見	推定病理像および臨床症状
0	頸部愁訴なし 理学的所見なし	
Ⅰ	頸部の痛み，こり感，圧痛がある 理学的所見なし	顕微鏡的な頸部筋，靱帯組織損傷 筋スパスムを起こすほどではない 受傷後 24 時間以上経過して受診する
Ⅱ	頸部愁訴あり 関節可動域（ROM）減少 圧痛あり	頸椎捻挫（挫傷） 軟部組織内出血 軟部組織挫傷による筋痙縮 受傷後 24 時間以内に医師を受診
Ⅲ	頸部愁訴あり 神経学的異常（感覚障害，筋力低下，深部腱反射低下）を伴う	外傷または出血による二次的刺激 炎症や外傷による神経組織の損傷 受傷後 2〜3 時間で受診し，神経症状を合併した頸部 ROM 制限がある
Ⅳ	頸部愁訴あり 脊椎の脱臼，骨折を認める	重篤な脊椎および神経組織の挫傷および損傷

（彌山峰史ほか：外傷性頸部症候群の病態．整・災害 2009; 52: 121-7. より引用）

治療のための疾患分類

- 診断は受傷機転，臨床症状から行われる。
- 頸部に限局しない症状を有する場合や運動時痛や可動制限がある場合は，頸椎 X 線検査（2 方向；正面，側面），頸椎 CT 検査を行う。

■知ってほしいデータ

頸椎捻挫は骨折のない軟部組織の損傷であるが，単純 X 線は骨折の有無を確認するための必須の検査である。ただ，骨折の診断の感度は 85％であり，決して感度が高いとはいえない[5]。

外傷性頸部症候群の分類から欧米で推奨される治療を，**表2** に示す[1,2]。

表2 外傷性頸部症候群の治療の方針

grade 0	特に治療は必要ない
grade I	安心感を与える 安静を保つ 頸椎可動域運動，牽引 消炎鎮痛薬は必要でない 1週間以内に症状軽快しないなら再評価
grade II〜III	安心感を与える 安静を保つ 頸椎可動域運動，牽引 消炎鎮痛薬の投与 3週間以内に症状軽快しないなら再評価

社会的背景，補償制度の違う欧米を中心としたRCT（ランダム化比較試験）による治療方針である。日本にそのまま適応できない側面もあるといわれる。

■「むちうち損傷」の症候学的分類

①頸椎捻挫型：項部痛，項部不快感や肩こりなど，症状が頸肩部に限局しているもの
②神経根型：上肢の知覚障害，疼痛，脱力感など，髄節に一致した症状を呈するもの
③脊髄型：①または②に下肢の知覚障害，深部反射の亢進などを合併するもの
④バレ・リュー型：頭痛，視力低下，めまい，耳鳴り，嘔気などの症状が受傷直後または数日して発現する。交感神経障害とされている。

いずれの分類でも基本的な考え方は同じである。神経症状のないものが「頸椎捻挫」である。

処置法

- 初療医としての重要ポイントは重症度の判定である。
- 外傷性頸部症候群のgrade III以上またはむちうち損傷の②③④と診断されるもの，頸部痛以外の神経根症状を有するもの，脊髄症状を伴うものは，頸椎の前後屈を防止するために頸椎カラーで頸部を固定して安静を保ち，速やかに専門医の診療に委ねるべきである。

■頸椎捻挫での治療の基本

①頸椎の安静，固定

　安静とは横臥して頸椎に荷重をかけない状態であり，頸椎カラーなどで固定しても荷重がかかれば，安静は保たれないので患者に対して十分に説明する必要がある。症状の程度によるものの，1週間程度の安静が必要である。

②消炎鎮痛薬（内服，外用剤）は全例に必要ではない[1]が，症状に応じて処方する。

処置後の対応

　頸椎捻挫と診断しても24時間以内に専門医の受診を指示する。

　頸椎捻挫の原因は80%が交通事故であり[1]，加害者との人間関係や補償問題などの社会的背景を有するケースが多い。そういう観点からも専門医への紹介は必須である。

専門医紹介のタイミング

- 神経学的異常を伴う頸椎捻挫に対しては，速やかに専門医に紹介する。
- 神経学的異常を伴っていない場合でも，24時間以内の専門医の受診を指示する。

Key Reference

1) 彌山峰史ほか：外傷性頸部症候群の病態．整・災害 2009; 52: 121-7.
2) Spitzer WO, et al: Scientific monograph of the Quebec Task Force on Whiplash-Associated Disorders: redefining "whiplash" and its management. Spine (Phila Pa 1976) 1995; 20 (8 Suppl): 1S-73S.
3) Pearce JM, et al: Headaches in the whiplash syndrome. Spinal Cord 2001; 39: 228-33.
4) Suissa S, et al: The relation between initial symptoms and signs and the prognosis of whiplash. Eur Spine J 2001; 10: 44-9.
5) Bagley LJ: Imaging of spinal trauma. Radiol Clin North Am 2006: 44; 1-2.

9 整形外科領域の処置

腰椎捻挫

白下英史

> **ここがポイント**
> - 腰椎捻挫（ぎっくり腰）は，腰椎を支持する筋の攣縮と痛み。
> - 重篤な疾患の可能性を示す red flag sign と慢性腰痛への可能性を示す yellow flag sign を呈する腰痛症を除外。
> - 腰椎捻挫に対する局麻薬とステロイドの局注は，脊柱起立筋の圧痛点へ。
> - 脊柱起立筋の攣縮と痛みが強いときは，3日の安静と松葉杖の使用。

疾患概念および定義

いわゆるぎっくり腰。腰椎を支持する筋の攣縮と痛み。

病態（病因と病態の進行）

■ 病因

一般に不自然な姿勢で重いものを持ったり，腰をひねったりすることにより，腰椎に無理な力が加わって起こる。原因として，悪い姿勢，側彎，脊椎すべり症など。

■ 病態

多くは7～10日間で治癒。痛みは90％が3カ月以内に消失。

治療のための疾患分類および処置法

身体診察では，傍脊柱筋に攣縮がみられることがあるが，腰椎の棘突起に圧痛はなく，膝より下の皮節の疼痛や知覚異常，足の筋力低下，アキレス腱反射の消失もない。

ヨーロッパの腰痛学会の診療ガイドラインでは，腰痛患者を以下の3つのカテゴリーに診断することが推奨されている[2]。

1. red flag sign
- 重篤な疾患の可能性がある徴候（**表1**）。
- 一般的な疼痛管理で対応できなければ専門医へ紹介。

2. green light
- 腰痛患者の85％。神経学的異常や器質異常のない予後良好な腰痛。
- 合併症のない腰椎捻挫は green light に相当し，疼痛管理と患者教育が中心となる。

9 整形外科領域の処置

3. yellow flag sign
- 慢性腰痛,長期の活動性低下へ移行する可能性がある徴候（**表2**）。
- yellow flag sign（**表2**）がないかどうかに留意しながら治療。

表1　red flag sign

年齢	20歳以下または55歳以上
症状	・安静にしていても痛みが強くなる ・胸部の痛みを伴う ・全身状態不良 ・外見上変形している ・神経症状（排尿,排便困難,坐骨神経痛,下肢しびれなど）がある ・発熱がある
既往	・外傷のエピソード ・悪性疾患の既往 ・ステロイドを長期間使用 ・薬物乱用,免疫抑制薬,HIVの既往 ・原因不明の体重減少がある

(European guidelines for the management of acute nonspecific low back pain in primary care. より引用改変)

表2　yellow flag sign

腰痛に対する不適切な態度と信念	活動性を高く保つことが重要とは考えず,腰痛は有害であり,活動性を下げ,治療に難渋すると信じ込んでいる
不適切な疼痛行動	痛みへの恐怖心から回避行動をとり続け,活動を低下させている
就業・補償の問題	仕事の満足度が低い
感情の問題	うつ,ストレス,社会活動に興味がない

(European guidelines for the management of acute nonspecific low back pain in primary care. より引用改変)

■知ってほしいデータ

Chouらのメタアナリシスによると,重篤な基礎疾患（癌,感染,馬尾症候群など）の徴候のない腰痛患者では,迅速に画像検査（X線,MRI,CT）を実施したグループと,画像検査なしに通常ケアを適用したグループで,短期（3カ月以下）および長期（6〜12カ月）の予後（痛み,身体機能）に差はない[3]。

■ 脊柱起立筋への注射（図1）

- 局所麻酔で症状が劇的に緩和する患者に適応。
- 体位は腹臥位。
- 穿刺場所は，正中（棘突起）から約3.8cm離れた場所で，最大の圧痛点。
- 皮下に局所麻酔を行い，垂直に針を進め，筋膜外側の抵抗を感じる部分でも注入し，筋腹そのものに2～3mL注入。痛みが改善していれば，酢酸メチルプレドニゾロン40mg（1mL）を同部位に注入。

■ 処方例

ロキソプロフェンナトリウム（60mg）：3T，分3　または
アセトアミノフェン：900mg（～1,500mg），分3
- 必要に応じて抗攣縮薬を投与
エペリゾン（50mg）：3T，分3

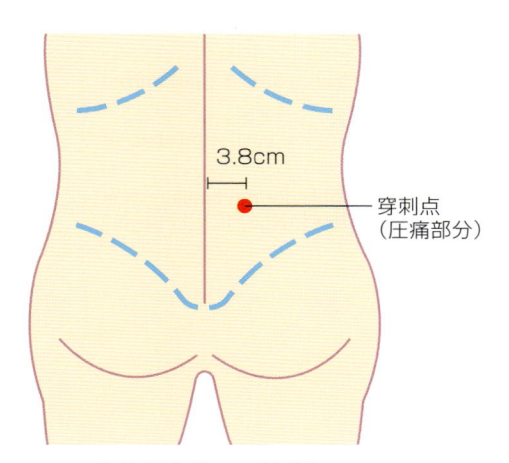

図1　脊柱起立筋への注射

処置後の対応

① 痛みと攣縮が強ければ3日間の安静と松葉杖を使用[4]。それ以外は，耐えられる範囲で通常の活動を続けるほうが早く回復する[5]。
② 腰を暖めたり，冷やしたりする。
③ 病状を説明し安心させる。
④ 発症後6週間以内のマニピュレーション（カイロプラクティックなど）は短期間有効であり，患者の満足度を高くするが，どの種類のマニピュレーションが有効であるかは明らかではない[6]。
⑤ 腰椎の牽引の有効性は証明されてない。

⑥再発または重症化する場合には，背景にある構造的な腰の疾患，腰椎神経根症，脊柱管狭窄症などの有無について評価（単純X線，CT，MR，筋電図など）が必要．

> **専門医紹介のタイミング**
> - red flag sign を有する場合，一般的な疼痛管理で疼痛コントロールが不良な場合には専門医に紹介する．

Key Reference

1) Carey TS, et al: The outcomes and costs of care for acute low back pain among patients seen by primary care practitioners, chiropractors, and orthopedic surgeons. The North Carolina Back Pain Project. N Engl J Med 1995; 333: 913-7.
2) European guidelines for the management of acute nonspecific low back pain in primary care. (http://www.backpaineurope.org/web/files/WG1_Guidelines.pdf)
3) Chou R, et al: Imaging strategies for low-back pain: systematic review and meta-analysis. Lancet 2009; 7: 373: 463-72.
4) Deyo RA, et al: How many days of bed rest for acute low back pain? A randomized clinical trial. N Engl J Med 1986; 315: 1064-70.
5) Malmivaara A, et al: The treatment of acute low back pain-bed rest, exercise, or ordinary activity? N Engl J Med 1995; 332: 351-5.
6) Royal College of General Practitioners (RCGP): Clinical guidelines for the management of acute low back pain. (http://www.chiro.org/LINKS/GUIDELINES/FULL/Royal_College/index.html)

9 整形外科領域の処置

鎖骨骨折

鈴木浩輔

> **ここがポイント**
> - 鎖骨骨折は全骨折の10～15%，骨折部位は80～85%が鎖骨中央の骨折。
> - 胸鎖乳突筋により近位骨片は上方に転移，大胸筋により遠位骨片は下方へ転移。
> - 開放性骨折，2cmを超える転移，皮膚がテント状，神経・血行障害などは，整形外科にコンサルト。
> - 除痛と安静のため，単純骨折では三角巾固定，転移の少ない骨折には機能的鎖骨バンドの装着。

疾患概要および定義

肩甲帯と体軸骨格を連結し，外側は肩峰，内側は胸骨に関節でつながっている鎖骨の損傷。

病態（病因と病態の進行）

鎖骨骨折は全骨折の10～15%を占める，比較的日常的に遭遇する骨折である。

■病因

肩甲帯に対し内方へ向かう介達外力によって生じる場合が多く，患者は肩から倒れたか，腕をいっぱいに伸ばして倒れたか，あるいは鎖骨を直接強打して生じる。

■病態

- 肩部前方の疼痛を訴える。腫脹，擦過傷や斑状出血とともに，骨の変形も生じる。
- 患者の肩関節は，健側の肩関節に比較して内下方に落ち込んでいるように見えることがあり，患者は通常，受傷側の腕を体幹近くに保持して支えている。鎖骨上神経の分布区域に知覚異常が生じることがある。
- 乳児または幼児が，転倒後に腕を動かさなくなったために受診して，腕の検査は正常であっても，鎖骨の損傷が明らかになる場合もある。

治療のための疾患分類

- 鎖骨骨折は，骨折の位置によって3つに分類される（**表1，図1**）。
- 鎖骨は上方から見ると軽くS字状に彎曲しており，介達外力が中央付近に集中しやすいために，ほとんどの骨折は鎖骨の中央部分に起こる（約80〜85％）。鎖骨遠位1/3の骨折は全体のおよそ10〜15％であり，近位1/3は最も骨折が起こりにくい（約5％）。
- 胸鎖関節や肩鎖関節などの隣接する関節への影響，烏口鎖骨靱帯と骨折遠位端との関係などで細分類される。
- 骨折の骨片は部位によって移動する方向があり，近位の骨片は胸鎖乳突筋によって上方へ引っ張られ，遠位の骨片は大胸筋によって前下方へ引っ張られる。

表1　Allman 分類

group Ⅰ	骨幹部骨折	subgroup a	転位のないもの
group Ⅱ	外側端部骨折	subgroup b	転位のあるもの
group Ⅲ	内側端部骨折	subgroup c	第3骨片のあるもの

図1　Allman 分類

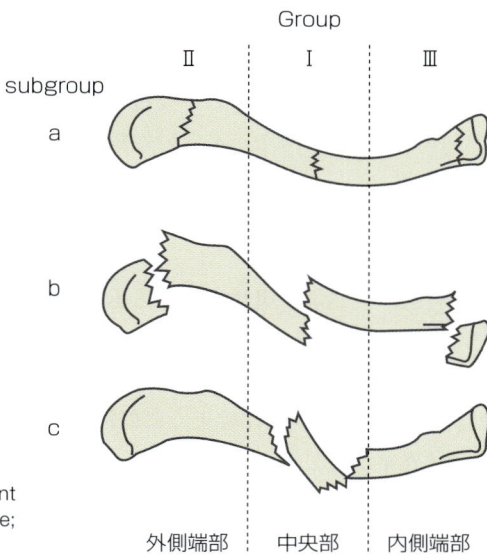

(McRae R: Practical Fracture Treatment (2nd ed). Edinburgh: Churchill Livingstone; 1989. p83-4. より引用)

処置法

■ 診察

- 詳細な病歴を聴取し，身体診察を行う。胸鎖関節から外側へ指を動かして，

鎖骨の表面に沿って前上方へ滑らすようにして触診する。さらに鎖骨の内側2/3の凸部に沿って，それから外側1/3の凹部に沿って骨折による連続性の消失，軋轢音，隆起などに気をつけながら触診する。その後，腕の神経や血管の状態を評価する。
- 高エネルギー外傷などでは肋骨損傷や肺損傷など，合併損傷の評価が必要である。

■X線検査

- 鎖骨単純X線正面像（AP），腋窩側画像，Zenca（頭部に10〜15°方向の肩鎖像）により，骨折の部位，転位もしくは関節脱臼を評価する。CTは粉砕骨折，骨片の位置，胸鎖関節損傷の評価に有用である。
- 以下の所見を認めたときは，速やかに整形外科医に診察を依頼する。
  ①開放骨折。
  ②著明な転移（2cmを超える）。
  ③覆っている皮膚がテント状に挙上して張力がかかっている。
  ④肩鎖関節内の鎖骨遠位1/3骨折で，近位骨折が烏口鎖骨靱帯から分離して不安定である。
  ⑤肩関節神経・血行障害が疑われる。

■治療

- 鎖骨骨折は，ほかの長幹骨骨折と比較して骨癒合が得られやすいことから保存的治療が原則とされてきた。しかし，保存的治療による偽関節発生や変形治癒による機能障害により，観血的治療の必要性も強調されている。

1．保存的療法（三角巾固定）（図2）

単純骨折であれば，三角巾での固定により除痛と安静が保たれる。また肩甲

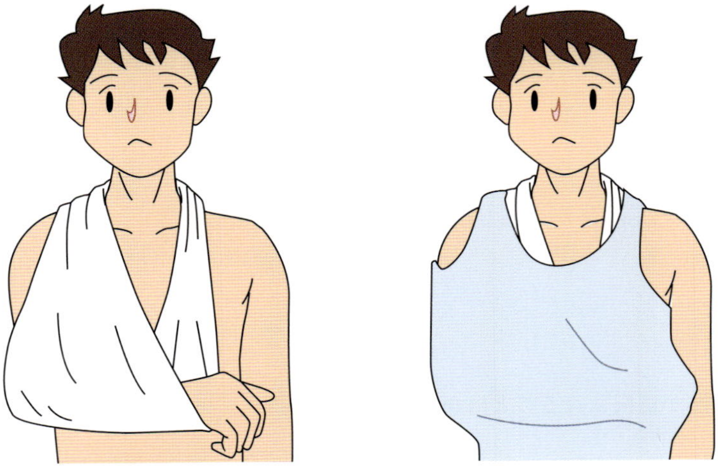

図2 三角巾固定

上腕関節を回旋させるように促す．1週間以上，腕を三角巾で固定させたままにすると可動域の減少をきたし，「凍結肩」になりかねないので，固定後数日以内に整形外科医を受診するよう指導する．

2. 保存的療法（機能的鎖骨バンドの装着）（図3）

本療法は不適切な使用により症状の悪化をきたすこともあり，整形外科以外の医師がプライマリケアを行う際は，転位が少ない骨折症例などに限定して行うほうがよい．

● 使用に際しては，以下のポイントに留意する．
　①丸椅子に座らせ，胸を反らせた状態で固定する．もしくは仰臥位に寝かせた状態で，両肩甲骨間に厚めのタオルなどを丸めて入れ，両肩を落として「整復姿位」を取らせた状態で装着する．
　②バンドの締めすぎは，背当ての上端が項部を圧迫するため，タオルか背当てパッドを使用する．
　③肩パッドは患側では制動のため上腕骨頭部を押さえ，健側では肩の内側に固定して肩の可動性を得る．
　④腋窩ベルトは背当てを引き下げるように固定する．

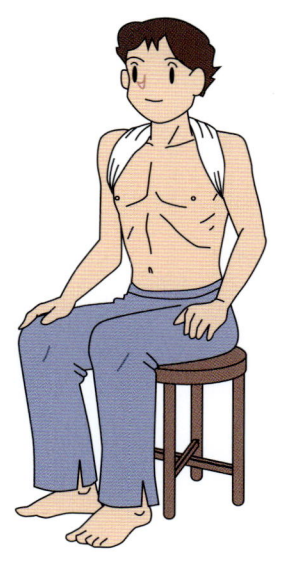

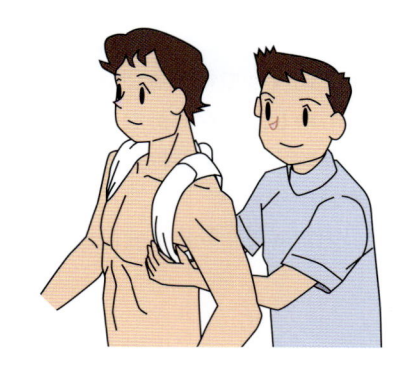

図3　鎖骨バンドによる固定

■ 手術

プライマリケアの場で手術療法が選択されることはない．

■ 知っておこう！

鎖骨では中央より外側に溝状あるいは小卵形の孔が見えることがある。これは鎖骨神経が通過する部位であり2～6％の頻度で認められる正常なものである。骨折線と誤認しないように注意を要する。

処置後の対応

鎮痛薬（アセトアミノフェンなど）または抗炎症薬（イブプロフェンなど）を処方し，数日以内に整形外科医の診察を受けるように指示する。

専門医紹介のタイミング
- 基本的に固定等の処置後は数日以内に専門医に紹介する。

Key Reference

1) Orthopaedics 2007; 20(4).
2) Banerjee R, et al: Management of distal clavicle fractures. J Am Acad Orthop Surg 2011; 19: 392-401.
3) Malik S, et al: Emergent evaluation of Injuries to the shoulder, clavicle, and humerus. Emerg Med Clin North Am 2010; 28: 739-63.
4) McRae R: Practical Fracture Treatment (2nd ed). Edinburgh: Churchill Livingstone; 1989. p83-4.
5) Hoppenfeld S, et al: Physical Examination of the Spine and Extremities. New York: Applton-Century-Crofts; 1976. p4-5.
6) Nathe T, et al: The anatomy of the supraclavicular nerve during surgical approach to the clavicular shaft. Clin Orthop Relat Res 2011; 469: 890-4.

9 整形外科領域の処置

五十肩

草野　徹

> **ここがポイント**
> - 五十肩は，癒着性肩関節包炎であり，関節包が正常に伸展しない状態。
> - 五十肩の回復は，個人差が大きく，急性期・慢性期・回復期に分類される。
> - 急性期の治療は，薬物・局所注射・肩甲上神経ブロックなどの除痛療法。
> - 慢性期の治療は，Codman 体操や Connolly 体操などの運動療法。

疾患概念

加齢とともに起こる変性を基盤とした肩の障害。

定義

40歳以上で肩に疼痛と運動障害を認めるが，明らかな原因を認めないもの。

病態（病因と病態の進行）

■病因

- 五十肩は医学的に癒着性肩関節包炎とよばれ，肩関節の関節包が正常に伸展しなくなった状態である。
- 従来は腱板損傷や石灰性腱炎なども含めて五十肩とよんでいたが，近年では原因の明らかな疾患は五十肩に含めない。
- 五十肩の危険因子は，糖尿病，脳卒中，事故，肺疾患，結合組織疾患と心臓病であり，40歳以下での発症はきわめてまれである。

■病態

五十肩は以下の3つのステージに分類され経過をたどる。

1. 急性期（可動範囲の制限，疼痛：～2カ月）
- 関節付近に鈍痛が起こり，腕の可動範囲の制限が起こる。
- 次第に痛みは鋭いものになり，急に腕を動かす場合などに激痛が走るようになる。
- 痛みのために，腕を直角以上に上げられなくなったり，後ろへはほとんど動かせないなどの運動機能障害が起こる[1]。特に外旋ができない。
- 洗髪，結髪，歯磨き，炊事，電車のつり革につかまる，洋服を着る，寝返りを打つ，排便後の処理などが不自由となり，日常生活に大きな困難をもたらす場合がある。

- 夜と温度が下がっているときが，より強い症状を認める。そのため不眠になりやすい。

2. 慢性期（可動域の固定：2～6カ月）
- 急性期の鋭い痛みは鈍い痛みに変わり，夜も眠れるようになる。しかし，まだ腕を動かすと疼痛を認め，運動制限もある。
- 痛みは通常一定。

3. 回復期（5～26カ月）
- 痛みや不快感がだんだんと少なくなり，手が動かしやすくなる。
- 痛みのレベルにもよるが，鋭い痛みが感じられなくなるまでに半年前後，さらにボールなど物を投げられるようになるまでには1年前後かかる。
- 腕の可動範囲はリハビリにより大半が90％近くまで改善できる。

治療のための疾患分類

　X線で変形性肩関節症や骨折などの所見がなく，疼痛を起こす明らかな原因がなければ，五十肩と診断し治療を開始する。

処置法

■ 治療の目的

　基礎にある関節周囲や骨の疾患を治療し，肩関節のストレッチを徐々に行い，正常な関節可動域を回復する。鎮痛薬やリハビリなどの物理療法のほか，整形外科的な手術が必要になることもある[2～4]。

■ 除痛（急性期）

①薬物療法
　消炎鎮痛薬，温湿布（インドメタシン配合）の投与。
②局所注射療法
　圧通点に対し，水溶性副腎皮質ホルモン2～4mgと1％キシロカイン3mLを混注する（週1～2回）。
③肩甲上神経ブロック
　疼痛が広範囲，局所注射療法の効果が不十分なときに用いる。23Gのカテラン針，1％カルボカイン8mLを刺入点より垂直に骨に当たるまで進め，やや内側に針の方向を変えて進めると放散痛が得られる（図1）。

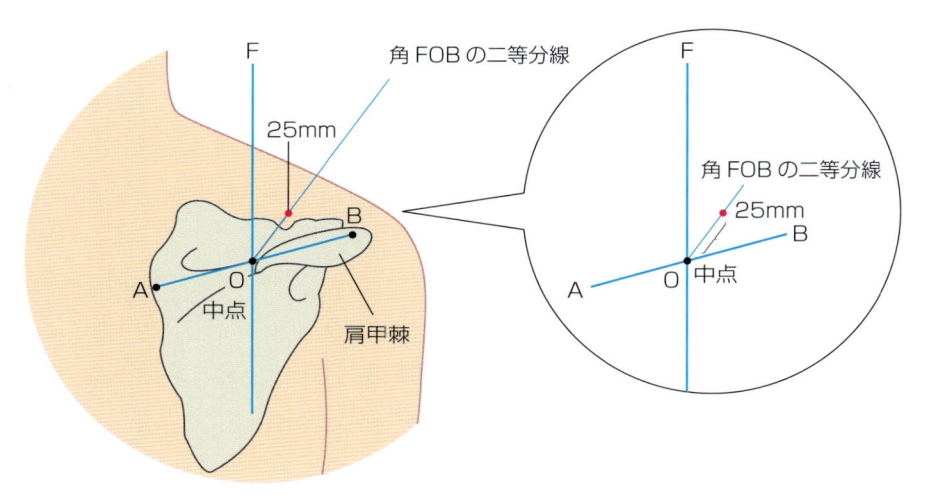

図1　肩甲上神経ブロック

肩甲棘の中央部で矢状面に平行に引いた線と肩甲棘に引いた線との二等分線で，外上方25mmの点が肩甲切痕への針の刺入点である。その点から皮膚に垂直に刺入すると棘上窩で肩甲骨にあたる。

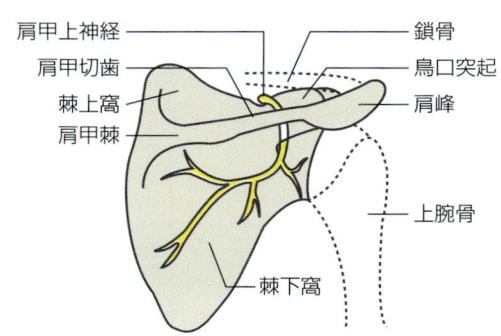

■ 運動療法（慢性期）

- **Codman 体操（アイロン体操：図2）**

体幹を90°前屈させ，健側の手を椅子や机に置き，患手を垂らす。1～2kgの重り（ペットボトルでも可）を持ち，疼痛のない範囲で振り子運動を行う。1日5～10分間，1日2回程度行う。

- **Connolly 体操（図3）**

壁やタンスなどを握り，そのまましゃがみ込むようにして腰を下ろし，肩を引き伸ばすようにストレッチする。腕を後ろで組み，健側の手で，患側の手を上に引き上げ，肩をストレッチする。腕を頭の後ろで組み，肘を外へ開いて肩をストレッチしていく。1回5分くらい，1日3～4回程度行う。

図2　Codman 体操（アイロン体操）

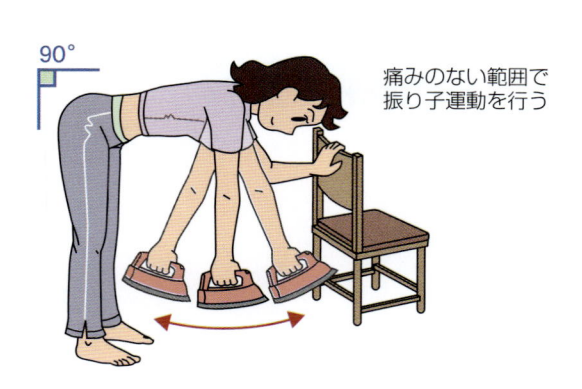

痛みのない範囲で振り子運動を行う

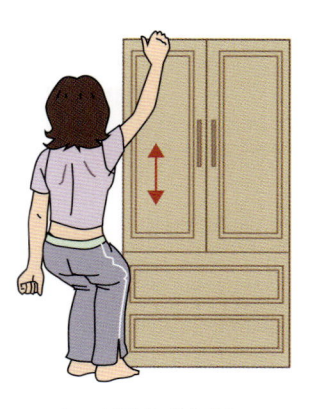

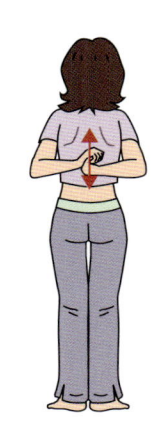

しゃがみ込むように　　　腕を後ろで組み健側の手で　　腕を頭の後ろで組み
ストレッチ　　　　　　　患側の手を引き上げる　　　　肘を外に開く

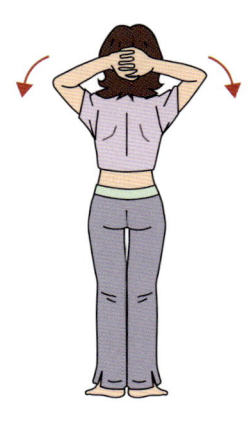

図3　Connolly 体操

■予防

　教職者や事務職など肉体労働をしない人に多い傾向にあり，関節を最大限に動かす体操（関節の可動域訓練）を毎日行ったほうが予防につながると考えられている。

■知っておこう！

　五十肩の急性期は安静と冷却。慢性期になったら肩の癒着を防ぎ可動性をつけるための治療が必要。長い間放置しておくと，治ったあとで運動障害が残るので，適切な治療が必要である。

専門医紹介のタイミング

- 五十肩は除外診断の結果診断されるものであり，五十肩の鑑別診断の中には手術療法が必要なものもある。除外診断ができない場合は，専門医に紹介する。

Key Reference

1) Jayson MI: Frozen Shoulder: adhesive capsulitis. Br Med J (Clin Res Ed) 1981; 283: 1005-6.
2) Ewald A: Adhesive capsulitis: a review. Am Fam Physician 2011; 83: 417-22.
3) Tveitå EK, et al: Hydrodilatation, corticosteroids and adhesive capsulitis: a randomized controlled trial. BMC Musculoskelet Disord 2008; 9: 53.
4) Baums MH, et al: Functional outcome and general health status in patients after arthroscopic release in adhesive capsulitis. Knee Surg Sports Traumatol Arthrosc 2007; 15: 638-44.

9 整形外科領域の処置

突き指

小森陽子

> **ここがポイント**
> - 指関節の外傷による，捻挫・腱靱帯損傷・脱臼・骨折の総称。
> - 関節の部位により，DIP 関節・PIP 関節・MP 関節に分類。
> - 徒手整復の後，テーピングやシーネによる固定。後日，整形外科受診。
> - 開放骨折や血流障害を伴う場合には，ただちに整形外科受診。

疾患概念

一般に球技などの鈍力による指関節の捻挫，腱・靱帯損傷，脱臼，骨折までを含む漠然とした概念。

定義

指先に強い力が加わって起きる指の外傷の総称。

病態（病因と病態の進行）

■病因

長軸方向への外力と，外反・内反などの側方への偏位，過伸展や過屈曲の強制により骨折，靱帯損傷，腱損傷などが起こる。外力の方向と部位から損傷の状態を予測・特定する[1]。

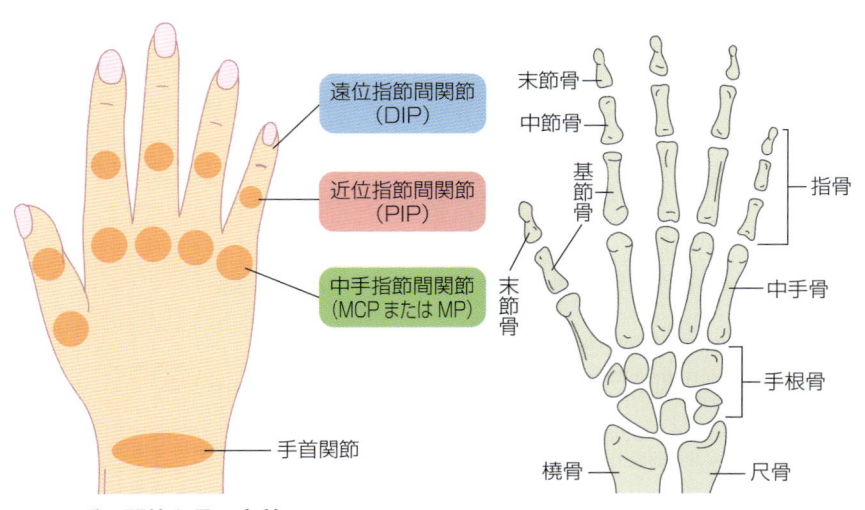

図1　手の関節と骨の名前

■ 病態

病態は受傷した関節の部位により 3 つに分類される（図 1）。

治療のための疾患分類

■ 遠位指節（DIP）関節[1, 3]

- DIP 関節の伸筋腱損傷：槌指（mallet finger）Stack の分類（図 2）
  【腱性】Ⅰ型：皮下の腱断裂
  【骨性】Ⅱ型：小骨片を伴うもの
  　　　　Ⅲ型：大骨片を伴い，容易に掌側脱臼を起こすもの

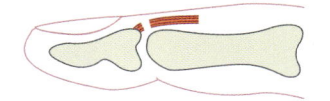

Ⅰ型：腱断裂　　　　　Ⅱ型：剥離骨折　　　　　Ⅲ型：脱臼骨折

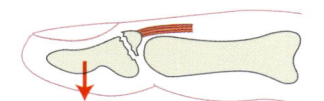

図 2　槌指（mallet finger）

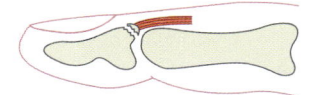

■ 近位指節（PIP）関節

- PIP 関節の側副靱帯損傷（図 3）
  PIP 関節の過伸展損傷
  PIP 関節背側脱臼骨折：volar plate（掌側板）損傷（図 4）

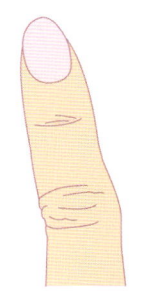

図 3　小指 PIP 関節側副靱帯損傷
側方からの外力により，側副靱帯が損傷し側方動揺性が生じる。

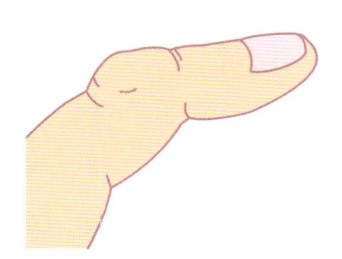

図 4　PIP 関節背側脱臼骨折
掌側板の剥離骨折であり，中節掌側の小骨片がとどまった状態で，中節より末梢が背側に脱臼する。

■ 中手指節（MP）関節

- 母指 MP 関節の側副靱帯損傷：Stener 病変（図 5）
  母指 MP 関節側副靱帯が完全断裂し，断裂した靱帯が反転し，その断端が

母指内転筋の筋膜で押さえ込まれる状態。
　母指MP関節ロッキング：掌側板とそれに連続する副靱帯が第一中手骨骨頭に引っかかることにより，伸展位で母指MP関節がロックされて，屈曲不能となる状態。

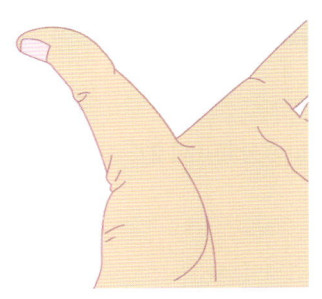

図5　母指 Stener 病変

処置法

■ 問診，視触診

　問診にて受傷機転，外力の大きさ，方向を確認し，視診および触診にて損傷の部位，関節の屈曲伸展や安定性を確認する[1]。

■ 単純X線撮影

　亜脱臼，脱臼，骨折などを評価する。患側のみでは評価困難な場合は健側も撮影し比較する。

■ 整復

　骨折・脱臼の場合，手技に熟達していれば徒手整復を施行してから固定する。牽引しつつ，もとの位置に戻るようにすれば整復される[1]。

■ 固定（図6）

　隣接指とのテーピング，または良肢位でのシーネ固定を行う。

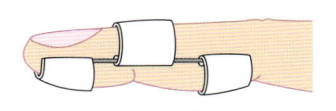

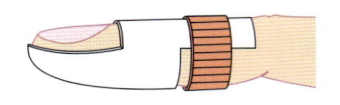

a：バネ式固定用装具　　　b：プラスチック製固定用装具　　　c：隣接指とのテーピング

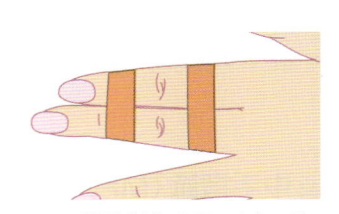

図6　固定法
（日本整形外科学会ホームページより引用改変）

■ 知っておこう！

突き指を含め，脱臼・骨折の初期治療の原則を RICE (**R**est：安静，**I**cing：冷却，**C**ompression：圧迫，**E**levation：挙上) という。これは特殊な技術を必要とせず，出血・腫脹を軽減する目的で，まず行っておきたい処置である[4,6]。

処置後の対応

開放骨折や血流障害を伴う場合はただちに整形外科医の診察，治療が必要である。

「治療のための疾患分類」であげた疾患に関しては，初期治療として前述の処置を行った後に，整形外科医へ紹介すべきである[1]。

専門医紹介のタイミング

- 開放骨折や血流障害を認めた場合には，速やかに専門医に紹介する。
- 靱帯損傷，剥離骨折，腱断裂，脱臼を疑う場合は処置後数日以内に専門医に紹介する。

Key Reference

1) 里見嘉昭，ほか：突き指の初期治療．外科 2008；70：1386-1389．
2) 齋藤兄治：突き指．救急医 2010；34：788-90．
3) 伊勢亀冨士朗，ほか：小外科マニュアル　突き指．日医雑誌 1988；99：68-9．
4) 安藤　亮，ほか：手関節・手部．臨スポーツ医 2010；27：152-8．
5) 大江隆史：手指の腱断裂・突き指（槌指）．臨スポーツ医 1998；15：141-2．
6) 内野正隆，ほか：骨折，脱臼，突き指．診断と治療 2010；98：315-8．

9 整形外科領域の処置

足関節捻挫・靱帯損傷

竹内裕昭

> **ここがポイント**
> - 足関節捻挫で最も頻度の高いのは，内反捻挫であり外側靱帯の損傷。
> - 受傷直後に動かせないときは完全断裂，急速な腫脹は出血を考慮する。
> - オタワ足関節ルールに従い，骨折の可能性とX線撮影の必要性を考慮。
> - 急性期には，腫脹や出血を抑えるためのPRICE処置が有効。

疾患概念および定義

足関節を構成する靱帯の部分的あるいは完全な断裂を生じたもの。

病態（病因と病態の進行）

■病因

不用意に足首を捻るなどの動作により，足関節を構成する靱帯が損傷する。
発生機転，靱帯の損傷部位から以下のように分類される。

1. 内反捻挫

足首の捻挫で受診する患者の多くが内反捻挫であり，足関節の底屈と内反により足関節外側の靱帯を損傷する[1]（**図1**）。

軽度の内反捻挫では，前距腓靱帯のみの損傷で，外果の前方に圧痛を認める。重度の内反捻挫になると，前距腓靱帯に加え踵腓靱帯にも損傷が及び，外果周囲の腫脹が著明となる。足を床につけなくなるほどの疼痛を伴い，診察すら困難になる。

ときに前脛腓靱帯や二分靱帯の損傷を伴うこともある。

2. 外反捻挫

頻度は低く，足関節の背屈，外反により足関節内側の靱帯を損傷する[1]（**図2**）。

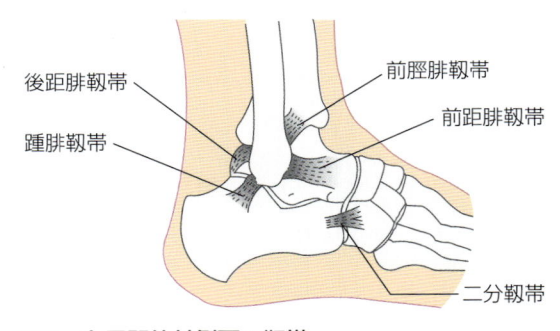

図1 右足関節外側面の靱帯

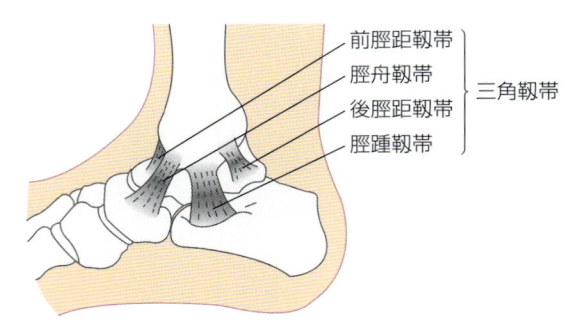

図2 右足関節内側面の靱帯

前脛距靱帯，脛舟靱帯，後脛距靱帯，脛踵靱帯から構成される三角靱帯は強固であるため，単独の捻挫は少なく，むしろ骨折を伴うことがある。

■病態

- 時間の経過とともに腫脹，熱感，疼痛，皮下出血，歩行困難などの症状が出る。
- 受傷直後に足関節を動かせなくなったような場合，靱帯の完全断裂が強く疑われる。
- 受傷後1時間程度で急速に腫脹をみる場合，靱帯断裂による出血が疑われる。

治療のための疾患分類

損傷の程度により次のように分類される (**表1**)[2]。

表1 足関節損傷の分類

Ⅰ度（軽度）	軽度の圧痛があるが，歩行に支障を来すほどの痛みはないか，あっても靱帯が軽く引き延ばされた状態
Ⅱ度（中等度）	関節を動かすのに痛みを伴い，歩行は困難 靱帯が一部断裂
Ⅲ度（重度）	関節を動かすことも歩行も，非常に強い痛みのためにきわめて困難 靱帯の完全な断裂により関節の不安定性がみられることがある

処置法

■問診

- 足関節の受傷の既往がないか？→習慣性捻挫がないか？ あれば再発のリスクが高い。
- どのようにして捻挫をしたか？→受傷機転から損傷部位を推測する。
- 受傷直後に荷重をかけられたか？→無理であったなら，Ⅲ度の捻挫か骨折が疑われる。

■診察

- 損傷部位から遠いところから診察をする。圧痛点の部位から損傷した靱帯が推測できる。
- X線撮影は，オタワ足関節ルール（後述）の条件が除外できれば，不必要な被曝，医療コストの面から必要ないとされている[3]。逆に，オタワ足関節ルールの条件に一致するものがあるときには，第5中足骨や外果，内果等の骨折が疑われる。安易に骨折を否定するより，撮影できるならば，しておいたほうがよい。

9 整形外科領域の処置

■処置

- 受傷から数日間の急性期では腫脹や出血を抑えるため，以下のPRICE処置が有効である．
  ① **P**rotection（固定）：患部を固定する
  ② **R**est（安静）：荷重を避け局所の安静を保つ
  ③ **I**ce（冷却）：氷嚢を当てて患部を冷却する
  ④ **C**ompression（圧迫）：足関節を弾性包帯で圧迫する
  ⑤ **E**levation（挙上）：足を心臓より高く挙上する
- 軽度の捻挫であれば，弾性包帯，テーピング，サポーターなどによる固定を行い，松葉杖を用いた荷重制限を勧める．
- 重度の捻挫では，ファイバーグラスや石膏によるギプス固定や外科的治療が必要になる．

■ 知ってほしいデータ

オタワ足関節ルール（**図3**）
①外果先端より6cm上方までの腓骨後縁に圧痛がある．
②内果先端より6cm上方までの脛骨後縁に圧痛がある．
③第5中足骨基部に圧痛がある．
④舟状骨に圧痛がある．
⑤受傷直後と初診時に荷重をかけられない．

- -

※①か②のいずれかがあれば足関節のX線二方向（正面，側面）が必要．
　③か④のいずれかがあれば足のX線二方向（正面，斜位）が必要．
　⑤があれば足関節，足両方のX線それぞれ二方向が必要．
　いずれも除外できればX線撮影は不要．

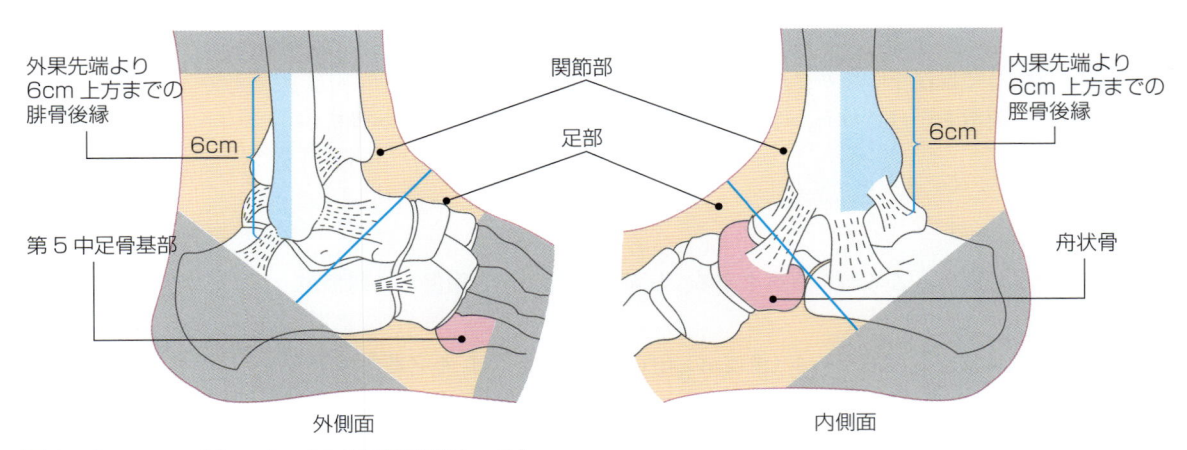

図3　Ottawa ankle rules（オタワ足関節ルール）
（Stiell IG, et al: Implementation of the Ottawa ankle rules. JAMA 1994; 271: 827-32. より引用）

【現場で可能な処置】

- 患部の固定，安静，冷却，圧迫，挙上（PRICE 処置）をできる限り早く開始する。
- 特に圧迫により患部の腫脹を最小限に抑えることは，その後の回復に大きく影響する[4]。

【処方例】

ロキソニン®などの経口消炎鎮痛薬を処方する。

処置後の対応

- 固定期間の目安：Ⅰ度で10日～2週間，Ⅱ度で2～4週間，Ⅲ度で4～6週間以上。
- 通常大半の捻挫は後遺症を残すことなく治癒する。
- Ⅰ～Ⅱ度の捻挫では，早期のリハビリテーションが回復を早める[5]。
- テーピングよりも，ブレース（サポーター，装具）のほうが，再発の予防や関節の不安定性の固定に優れている[6]。
- Ⅲ度の捻挫では不適切な固定や理学療法により，再発性の捻挫，関節の不安定性を残すことがある。
- Ⅲ度の捻挫，再発性の捻挫，関節の不安定性を伴う捻挫，骨折を伴う捻挫，競技選手の治療を行う場合は手術が必要な場合もあり，整形外科医に紹介すべきである。

専門医紹介のタイミング

- 受傷直後に足関節が動かせなくなった場合や，受傷から1時間以内の急速な足関節部の腫脹は，外科的治療やギプス固定が必要な重度の捻挫である可能性が高いため，速やかに専門医に紹介する。

Key Reference

1) Colville MR, et al: Strain measurement in lateral ankle ligaments. Am J Sports Med 1990; 18: 196-200.
2) Lynch SA: Assessment of the Injured Ankle in the Athlete. J Athl Train 2002; 37: 406-12.
3) Stiell IG, et al: Implementation of the Ottawa ankle rules. JAMA 1994; 271: 827-32.
4) Wilkerson GB, et al: Treatment of the inversion ankle sprain: comparison of different modes of compression and cryotherapy. J Orthop Sports Phys Ther 1993; 17: 240-6.
5) Bleakley CM, et al: Effect of accelerated rehabilitation on function after ankle sprain: randomized controlled trial. BMJ 2010; 340: c1964.
6) Sharpe SR, et al: Ankle braces effectively reduce recurrence of ankle sprains in female soccer players. J Athl Train 1997; 32: 21-4.

9 整形外科領域の処置

肘内障

田原光一郎

> **ここがポイント**
> - 肘内障は，2歳前後の男子の左手に多い．
> - 肘内障の患児は，患肢を垂らし前腕は軽度回内位で上肢を動かさない．
> - 肘内障の徒手整復には，回外屈曲法と過回内法がある．
> - 整復後の再発は10%と決して少なくない．

疾患概念および定義

橈骨輪状靱帯が橈骨頭から脱転して橈骨頭と上腕骨小頭との間に嵌頓した状態をいう．2歳前後に多く，7〜8歳児まで認められ，男児，左手に多い傾向がある．

病態（病因と病態の進行）

■ 病因

4〜5歳以下では，肘関節輪状靱帯の末梢部（頸部の骨膜との移行部）は薄いため，前腕回内位で末梢へ牽引されると，輪状靱帯の橈骨付着部が伸展または部分断裂し，靱帯が橈骨頭から脱落する[1]．脱転した輪状靱帯が上腕骨小頭と橈骨頭の間に挟まれて疼痛を生じる（**図1**）．

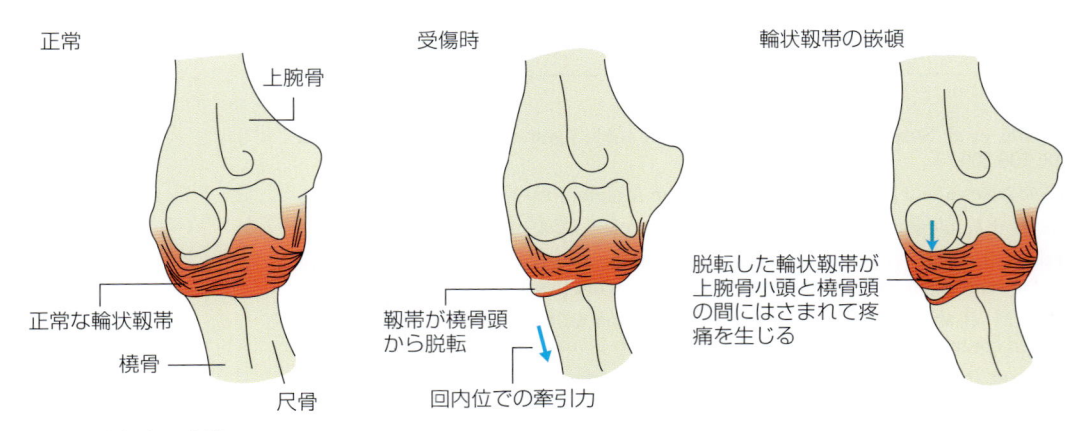

図1　肘内障の病態
（横井広道：肘内障．岩本幸英ほか編：OS NOW Instruction No.1 小児の骨折・外傷－手技のコツ＆トラブルシューティング．東京：メジカルビュー社；2007. p83-91．より引用）

■病態

- 手を牽引されて受傷する典型的受傷機転は，親が子供の手をつないで歩いている際，つまずいて転倒しそうになった子供の手や前腕をつかんで牽引したときや，子供が地面に落ちた物を拾おうとして急にしゃがみ込んだ際に，上肢に牽引がかかり発生する。
- 転倒（手をついて肘に内反力が加わり受傷）や捻転（乳幼児が寝返りした際に患肢を身体の下に敷きこんで受傷）などの非典型的受傷機転がある。
- 子供は急に泣き出し，上肢を下垂したまま動かさなくなる。患児が急に腕を動かさなくなったといって受診することが多い。
- 診察時に子供は肘関節を軽度に屈曲し，前腕は回内位をとったままの特徴的姿勢でいることが多い（図2）。圧痛部位は橈骨頭のみならず他部位に訴えることも多く，診断の参考にはならない。肘の腫脹や変形はほとんどみられないが，他動的に肘関節を屈曲するか，前腕を回外しようとすると，痛みを生じ泣きはじめる。

図2 来院時の外観

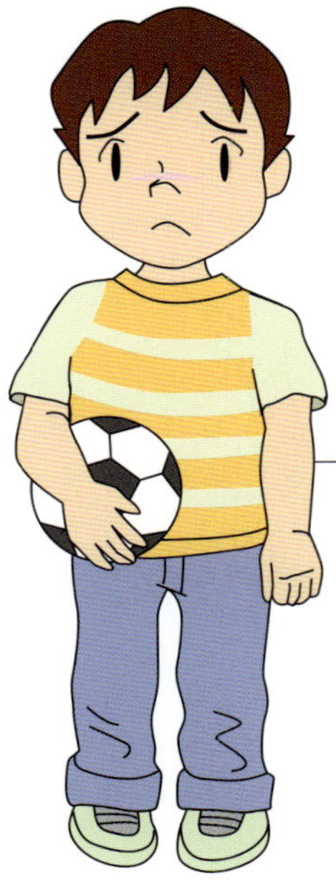

患肢を垂らし，前腕は軽度回内位で動かさない

（横井広道：肘内障．岩本幸英ほか編：OS NOW Instruction No.1 小児の骨折・外傷－手技のコツ＆トラブルシューティング．東京：メジカルビュー社；2007. p83-91. より引用）

治療のための疾患分類および処置法

■肘内障に関しての疾患分類

特になし。

■ 診断に際しての注意

①受傷機転を聞く。
②患児の手の肢位を観察する。
③腫脹の有無を観察する。
- 転位の少ない外果骨折は肘内障と誤りやすい（腫脹が少なく，圧痛点が似ている）ので注意が必要である。

1. 典型的受傷機転の場合
- 患肢を下垂，前腕回内肢位で明らかな腫脹を認めない場合は肘内障の整復術を施行する。

2. 非典型的受傷機転の場合
- 単純X線検査をしたうえで肘内障と診断されれば整復術を施行する。単純X線検査では両側の肘関節を撮影する。
- 骨折線が確認できない場合でも，側面像で関節の上部に脂肪体（fat pad）が透明像として見えれば（fat pad sign：図3），関節内の血腫の存在を示すものであり，肘内障は否定される。この場合，肘内障の整復術を行ってはならない。

図3　fat pad sign
関節血腫などにより脂肪体が押し上げられて，単純X線写真側面像で透明像としてみえる。

（横井広道：肘内障．岩本幸英ほか編：OS NOW Instruction No.1 小児の骨折・外傷－手技のコツ＆トラブルシューティング．東京：メジカルビュー社；2007．p83-91．より引用）

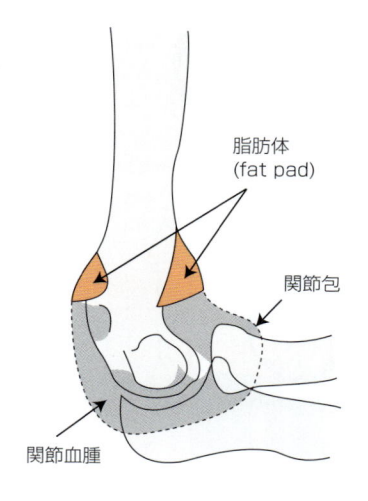

■ 現場で可能な処置

　整復時に患児が嫌がって動くことを防ぐために保護者に患児を抱いてもらい，必ず服を脱がせて肘だけでなく上半身をよく観察したうえで整復術を行う。
　肘内障という先入観をもたず，両側肘関節をよく比較し，観察する。
　鎖骨骨折でも上肢を下垂していることがあるため，上半身まで観察し，脱衣は健側から行う。

1. 徒手整復法

a. **回外屈曲法（図4）**：まず患肢の手関節部を持ち前腕部を回外させ，次いで肘関節を屈曲する。術者は橈骨部で整復時にクリック（整復感）を触知することができる。

b. **過回内法（図5）**：患肢の肘関節を60〜90°屈曲位とし，患肢の手関節部を保持し軽度回内している前腕を，さらに回内を強めるよう過回内させる。肘関節の屈曲角度は変化させず，肘関節も動かないよう保持するように努める。

■ 知ってほしいデータ

　肘内障は pulled elbow とよばれるように，一般には手を急に牽引されたときに受傷する。しかし，非典型的受傷機転も比較的多く，約40％は非典型的受傷機転であるという報告もある[2]。整復術は回外屈曲法が広く一般的であるが，過回内法のほうが整復成功率が高いという報告もある[3]。

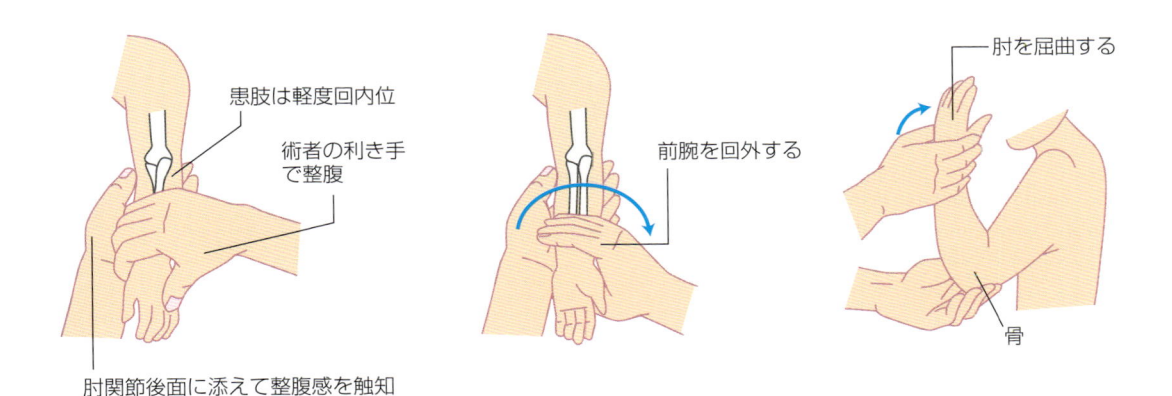

図4　回外屈曲法（左患肢の整復）
（横井広道：肘内障．岩本幸英ほか編：OS NOW Instruction No.1 小児の骨折・外傷－手技のコツ＆トラブルシューティング．東京：メジカルビュー社；2007．p83-91．より引用）

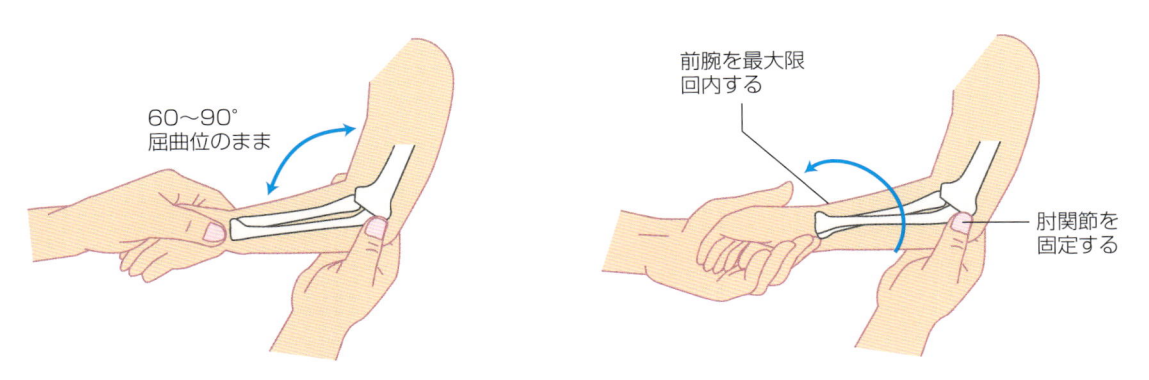

図5　過回内法（左患肢の整復）
（横井広道：肘内障．岩本幸英ほか編：OS NOW Instruction No.1 小児の骨折・外傷－手技のコツ＆トラブルシューティング．東京：メジカルビュー社；2007．p83-91．より引用）

処置後の対応

- 整復操作後すぐに上肢を動かしはじめることは少ない。整復操作の痛みで泣き続け，しばらく腕を動かさないことも多い。いったん診察室から出てもらい，5〜10分間待合室で様子をみてもらうと，症状改善を確認できる。
- 整復後の再発は10%前後に生じ，整復後2日間のギプス固定が再発予防に有効であったとの報告もある[4]。しかし，一般には整復後の固定や処方の必要はないとされている。一度，肘内障を起こすと繰り返すことがあることを，患者の親に十分に説明する。

> **専門医紹介のタイミング**
> - 非典型的受傷機転の場合で，骨折や血腫を完全に否定できない場合は，専門医を紹介する。

Key Reference

1) Salter RB, et al: Anatomic investigations of the mechanism of injury and pathologic anatomy of "pulled elbow" in young children. Clin Orthop Relat Res 1971; 77: 134-43.
2) 横井広道ほか：小児肘内障97例の受傷機転と治療．中部整災誌 2005；48：707-8.
3) Macias CG, et al: A comparison of supination/flexion to hyperpronation in the reduction of radial head subluxations. Pediatrics 1998; 102: e10.
4) Taha AM: The treatment of pulled elbow: a prospective randomized study. Arch Orthop Trauma Surg 2000; 120: 336-7.

9 整形外科領域の処置

指骨骨折

矢田一宏

> **ここがポイント**
> - 指骨骨折の部位と伸筋腱と屈筋腱のバランスにより，掌側または背側凸変形が決まる。
> - 確定診断のX線撮影は，斜位を含む三方向撮影。
> - 新鮮例では徒手整復，陳旧性では手術的整復。
> - 固定の原則は，掌側または背側凸変形の発症予防となる伸展位または屈曲位固定。

疾患概念および定義

手指を構成する3種の骨（基節骨・中節骨・末節骨）の受傷による骨折。

病態（病因と病態の進行）

■病因

手指は外傷を受けやすい部分であり，伸筋腱と屈筋腱の筋力バランスにより骨折のレベルによってさまざまな転位を示す。スポーツの際の「突き指」時などに発症することが多い。

■病態

腫脹，自発痛，圧痛，軸圧痛，運動制限などを認める。ほかに異常な可動性や軋音などにより診断可能である。確定診断にはX線を用いる。

図1　基節骨周囲の屈筋腱，伸筋腱の解剖

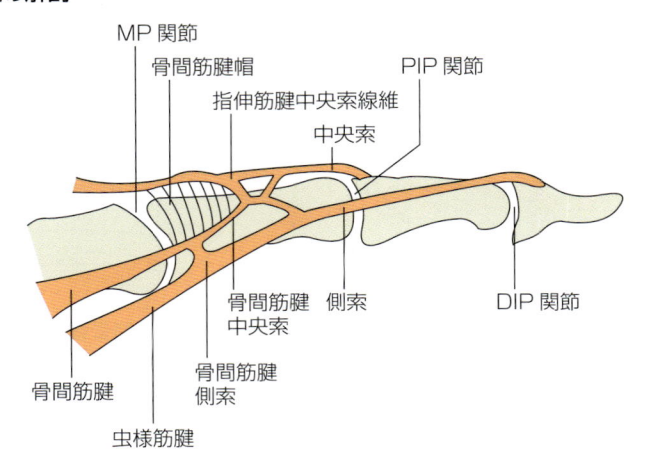

［上羽康夫：手－その機能と解剖（改訂3版）．京都：金芳堂；1996. p148. より引用］

■ 知っておこう！

不全骨折（いわゆる「ひび」）は一方向のみのX線撮影では見落とす可能性もあり，斜位も含めた三方向撮影が勧められる。

基節骨背側からは中央索，側面から遠位指節間（DIP）関節に向かい走行する側索が存在し，また掌側には屈筋腱が走行する。基節骨は手指の可動において重要な腱に包まれている（**図1**）[1]。

治療のための疾患分類

新鮮時の場合は，徒手整復が比較的容易である。ただし適切な固定がなされない場合は変形・転位をきたすこともある。陳旧性の場合は手術的に整復し内固定を行う。

■ 基節骨骨折

- 定型的なものとして掌側凸変形がある（**図2**）。基節骨は**図1**のごとく複数の腱に包まれており，不適切な固定で変形治癒をきたしやすい[2]。

■ 中節骨骨折

- 頸部骨折の場合は掌側凸変形，基底部骨折では主に背側凸変形を呈する（**図3**）。

■ 末節骨骨折

- 手全体の骨折の半分以上を占める。縦骨折，横骨折，粉砕骨折などがある。皮下血腫や軟部組織損傷を伴う場合も多い。

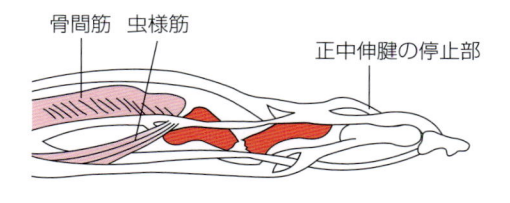

図2 掌側凸変形
（日本医師会編：小外科マニュアル．1998．より引用）

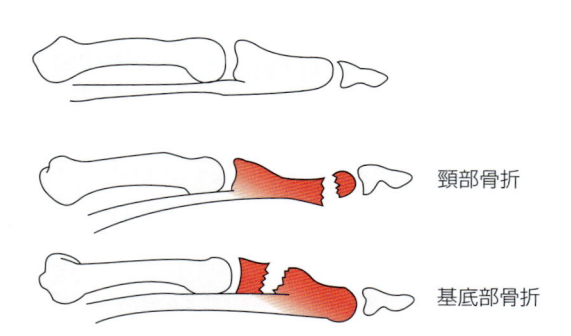

図3 中節骨骨折での変形
（日本医師会編：小外科マニュアル．1998．より引用）

処置法

- 原則は「**固定**」。

■ 基節骨骨折

- "中手指節間（MP）関節の屈曲位固定"を行う。これはMP関節を屈曲位に（70°程度）することで，腱構造が骨を包み込み掌側凸変形発症が予防でき，また回旋予防となるためである。

■ 中節骨骨折

- 頸部骨折（掌側凸変形）を示す場合はPIP（近位指節間）・DIP関節の伸展位固定，基底部骨折（背側凸変形）を示す場合はPIP・DIP関節の屈曲位で固定。

■ 末節骨骨折

- MP関節を自由とし，基節から指先までIP（指節間）関節を屈曲位に固定する。

処置後の対応

早期の整形外科コンサルトが可能でない場合は，3〜5日ごとにX線撮影を行い再転位の有無を確認する。

> **専門医紹介のタイミング**
> - 固定後は専門医紹介が原則である。

Key Reference

1) 上羽康夫：手−その機能と解剖（改訂3版）．金芳堂，京都，1996．p148．
2) 佐久間雅之ほか：指骨骨折に対する救済手術．整・災外 2005；48：1437-43．
3) Freeland AE, et al: Unicondylar and bicondylar proximal phalangeal fractures. J Am Soc Surg Hand 2001; 1: 14-24.

10 軟部組織の処置

爪下血腫

菊池暢之

> **ここがポイント**
> - 爪床は血流が豊富なため，爪の外傷により小血管の損傷が生じやすい。
> - 爪下血腫の範囲・疼痛の有無・爪縁の損傷の有無により分類する。
> - 爪下血腫の排出には，熱クリップ法と注射針による方法がある。
> - 爪の損傷や爪縁の断裂の際には，末節骨骨折や爪床修復を必要とすることがあり，専門医へコンサルトする。

疾患概念および定義

爪床に強い外力が及び，爪と爪床との間に損傷部からの出血が貯留した状態（図1）。

強い疼痛を伴う。

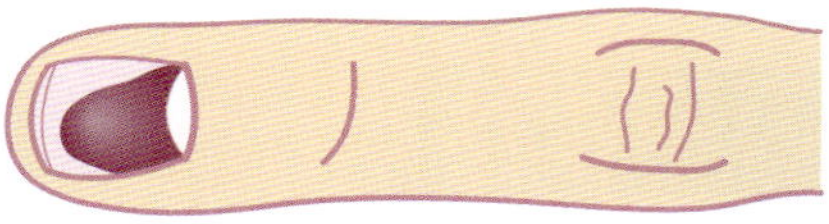

図1 爪下血腫
（Yeo CJ, et al: Fingertip injuries. Singapore Med J 2010; 51: 78-86. より引用改変）

病態（病因と病態の進行）

■ 病因

- 爪床には動脈血流が豊富である。そのため，爪はピンク色を呈している。また神経組織も多く，指先の触覚が発達している。
- 爪への外傷により，爪床の小血管が傷害され，出血する。血腫により爪下の圧が上昇すると，そこには多数の神経終末が存在しているため，強い疼痛が引き起こされる[1]。
- 爪床には，外力を吸収するような皮下の脂肪織がない。そのため，下方の末節骨と密着しており，骨への損傷もまれではない。
- 直接の外傷だけでなく，爪下血腫は，スポーツ選手やダンサーなどが競技中に発症することもある。
- 黒色腫，自己免疫性皮膚疾患，血液疾患，抗血栓薬や抗癌剤の服用中に起こることもある。

■ 病態

a. 爪下血腫が小さい（爪の広さの1/4以下程度），痛みは許容範囲の場合

b. 爪の損傷はないが，爪下血腫が多く，疼痛を訴える場合
c. 爪が割れたり，爪縁が断裂している場合

1. 治療

爪に小孔を開けて，溜まった血液を排出し，減圧して，除痛する。

2. 爪下血腫の色

時間の経過とともに変化して通常，赤色から黒赤色に変化し，黒色腫と誤診されることもある。

爪下の色素沈着にドレナージを行ってはならない。

治療のための疾患分類および処置法

a. 患指の伸筋腱，屈筋腱，指関節の可動性，固定性を調べる
- 患指の毛細血管の再灌流により末梢循環を調べる。
- 周囲の知覚を調べる。
- 末節骨骨折の場合は，しばしば爪下血腫を伴っているので，X線検査を行う。

b. 病態で記載している分類により治療方針が決まる

1. 爪下血腫が小さい，痛みが許容範囲の場合

血腫は自然に吸収されていくため，保存的治療となる。冷やしたり，鎮痛薬投与，手指挙上など。

2. 爪の損傷はないが，爪下血腫が多く，疼痛を訴える場合

爪に小孔を開けて，血腫を排出することが必要となる。

■ 知ってほしいデータ

Simon ら（1987年）の報告では，爪下血腫が爪の25％以上の症例ではすべてに抜爪を行い，爪床の損傷が3mm異常あれば縫合修復し，爪で再度覆った。血腫が爪の50％以上の症例では，59％の患者に爪床の修復を行った[2]。この報告から，爪下血腫が爪の50％以上なら抜爪，爪床の修復が示唆されているが，これを支持する十分な臨床研究はない。

その後，Seaberg ら（1991年）の報告がある。

爪や爪縁に断裂がない症例45人47部位に対して，爪の穿孔ドレナージを電気熱焼灼法で行った（表1）。
- 30％が末節骨骨折を合併していたが，術後感染や，骨髄炎は発症しなかった。
- 血腫の大きさ，骨折の有無で術後の合併症は起きなかった。
- また残した爪は，骨折指の副え木として作用する。そのため抜爪は，繊細な構造の爪床を傷害する可能性があり，不必要である[3]。

それ以降は，爪と爪縁に断裂なく，末節骨の骨折があっても，転位がなければ爪の穿孔ドレナージで十分とする報告が多い[4,5]。

表1 電気熱焼灼法による爪の穿孔ドレナージ

爪面積に対する血腫の大きさ	末節骨骨折	
	なし	あり
< 25%	10	1
25〜50%	7	3
> 50%	16	10

10 軟部組織の処置

　手技により，疼痛が強くなるのではないかという恐怖を患者が抱かないように，施行前に手技のあらましを説明しておく。
- 熱クリップ法では爪が溶け，嫌な臭いがすることもある。
- 施行中，失神することもあるので，臥位にしておく。
- 局所麻酔は通常必要ない。
- ときに1カ所だけでなく，複数個のドレナージが必要となることがある。
- 患指爪を消毒して，指は滅菌領域に置く。
- 血腫の圧が強く，ときに飛び散ることがあるので，標準予防策が必要である。

a. 熱クリップ法

① クリップを伸ばし，熱が伝わらないように，根元を防熱材で挟んで把持し，先端が赤くなるまで，ライター，酒精綿などを用いて熱する（図2）。
② この先端を爪と垂直に，血腫の中央に当てる（図3）。
③ 最初は抵抗があるが，爪を通過すると急に抵抗がなくなる。クリップを抜き，爪を圧迫して，血腫を排出させる（図4）。
- 熱しが不足すると，爪が溶けず圧痛を患者に与えてしまう。
- 強く当てすぎると，爪床を傷害させることがあるので注意が必要である。
- 火気を使用するので，救急外来では周囲の医療用の酸素，アルコールなどに十分注意する。

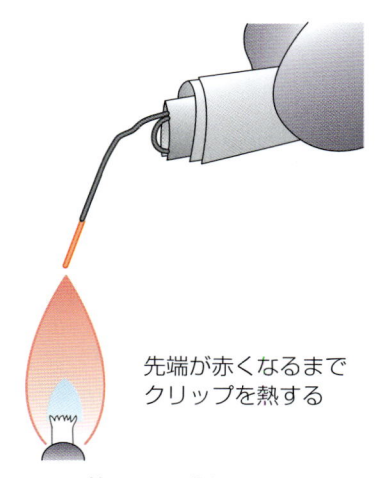

図2　熱クリップ法

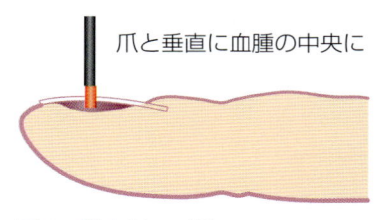

図3　熱クリップ法：cautery unit の使用
（Gamston J: Subungual haematomas. Emerg Nurse 2006; 14: 26-34. より引用改変）

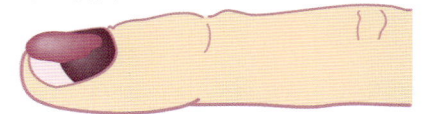

図4　熱クリップ法：血腫の排出
（Yeo CJ, et al: Fingertip injuries. Singapore Med J 2010; 51: 78-86. より引用改変）

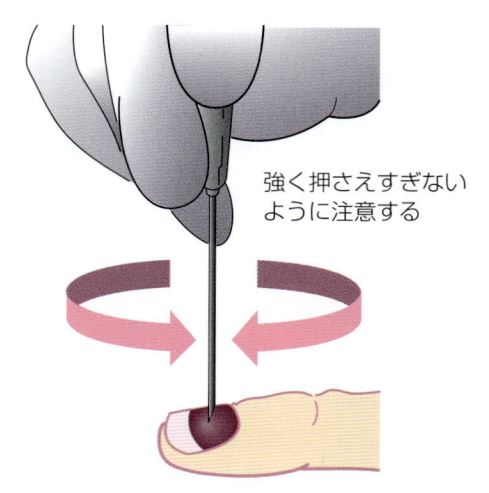

図5　注射針の使用

b．注射針使用

① 18G の針を，第1指と第3指で把持し，針もとには第2指を当てておく。
② ドリル（日本では錐）のように時計方向‒半時計方向に回転させると，針が少しずつ爪を削っていく（**図5**）。

- このとき第2指は，針を強く押さえ付ける必要はない。針の先端が血腫内に到達したら，血液が出てくるので，回転のスピードを緩め，針の先端が爪床を損傷しないように十分注意する。
- 開いた穴は小さいので，針を少し斜めに倒して先端の穴をもう少し広げておく。
- 十分な穴がないと，血腫が固まり，穴がふさがってしまう。

3．爪が割れたり，爪縁が断裂している場合

- 末節骨骨折の可能性があり，また抜爪し，爪床修復の必要なこともあるため，整形外科，形成外科などの専門医へ依頼する。
- 長期的な爪の異常や機能の障害が発生する可能性があるので注意が必要である。

処置後の対応

患指を清潔に，濡らさないようにする。

感染の徴候がないか，観察を行う（24時間経過して，創部の痛みが強くなったり，熱感，腫脹，膿性排液，異臭の有無など）。

抗菌薬は通常投与しない（ほかに損傷のない爪下血腫の症例では，穿孔ドレナージ後の抗菌薬使用に関しての臨床試験はなく，エビデンスがない）。

血腫除去後，再貯留を防ぐために，爪を圧迫して被覆しておく。

第1足趾の爪は，1mm/1カ月で伸びるので，1〜1.5cm伸びるのに，12〜18カ月かかる。手指の爪は半年程度で生え変わる。

専門医紹介のタイミング

- 爪が割れたり，爪縁が断裂している症例では末節骨骨折の可能性や，抜爪下に爪床修復の必要なことがあるため，専門医に紹介する。

Key Reference

1) Yeo CJ, et al: Fingertip injuries. Singapore Med J 2010; 51: 78-86.
2) Simon RR, et al: Subungual hematoma: association with occult laceration requiring repair. Am J Emerg Med 1987; 5: 302-4.
3) Seaberg DC, et al: Treatment of subungual hematomas with nail trephination: a prospective study. Am J Emerg Med 1991; 9: 209-10.
4) Roser SE, et al: Comparison of nail bed repair versus nail trephination for subungual hematomas in children. J Hand Surg Am 1999; 24: 1166-70.
5) Judith E, et al: section 5 emergency wound management. Subungual hematoma. Emergency medicine A comprehensive study guide (5th ed). USA: McGraw-Hill Professional Publishing; 1999. p312.

10 軟部組織の処置

爪周囲炎・ひょうそ

遠藤裕一

> **ここがポイント**
> - 爪周囲炎は爪周囲に限局した炎症であり，ひょうそは指髄腔の炎症で指趾先端の全体におよぶ炎症。
> - 原因としては，陥入爪が多いが，靴に起因したものやスポーツ選手などに多い。
> - 膿瘍形成のない爪周囲炎は抗菌薬，膿瘍形成の伴う爪周囲炎は切開や部分抜爪が必要。
> - ひょうそは，十分な切開排膿が必要であり，代表的な切開法を習得しておく必要がある。

疾患概念

数時間から数日間のうちに急速に発生した，手指または足趾に生じる疼痛を伴う腫脹[1, 2]。

定義

■ 爪周囲炎

爪周囲に生じる炎症。

■ ひょうそ

指髄腔の炎症で指趾先端の全体に及ぶ炎症。

病態（病因と病態の進行）

■ 病因

深爪，陥入爪，ささくれ，マニキュアなどが原因となる。

■ 病態

1. 急性爪囲炎

手指に生じることが多く，軽微な外傷から化膿性の細菌が入り，爪郭と爪郭下の盲嚢にはさまれた薄い層に急性炎症と膿瘍形成をきたす（図1）。

2. 慢性爪囲炎

爪郭の肥厚や化膿であり，いわゆる"陥入爪"の症例にみられるのが一般的。肉芽組織を認めることもある。湿気への長時間の曝露（ブーツや安全靴など）や軽微な外傷を頻繁に受けている人（スポーツ選手）にも発生しやすい（図2）。

3. 爪下膿瘍

慢性炎症が進行し，爪下にまで炎症が及んでいる状態（図3）。

4. ひょうそ

指髄腔に炎症が及んでいる状態（図4）。指趾全体に及ぶ炎症が特徴であり，爪周囲炎との鑑別は比較的容易である。

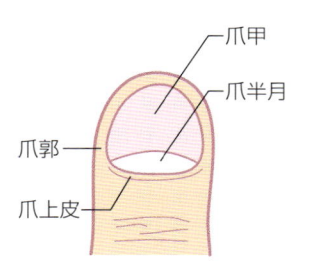

図1　急性爪囲炎
a：正常爪構造
b：急性爪囲炎

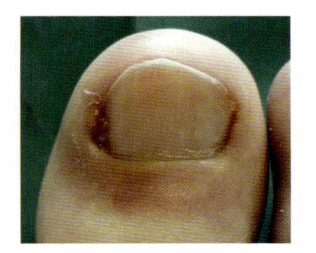

図2　慢性爪囲炎

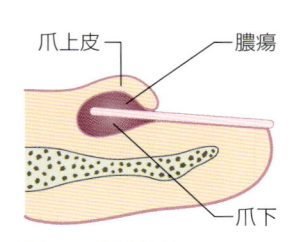

図3　爪下膿瘍

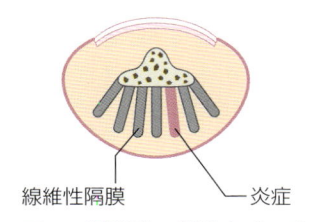

図4　指髄腔の構造とひょうそ
指髄腔は線維性隔膜で覆われている。

治療のための疾患分類および処置法

- 明らかに膿瘍形成を認めなければ，急性・慢性爪囲炎は抗菌薬投与（クラビット®など）にてほとんど軽快する。
- 膿瘍を形成した場合は，図5のように症状に応じた切開・部分抜爪が必要となる[3]（陥入爪についてはp.155参照）。
- 指髄腔の感染であるひょうそは，十分な切開排膿が必要となる。そのため症例に応じた切開が必要となる（図6）。

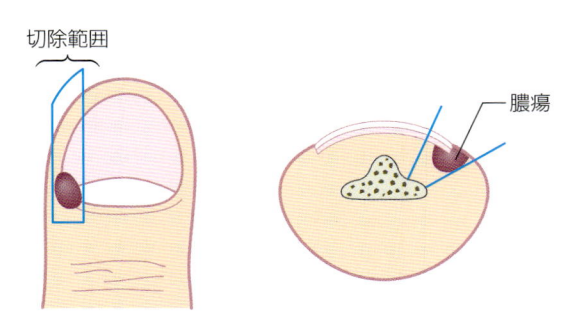

図5　爪下膿瘍に対する処置（切離範囲）

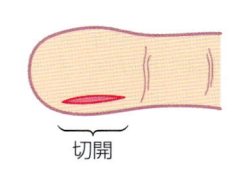

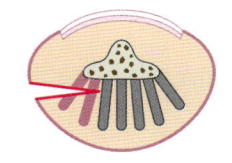

a：hockey sick incision

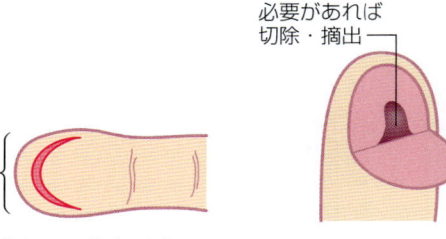

b：fish mouth incision

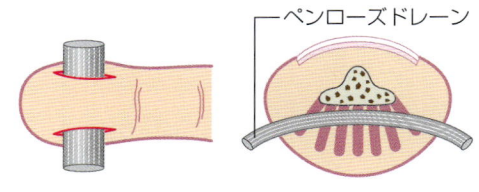

c：through and through incision

図6　ひょうその切開法

処置後の対応

保存的治療例に対してはそのメリット・デメリットについて十分に説明する。また再発しないよう生活習慣の指導を行う。

■ 知っておこう！

爪囲炎の場合，多くの症例が抗菌薬投与にて軽快する。したがって早急な切開は不要なこともあり，重症度の判定が大切といえる。

専門医紹介のタイミング

- ひょうそに対しては十分な切開が必要なうえ，症例によって切開の仕方が異なる。切開の際に出血や，神経損傷の可能性もあり，専門医に紹介する。

Key Reference

1) Wilson R, et al: Inflamatory lesions on every finger. Am Fam Physician 2005; 72: 317-8.
2) Clark DC: Common acute hand infections. Am Fam Physician 2003; 68: 2167-76.
3) 葛西　猛：ひょうそ，爪囲炎．小外科マニュアル 1998；86-7.

10 軟部組織の処置

陥入爪

平林康宏

> **ここがポイント**
> - 陥入爪は，爪甲縁が周囲軟部組織に食い込んだために生じる病態。
> - 好発部位は第1趾であり，進行度に応じて，初期炎症期・排膿期・肉芽腫形成期に分類する。
> - 第一選択は保存的療法であり，テーピングやガター法が用いられる。
> - 保存的療法が無効なときは，手術療法（鬼塚法やフェノール法）の適応となる。

疾患概念および定義

陥入爪とは爪甲縁が周囲軟部組織（爪郭部）に食い込み，疼痛，炎症，感染，肉芽組織形成などを起こしたもの。

病態（病因と病態の進行）

病因

- 第1足趾に好発する。
- 主な原因は爪の切りすぎ（深爪）で，それにより生じた爪の辺縁や爪刺（spicule）や爪の部分的欠損により，周囲軟部組織（爪郭部）を損傷する（図1）。

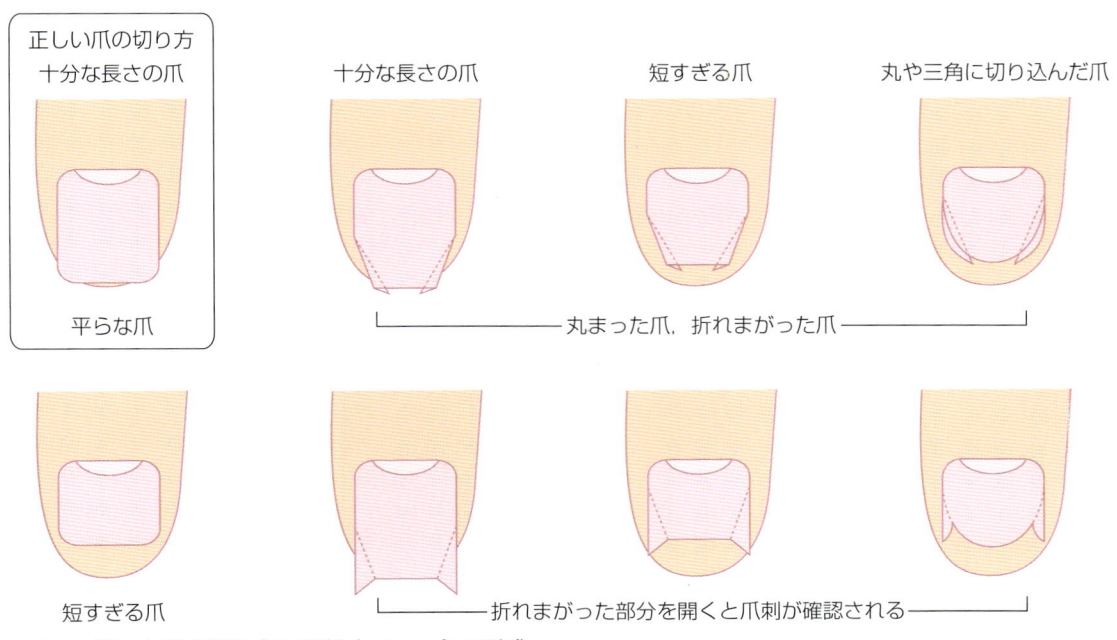

図1 誤った爪の切り方と爪刺（spicule）の形成
（新井裕子ほか：陥入爪の簡単な保存的治療法—アクリル固定ガター法，人口爪法，テーピングを中心に．臨皮 2003；57：110-9．より引用）

- 爪の彎曲がない場合も，短い爪の角は歩行による下からの圧力により周囲軟部組織に食い込み損傷する。
- 爪は爪母からだけでなく，爪床上にも再生する。このため，斜めに切られた爪や，爪の欠損部では，残された爪の辺縁から爪床上に爪が棘状に再生し，爪刺や鋸歯状の爪側縁を形成する。これが爪の成長に伴い大きく生長，前進して軟部組織を損傷する。
- 深爪のほかに，足に合わない靴や靴下，ぶつけた場合も原因となる。
- ハイヒールなどの狭い履物による圧迫，またそれにより深爪をしがちになる。逆に大きすぎる靴も，中で爪先が繰り返し靴に接触し，外傷となる。

治療のための疾患分類

Heifetzは陥入爪の病期の進行をstage 1（初期炎症期），stage 2（排膿期），stage 3（肉芽腫形成期）と分類している[2]。

処置法

■ 軽度から中等度のものは保存的治療を行う

- 保存的治療（抗菌薬内服，副腎皮質ホルモン外用，コットン・パッキング法，テーピング，ガター法など）。

テーピング：弾性絆創膏の一端を爪の角の辺縁の皮膚（側爪郭）に固定し，もう一方を螺旋状に引っ張るように貼り，足趾皮膚に固定する。小児，手指には特に有効。

ガター法：元法では金属チューブに縦に溝状に切れ目を入れた副木法の一種。
① プラスチックチューブ（翼状針のカバーなど）に縦に切れ目を入れる（図2）。
② 爪刺を持ち上げ，形を整え，ガターチューブを爪に沿わせて挿入する（図3）。

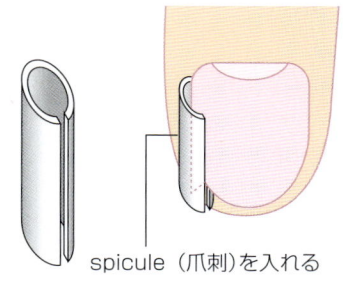

図2　ガター法とガターチューブの切り方
spicule（爪刺）を入れる

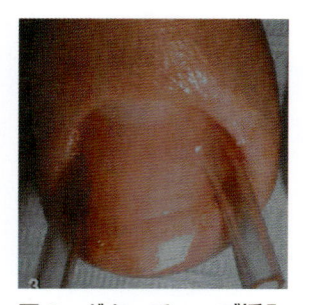

図3　ガターチューブ挿入
（新井裕子ほか：陥入爪の簡単な保存的治療法—アクリル固定ガター法，人口爪法，テーピングを中心に．臨皮 2003；57：110-9. より引用）

③4-0 ナイロンあるいはアクリルやダーマボンドで爪甲，爪床に固定する。
④爪刺は切らない。

■ 保存的治療で効果不十分あるいは効果が期待できない場合には手術療法を行う

部分抜爪・爪郭爪母楔状切除術（labiomatricectomy）：爪母から爪の幅を狭くする。

- 鬼塚法[4]
  ①局所麻酔後に爪の縁を爪母（爪の根）から切除して爪の幅を狭くする。
  ②生えてこないように，鋭匙（curette）を用いて末節骨の骨膜も切除する。
  ③マットレス縫合を行い，皮膚はなるべく爪の下に入れる。
- フェノール法[5]
  ①部分抜爪後に爪母にフェノールを塗り，無水アルコールと生食水で洗浄。
  ※爪刺の切除：爪刺を取ると，一時的に痛み，炎症は治まるが，約3週間後に爪が伸びてきて同じように痛むので通常は行わない。
  ※全抜爪：通常行わない。緊急避難的に行うことはある。

■ 知ってほしいデータ

- 再発率は報告によりばらつきがある。
  部分切除（抜爪）6〜83%，フェノール法 1.1〜20%，全抜爪 12〜70%[6〜10]
- 自費診療であるが，巻き爪・陥入爪の治療法として形状記憶合金板法，超弾性ワイヤー法は，積極的に爪甲の形状を変え矯正する非観血的治療法で，良好な治療成績が報告されている。爪甲が厚い場合は削って薄くして矯正する。

【処方例】
・鎮痛が必要な場合はロキソニン®（60mg）：1T を頓服投与。
・感染がある場合は細菌培養を行い，抗菌薬を投与。
・小肉芽を伴う場合は strongest クラスのステロイド外用薬を塗布。デルモベート®軟膏を1日2回塗布。

処置後の対応

足を清潔に保つよう指導する。
爪切りの指導：深爪を避ける。
履物の指導：圧迫のない靴を選ぶよう指導する。

> **専門医紹介のタイミング**
>
> - 患者が形状記憶合金，超弾性ワイヤーを用いた非観血的治療法（自費診療）を希望する場合には専門医を紹介する。

Key Reference

1) 新井裕子ほか：陥入爪の簡単な保存的治療法―アクリル固定ガター法，人口爪法，テーピングを中心に．臨皮 2003；57：110-9.
2) Heifetz CJ: Ingrown toe-nail. Am J Surg 1937; 38: 298-315.
3) Wallace W, et al: Gutter treatment for ingrowing toenails. Br Med J 1979; 21: 128-33.
4) 鬼塚卓弥：Ingrown nail 爪刺（陥入爪）について．形成外科 1967；10：96-105.
5) Ross WR: Teatment of the ingrown toenail and a new anestheic method. Surg Chir North Am 1969; 49: 1499-504.
6) Palmer BV, et al: Ingrowing toenails: the results of treatment. Br J Surg 1979; 66: 575-6.
7) Robb JE: Surgical treatment of ingrowing toenails in infancy and childhood. Z Kinderchir 1982; 36: 63-5.
8) Pettine KA, et al: Ingrown toenail: results of surgical treatment. Foot Ankle 1988; 9: 130-4.
9) Grieg JD, et al: The surgical treatment of ingrowing toenails. J Bone Joint Surg Br 1991; 73, 131-3.
10) Kimata Y, et al: Follow-up study of patients treated for ingrown nails with the nail matrix phenolization method. Plast Reconstr Surg 1995; 95: 719-24.

10 軟部組織の処置

犬猫咬傷

管　聡

> **ここがポイント**
> - 犬猫咬傷では，皮膚軟部組織の損傷と感染を考慮。
> - 感染は，創部皮下膿瘍と蜂窩織炎と人畜共通感染症。
> - 人畜共通感染症としては，破傷風とパスツレラ症，まれにカプノサイトファーガ感染症と狂犬病。
> - 一般的治療の原則は，新鮮創は洗浄と開放創，創感染は排膿と抗菌薬，破傷風予防。

疾患概念

犬・猫による咬み傷。

定義

犬猫咬傷に起因するヒト生体における皮膚軟部組織の損傷と感染症。

病態（病因と病態の進行）

■病因

歯牙による擦過傷，刺創，表皮剥離，裂創，挫滅創などさまざまな皮膚軟部組織の損傷。動物の口腔内の常在細菌によって創感染をきたしやすい。

人畜共通感染症（Zoonosis）を発症することもある。

■病態

高率（ほぼ必発）に創部皮下膿瘍や蜂窩織炎などの創感染をきたす。受傷後数時間で，創周囲の発赤，腫脹，疼痛などの感染徴候が出現し，開放創であれば排膿がみられる。その後，徐々に創感染が沈静化し創の治癒へ向かう。

破傷風，パスツレラ（*Pasteurella*）症，まれではあるがカプノサイトファーガ（*Capnocytophaga*）感染症，狂犬病などの人畜共通感染症（Zoonosis）を引き起こす。

治療のための疾患分類および処置法

受傷直後に受診することもあれば，数時間～数日後に感染徴候が出現して受診する場合もある。

以下の項目について注意しつつ，治療を行う（図1）。

■創の十分な観察：受診時に確認すること

- 受傷時間
- 何に咬まれたか（犬であれば狂犬病の予防接種歴）
- 外傷の程度・深さ，汚染の程度（腱・神経・関節・血管・骨損傷の有無）

■創の処置

1．新鮮創の場合（受傷直後～数時間以内）

- 創について評価を行い，必要に応じて局所麻酔下に創の洗浄を行う。
- 洗浄水は生理食塩水（または水道水も可）を用いて，十分に行う。ブラシを用いて洗浄し，必要に応じてデブリードマンを施行する。受傷後，あまり時間が経過していなければ，十分な洗浄を行うことで創感染を防ぐことができる。
- 刺創の場合，歯牙が鋭く，創の入口部が小さいため，洗浄は困難であり，静脈留置針の外筒で洗浄する方法も試みられている。しかし，皮下の軟部組織の感染を助長するという考えもあり，圧力をかけての洗浄は行わない。圧力がかかる場合は入口部を切開し，洗浄を行ったほうがよい。

確認事項
- 時間
- 何に咬まれた
- 外傷の状況（神経，腱，関節，骨損傷の有無）

↓

新鮮創（受傷後数時間以内）
- 必要に応じて局所麻酔を行う
- 生食または水道水で洗浄＋ブラッシング
- デブリードマン
- 刺傷は入口部を拡張し，洗浄
- 原則　開放創とし，ドレナージさせる
- 顔面・複雑な創は形成外科コンサルト
- 腱・関節・骨損傷は整形外科コンサルト

感染創
- 創を開放し，ドレナージ
- 化膿性関節炎・骨髄炎の評価
- 排膿があれば，細菌培養検査

感染
- 創感染予防：AMPC/CVA（オーグメンチン）内服
- 感染例：AMPC/CVA 内服追加投与，ABPC/SBT（ユナシンS）静脈投与の検討
- 人畜共通感染症（特に *Capnocytophaga* 感染症）：AMPC/CVA 内服

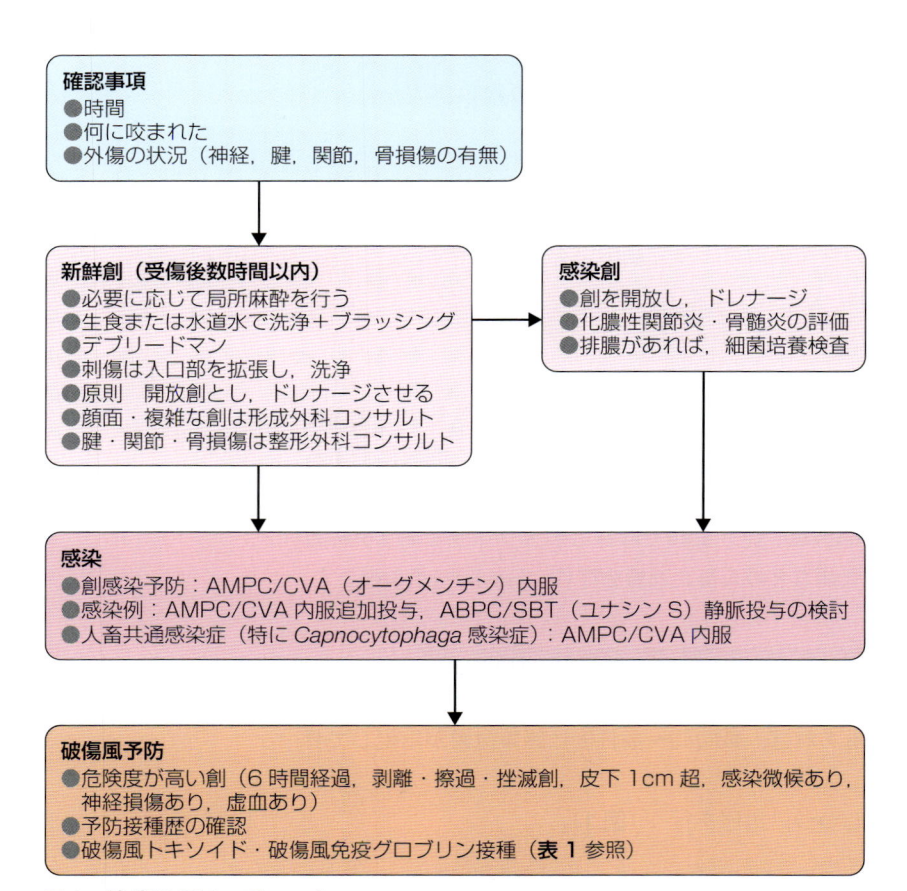

破傷風予防
- 危険度が高い創（6時間経過，剥離・擦過・挫滅創，皮下1cm超，感染微候あり，神経損傷あり，虚血あり）
- 予防接種歴の確認
- 破傷風トキソイド・破傷風免疫グロブリン接種（表1参照）

図1　治療のフローチャート

- 十分な洗浄が行われれば感染をきたすことは少ないとされるが，咬傷は汚染創であり開放創として管理を行う。
- 出血のコントロールや，開口部が大きい場合は縫合することもあるが，創を合わせる程度で，密には縫合しない。
- 感染の原因となる異物を残さないため，皮下縫合は行わない。

■ 創感染への対処：初診時に感染を伴っている場合

- 創感染として膿瘍形成と蜂窩織炎をきたしている可能性が高く，創を開放し，排膿を促す。化膿性関節炎，骨髄炎の合併を見落とさない。
- 抗菌薬の使用により，耐性菌の感染により難治化した報告もあり，排膿があれば細菌培養を行い，薬剤感受性を検査する。

【処方例】
・予防投与として
　成人：AMPC/CVA（オーグメンチン®）：1回250mg，3〜4回/日，3日間
・感染例に対して
　感染の程度に応じて経口薬の投与延長（4〜5日分）。もしくは，経静脈的な抗生物質 ABPC/SBT（ユナシン-S®）の投与を検討する。

■ 破傷風予防

- 破傷風の特徴的な症状である強直性痙攣は破傷風毒素が主な原因であり，潜伏期間（3〜21日）の後に局所（痙笑，開口障害，嚥下困難など）から始まり，全身（呼吸困難や後弓反張など）に移行し，重篤な患者では呼吸筋の麻痺により窒息死することがある。
- 近年，1年間に約40人の患者（致死率：約30％）が報告されているが，これらの患者の95％以上が30歳以上の成人であった。

【処方例】
　破傷風トキソイドの接種歴が0〜2回または接種の既往がはっきりしない場合には，破傷風トキソイドと同時に破傷風免疫グロブリンも投与する（表1）。

表1　破傷風創傷管理における破傷風トキソイドと破傷風免疫グロブリン

ワクチン接種歴	清潔・小さい創傷		そのほかの創傷	
	トキソイド	免疫グロブリン	トキソイド	免疫グロブリン
不明または3回未満	Yes	No	Yes	Yes
3回以上	No*1	No	No*2	No

＊1）最後の接種から10年以上経過していればYes
＊2）最後の接種から5年以上経過していればYes

（矢野邦夫：CDC「医師のための津波関連情報」からみる地震・津波災害と感染症対策のポイント．[http://ic.medica.co.jp/web/index2.html] より引用）

わが国の場合，1968年以降に破傷風トキソイドを含む3種混合ワクチン接種が行われており，これ以降は3回接種修了者と考える。
　破傷風免疫グロブリンは組織に結合していない血中の遊離した破傷風毒素に有効で，約4週間抗毒素効果が持続する。

■ 人畜共通感染症について

　犬・猫による咬傷には掻爬傷も合併することが多い。この咬掻傷の感染症といえば，狂犬病やネコひっかき病はよく知られている（表2，3）。

表2　日本における犬・猫咬掻傷感染症の比較

	致死率	症例報告	動物の保有率		対策
			犬	猫	
狂犬病	100%	なし	0%	0%	ワクチン
Capnocytophaga 感染症	33.3%	あり	74%	57%	抗生物質
Pasteurella 感染症	0%	あり	75%	99%	抗生物質

（荒島康友：犬・猫の咬掻傷感染症 各論1 *Capnocytophaga* 感染症 注目すべきニュータイプ：死亡率33.3%　昨日元気で，今日ショック！．大塚薬報 2011；667：30-3．より引用）

表3　犬・猫咬傷による重要な感染症

	原因		潜伏期間	局所症状・経過	予後・治療
	犬	猫			
Pasteurella 感染症	◎	◎	数時間～2日	腫脹，発赤，発熱（多くは蜂窩織炎）浸出液がスペルマ様の異臭を放つ	死亡例あり AMPC/CVA
Capnocytophaga 感染症★	○	○	約5日（2～14日）	「昨日元気で，今日ショック！」咬傷の大小に無関係，発症はごくまれだが，突然敗血症で発症することが多い	死亡率30～40% AMPC/CVA（基礎疾患あり50%，なし43%）
ネコひっかき病	△	◎	18.9±13.2日（4～50日）	3～10日後に患部小丘疹 12日後（5～50日）リンパ節腫脹（95%）不明熱，リンパ節腫脹の鑑別疾患，まれに肝脾腫大症，脳症	死亡例なし（0.25%が脳症発症）ノミが媒介，夏～秋に発症が多い CAM，AZM，MINOなどが有効
狂犬病	◎	○	10～90日（～数年）	治癒した皮膚の知覚過敏，疼痛，発熱，不安感，倦怠感，恐水症	死亡率100% 曝露後免疫グロブリンワクチン（犬用・ヒト用）
破傷風		△	数日（まれに20日以上）	汚染程度が高い場合に疑う 毒素による症状 開口障害が初期症状として多い	感染予防 咬傷に起因した発症の報告はまれ

★：舐められただけで感染したと考えられた例のあるもの
◎：原因となる頻度の高いもの　△：まれに原因となるもの

（荒島康友：犬・猫の咬掻傷感染症総論．大塚薬報 2011；665：34-8．より一部改変）

■ 知ってほしいデータ

① *Capnocytophaga* 感染症はまれではあるが，咬傷翌日には敗血症となり，致死率33.3％もある重要な感染症である．*Capnocytophaga* 感染症は2000年頃より報告されるようになり，わが国でも2010年で15例の報告がある．ヒトに重篤な症状を引き起こす *Capnocytophaga carimorus* は咬掻傷だけでなく，皮膚・粘膜を舐められただけで感染したと考えられる症例の報告もあり，犬・猫咬掻傷において，わが国では最も注意すべき感染症といえる．AMPC/CVA が有効であり，予防投与が勧められる．また，咬掻傷が軽症な場合は本症を発症して受診されることもあるので注意する．

② 狂犬病は50年以上国内発生はなく，輸入症例のみ存在する．国内では曝露後予防として局所に接種する抗狂犬病免疫グロブリンは国内未承認であり，海外で受傷した場合，現地で初期対応の必要がある．その後，組織培養不活化狂犬病ワクチン（国産：化学及血清療法研究所）を使用することとなる．曝露前予防として狂犬病ワクチンを接種しておけば，曝露後の免疫グロブリン投与は必要ないため，流行地域に長期滞在する場合はワクチンの接種を勧める．

【現場で可能な処置】
- 水道水と石けんで十分に洗浄する．
- 出血が著しい場合は，駆血せずに出血部位のみを圧迫止血する．

処置後の対応

重篤な感染症（化膿性関節炎，骨髄炎など）が発症する可能性を説明する．
創の状態のみならず，神経症状や全身状態の変化に注意して経過観察を行う．
顔面や口唇の外傷を伴うことも多く，複雑な創の場合は形成外科へコンサルトする．
腱の断裂，関節・骨の損傷などがあれば，整形外科へコンサルトする．

■ 専門医紹介のタイミング
- 神経症状がある場合は破傷風を疑い，速やかに専門医に紹介する．
- 顔面や口唇の複雑な創の場合は，形成外科専門医を紹介する．
- 腱断裂，関節，骨損傷を伴う場合は整形外科専門医を紹介する．

Key Reference

1) 萩野隆光：外傷と感染症．感染防止 2009；19：10-7.
2) Atkinson W, et al, eds: Tetanus. Epidemiology and Prevention of Vaccine-Preventable Diseases (12th ed). Washington, DC: Public Health Foundation; 2011. p291-300.
3) 荒島康友：犬・猫の咬掻傷感染症総論．大塚薬報 2011；665：34-8.
4) 荒島康友：犬・猫の咬掻傷感染症 各論1 Capnocytophaga 感染症 注目すべきニュータイプ：死亡率33.3％ 昨日元気で，今日ショック！．大塚薬報 2011；667：30-3.
5) 山本舜悟：狂犬病．アレルギー・免疫 2008；15：1521-7.

10 軟部組織の処置

虫刺傷（ハチ）

赤木智徳

> **ここがポイント**
> - ハチ刺傷により，局所反応のみならず全身アレルギー反応を生じることがある。
> - 多くの局所反応は一過性だが，large local reaction と二次感染の発症に注意する。
> - 日本では，全身アレルギー反応（アナフィラキシー反応）で年間 20〜30 人死亡している。
> - 全身アレルギー反応治癒後，再度のハチ刺傷による全身アレルギー反応の予防や治療目的のため，免疫療法やエピペンの処方を考慮する。

疾患概念

有翼の膜翅目（winged hymenoptera）のスズメバチ科もしくはミツバチ科の昆虫（図1）の針による刺傷。

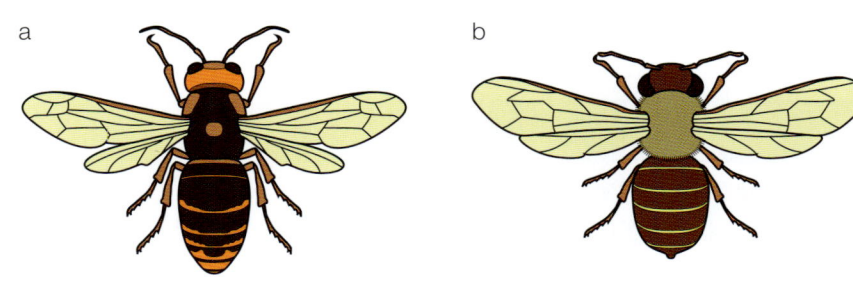

図1 スズメバチ（a）とミツバチ（b）

定義

ハチ刺傷に起因する local reaction（局所反応）と systemic allergic reaction（全身性アレルギー反応）。

病態（病因と病態の進行）

■病因

ハチの毒液はさまざまな生理活性物質の混合物であり，ヒスタミン，神経毒（セロトニン，アセチルコリン），ペプチド（ホーネットキニン，マストパラン，マンダラトキシン，ベスパキニン），蛋白質（ホスホリパーゼ，プロテアーゼ）などを含む。これらの物質が生体内酵素によって消化され，破壊された組織を通じて皮下組織に拡散，さらに血管系を通じてひどい時は全身を巡り全身アレルギー反応を引き起こす。

■ 病態

病態はヒト生体での reaction により 2 つに分類される。

1. local reaction

針刺傷部および周囲に限局された症状（灼熱感，疼痛，発赤，膨疹）を認める。reaction の程度はマイルドで一過性（数時間）であるが，一部の症例では，large local reaction や二次感染を起こすことがある。

〈large local reaction〉

local reaction の約 10％は発赤，腫張が 1 ～ 2 日間徐々に増大し，改善するのに 5 ～ 10 日間を要する。これを large local reaction という。典型的な腫張範囲は直径約 10cm にもなる[1,2]。

2. systemic allergic reaction

毒針による最も危険で深刻な反応は systemic allergic reaction である。アナフィラキシー反応ともいい，onset から短時間に死に至ることがある。日本では，年間 20 ～ 30 例死亡している。

1 回の刺傷で重篤な生体反応を起こし，毒針によるアナフィラキシー反応は，ときにエピネフリンに反応しない。アナフィラキシー反応は毒針受傷例の 0.3 ～ 3％に発症するといわれている[3-5]。

治療のための疾患分類および処置法

病態で記載した分類により治慮方針が決まる。

■ 局所反応

1. local reaction

- 典型的なハチ刺傷の local reaction は発赤と 1 ～ 5cm 範囲の疼痛を伴う腫張であり，この刺傷部の症状は受傷後数分で発生するが，数時間で消失する。ときに，腫張は 24 ～ 48 時間継続することがある。
- このような合併症のない local reaction に対しては冷却圧迫を行う（1 回 15 分冷やし，15 分休む）。

【処方例】

鎮痛が必要な場合，ロキソニン®（60mg）：1T を頓服投与。

瘙痒の軽減もしくは予防のため，抗ヒスタミン薬ポララミン®（2mg）：1T，1 日 1 ～ 4 回服用。さらにステロイドクリームとしてオイラックス H®（5g）：1 本，外用も有用。

2. large local reaction

本病態に対する治療法に関した比較検討の報告はない。

【一般的な対処法】

①冷却圧迫を速やかに行う。刺傷部が四肢であれば挙上する（図 2）。

②経口にてステロイドを投与する。これにより腫張が改善する可能性がある。

③非ステロイド性抗炎症薬（NSAIDs）投与にて疼痛緩和を図る。
④痒みに対して抗ヒスタミン薬，ステロイドを投与する。

【現場で可能な処置】
①針が残る場合は除去（図3）。
②水で洗う。
③四肢の刺傷の場合は，毒の拡散防止のために中枢側を軽く緊縛する。
④アンモニア塗布は有効でないとされており，塗るのであれば抗ヒスタミン軟膏を塗布ののち水で冷やす。

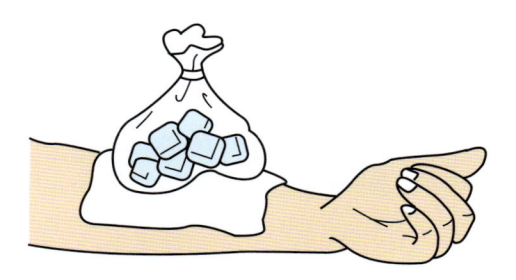

図2　冷却圧迫

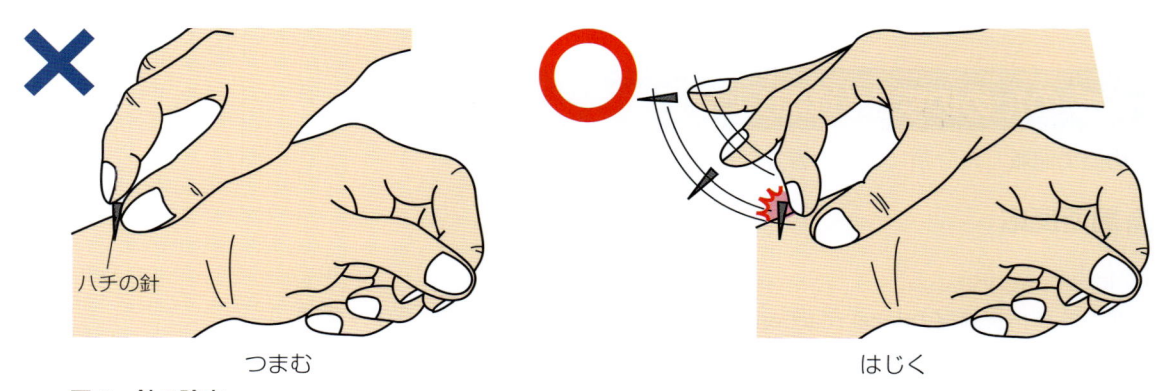

図3　針の除去
つまむと毒液が注入するので，指などではじきとばす。

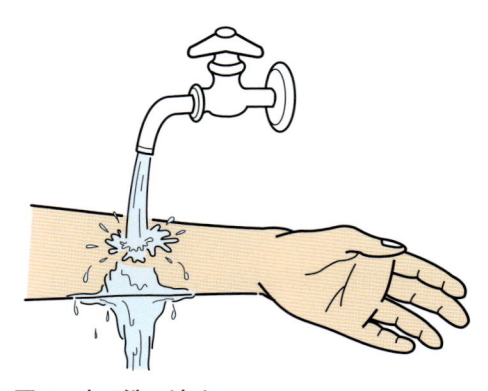

図4　水で洗い流す

【処方例】
- local reaction 時の処方に加え，全身ステロイドの処方を行う。プレドニゾロン（5mg）を経口にて 40 ～ 60mg 投与し，症状の経過をみて 2 ～ 5 日かけて漸減する。

■ 知ってほしいデータ

観察研究にて，large local reaction の既往をもつ症例では 10％において systemic allergic reaction を起こすリスクがあることが報告されている[6]。

3. 二次感染

たいていの場合感染を起こすことはない。ハチが腐食した食物の細菌を伝播することによると推定される。受傷後 3 ～ 5 日経過しても発赤，腫張，疼痛の悪化傾向があり，発熱を認めれば感染が疑われる。

少しでも感染が疑われれば抗生剤投与，水洗浄を行う。

■ systemic allergic reaction

アナフィラキシー反応ともいい，onset から短時間で死に至ることがある。この所見がみられる場合は救命処置を行う（詳細はアナフィラキシー反応に対する治療を参照）。

【処方例】
- 気道確保，酸素投与。
- 静脈ルート確保 1,000 ～ 1,500mL/ 時で急速点滴静注。
- 気管支痙攣による喘息様呼吸がある場合，ネオフィリン®（250mg）：1A を 5％ブドウ糖で 20mL に希釈，10 分程度かけて静注。
- ボスミン®（1mg）：0.3 ～ 0.5mg（1/3 ～ 1/2A）1 回静注
- 血圧安定化のため，カタボン®Hi：600mg/200mL（3,000μg/mL）を 3 ～ 5mL/ 時で点滴静注
- ステロイド（メチルプレドニゾロン：0.2mg/kg もしくは 125mg 静注）
- ヒスタミン受容体の拮抗のために，ポララミン®（5mg）：1A を 1 分以上かけて静注，またガスター®（20mg）：1A を生食で 20mL に希釈し 1 回静注

処置後の対応

アナフィラキシー反応に対する急性期治療後の対応について述べる。

毒液免疫療法により再度ハチ毒受傷の際，アナフィラキシー反応を抑えることができる。退院前にアレルギー／免疫専門医に紹介もしくはコンサルトする。この免疫療法により，再度のアナフィラキシー反応のリスクが30〜60％であるのが，10％以下まで減少できる[7]。

山中でハチ毒受傷によるアナフィラキシー反応を抑えることができないことが予想されるときには，インフォームドコンセントのもと，エピペン®1本を処方する。

> **専門医紹介のタイミング**
> - アナフィラキシー反応に対する急性期治療後は，再度の蜂刺傷によるアナフィラキシー反応の発生を防ぐため，専門医に紹介し immunotherapy を受けるよう指示する。

Key Reference

1) Moffitt JE, Golden DB, Reisman RE, Lee R, Nicklas R, Tilles SA, et al: Stinging insect hypersensitivity: a practice parameter update. J Allergy Clin Immunol 2004; 114: 869-86.
2) Severino M, Bonadonna P, Passalacqua G: Large local reactions from stinging insects: from epidemiology to management. Curr Opin Allergy Clin Immunol 2009; 9: 334-7.
3) Sampson HA, Muñoz-Furlong A, Campbell RL, Adkinson NF Jr, Bock SA, Decker WW, et al: Second symposium on the definition and management of anaphylaxis: summary report–Second National Institute of Allergy and Infectious Disease/Food Allergy and Anaphylaxis Network symposium. J Allergy Clin Immunol 2006; 117: 391-7.
4) Graif Y, Romano-Zelekha O, Livne I, Green MS, Shohat T: Allergic reactions to insect stings: results from a national survey of 10,000 junior high school children in Israel. J Allergy Clin Immunol 2006; 117: 1435-9.
5) Golden DB: Insect sting anaphylaxis. Immunol Allergy Clin North Am 2007; 27: 261-72.
6) Freeman TM: Clinical practice. Hypersensitivity to hymenoptera stings. N Engl J Med 2004; 351: 1978-84.
7) Reisman RE: Natural history of insect sting allergy: relationship of severity of symptoms of initial sting anaphylaxis to re-sting reactions. J Allergy Clin Immunol 1992; 90(3 Pt 1): 335-9.

10 軟部組織の処置

マムシ咬傷

川野雄一郎

> **ここがポイント**
> - マムシの時期は，春から秋（特に 7 〜 9 月）。
> - マムシ毒は，出血毒。
> - 治療の基本は，局所治療（消毒，切開・排毒，減張切開）と全身治療。
> - 治療方針決定の指標は局所腫脹の伸展範囲（Grade 分類）。

疾患概念

ニホンマムシ（日本蝮，*Gloydius blomhoffii*：図 1），クサリヘビ科マムシ属による咬傷。

定義

マムシ咬傷に起因する，ヒト生体における局所および全身反応。

病態（病因と病態の進行）

■ 病態（毒素）

ニホンマムシ毒は出血毒の一種で，マウス腹腔内投与による致死量（LD_{50} 値）は 1.22±0.40mg/kg とされる[1]。

【主な成分と作用】
- ブラジキニンを遊離する酵素：末梢血管を拡張し，血圧を降下させる。
- ホスホリパーゼ A_2：溶血作用に関与する。
- トロンビン様酵素：細胞膜を溶解する酵素や血液凝固系に作用する。
- アリルアシダーゼ，エンドペプチダーゼ：蛋白質分解酵素で，咬傷部の骨格筋変性に作用する。
- 出血因子：毛細血管に作用し，強力に体内出血を誘発する。

図 1　ニホンマムシ

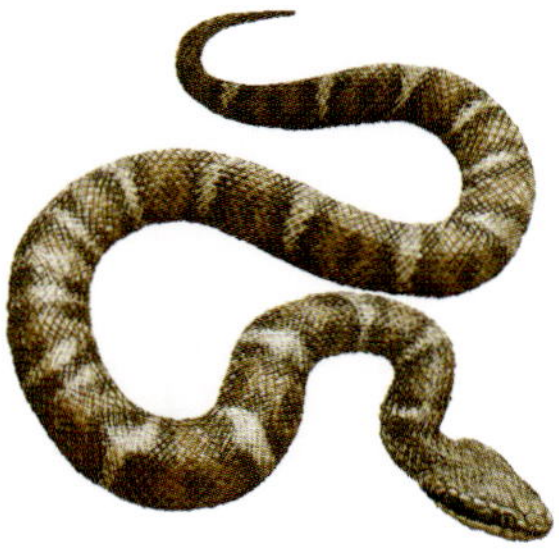

治療のための疾患分類および処置法

■ 来院までの対応

①受傷部位の処置
- 近位側緊縛：咬傷部の 10〜20cm 近位側を皮下静脈のみ圧迫する程度の強さで緊縛する。
- 安静保持：安静にして心臓より低い位置を保持する。

②迅速な来院を指示
- 慌てて走ったりすると局所の毒が全身に回る危険があるため，安静かつ迅速な来院を指示する。

■ 来院後の対応（図2）[2]

1．検査

- 局所所見からマムシ咬傷であることを確認。
  マムシ咬傷の場合，牙痕が，くっきりと2個あることが多く（図3），腫脹・疼痛はほぼ必発する。
- バイタルサイン，全身所見，アレルギーおよび抗血清治療の既往歴をチェック。全身症状として，複視・霧視・嘔吐・心悸亢進・乏尿などが認められ，全身症状合併例は重症例として取り扱う。

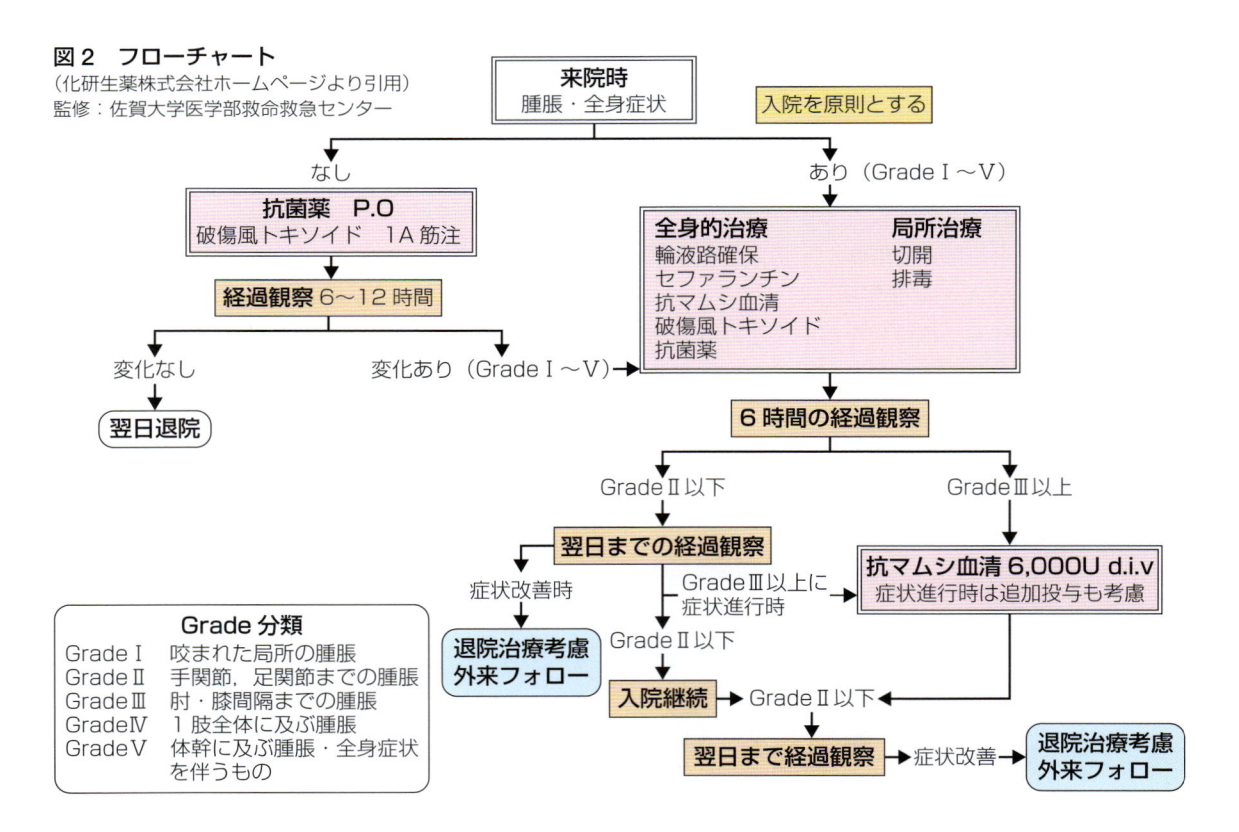

図2　フローチャート
（化研生薬株式会社ホームページより引用）
監修：佐賀大学医学部救命救急センター

Grade 分類
- Grade Ⅰ　咬まれた局所の腫脹
- Grade Ⅱ　手関節，足関節までの腫脹
- Grade Ⅲ　肘・膝関節までの腫脹
- Grade Ⅳ　1肢全体に及ぶ腫脹
- Grade Ⅴ　体幹に及ぶ腫脹・全身症状を伴うもの

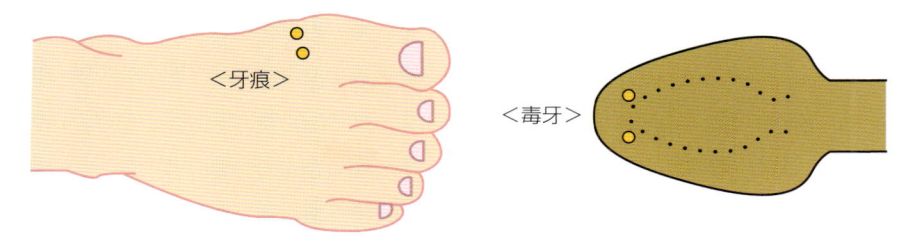

図3　牙痕
(化研生薬株式会社ホームページより引用)

アレルギー歴や血清使用の既往歴がある場合は，アナフィラキシーショックや血清病によるショックを起こすことがある。
- 局所所見から腫脹の進展範囲（Grade）を評価（図2）。
- 輸液・採血：細胞外液による十分な補液と採血を行う。
  腫脹を認める全例に採血を行い，検査項目（WBC・PLT・CRP・AST・LDH・CPK・BUN・Cr など）をチェックする。
  腫脹により Hb・Ht・BUN・WBC が上昇，筋壊死により GOT・GPT・LDH・CPK が上昇する[3]。

2. 治療

- 局所の治療（消毒・切開・排毒・減脹切開）。
  イソジン®などで消毒し，局所麻酔後，牙痕に沿って5mm程度切開する。局所の圧迫・吸引により蛇毒の排出に努めながら，生理食塩水で局所の洗浄を行う。
- 全身的な治療。
  a. 輸液路の確保
     - 1号輸液または乳酸リンゲル液を 5～20mL/kg/時で投与する。
     - 1mL/kg/時以上の利尿が目標。
  b. セファランチン®1A（10mg）＋生食 20mL を静注
     - 副作用はほとんどないため全例腫脹が引くまで連日投与する。
     - 生体膜の安定化作用を有しマムシ毒による溶血を阻止すると考えられているが，有効性について十分なエビデンスはない[4,5]。
  c. マムシ抗毒素血清 1A（6,000U）＋生食 100mL を側管より点滴静注
     - 受傷後1～2時間の症状が Grade Ⅲ以上のものには投与すべき。
     - 使用時には必ず感作テストを実施する。
     - 副作用としてアナフィラキシーショックが約5%，血清病が10～20%に起こりうる[6]。使用時には十分な説明・同意が必要。
     - 最近では重症例には積極的に投与すべきとされている[7,8]。
  d. 破傷風トキソイド 1A（0.5mL）筋注
     - 基本的に全例に投与する。
  e. 広域スペクトラムの抗菌薬：点滴静注
     - 創部感染予防のために，全例に投与する。
     - 翌日より内服薬でも可能である。

f. 減張切開
- 腫脹部に対する減張切開，乱切に関してはさまざまな意見があるが苦痛緩和に有効であったとの報告もある[9]。

g. 重症時プロテアーゼインヒビター静注
- 重症例には各種サイトカインによる全身的反応の予防・改善に投与を考慮する。
- 呼吸不全を呈した報告もあり[10]，全身状態の注意深い観察が必要。

h. 急性腎不全時：CHDF（continuous hemodiafiltration）を考慮

処置後の対応

腫脹を認める例では，入院継続・経過観察する。

腫脹を認めない例でも入院にて経過観察し，遅れて進行してくる病状に対応する。

■ 知ってほしいデータ

マムシは琉球列島を除く日本の全土に分布している。春から秋，特に7～9月に多くみられる。体長は45～60cm，胴が太く尾が短い。マムシ咬傷自体は近年漸減傾向にあり，都市部ではほとんどみられない。しかし，農村，山岳地域では依然として多く，日本全国では年間1,000例以上の報告があり，死亡例も年間約10例といわれている[11]。

専門医紹介のタイミング

- 呼吸機能・腎機能低下者では呼吸不全，腎不全をきたす可能性が高いため速やかに専門医に紹介する。

Key Reference

1) 阿部　岳ほか：ニホンマムシ毒（Agkistyodon halys blomhoffi）毒による致死および循環器障害に対するCepharanthinの作用．日薬理誌 1991; 98: 327-36.
2) 化研生薬株式会社ホームページ．(http://www.kakenshoyaku.com/01/index2.html)
3) 真栄城優夫ほか：毒蛇咬傷．救急医 1979；3：1378-83.
4) 海老沢功ほか：マムシ咬傷に対するセファランチン療法の問題点．日本医事新報 1994；3677：46-9.
5) 石川浩史ほか：マムシ咬傷40例の臨床的検討．日外感染症会誌 2008；5：33-7.
6) 上里浩史：毒蛇咬症．最新皮膚科学大系（2巻）．中山書店，東京，2003．p303-16.
7) 内藤宏道ほか：マムシ咬傷．中毒研究 2007；20：217-21.
8) 上田厚登ほか：マムシ咬傷21症例の臨床的検討．西日皮 2007；69：542-6.
9) 岡村直孝ほか：マムシ咬傷における苦痛緩和のための減張切開の効果；減張切開の2例と非切開の1例の比較検討．救急医 2009；33：1109-13.
10) 中村賢二ほか：マムシ咬傷により急性腎不全および呼吸不全を呈したが救命しえた1例．日救急医会誌 2010；21：843-8.
11) 瀧　健治ほか：マムシ咬傷の治療法の変遷．新薬と臨床 2006；55：177-92.

10 軟部組織の処置

伏針

井上崇弘, 籾井眞二

> **ここがポイント**
> - 刺入された異物の種類や肉眼での確認の有無により処理が異なる。
> - 異物が刺入部から確認できる場合には，鉗子による把持による摘出か，切開による摘出を行う。
> - 異物が体表から確認できない場合には，X線かエコーにより位置・深さ確認の後，切開・摘出する。
> - 釣り針の際は「返し」を処理した後に摘出。爪下に刺さっているときには，V字状に爪を切開して摘出。

疾患概念および定義

縫い針や釣り針などの針，あるいは先端の尖ったものが刺さり，体表から皮下組織・筋肉・関節内などに迷入した状態。

病態（病因と病態の進行）

異物の刺入そのものによる炎症反応から，あるいは感染の合併から局所の疼痛・発赤・腫脹といった症状をきたす。

炎症反応が乏しいまま，あるいは感染を合併せずに経過し，長期の経過を呈する場合もある。

新鮮例や感染合併例では基本的に速やかに摘出を試みるべきであるが，無症状の古い皮下異物の場合はその場で緊急に摘出する必要はなく，後日十分な準備を整えて摘出してもよい。

治療のための疾患分類

特に分類法はないが，刺入した異物の種類や肉眼的に異物が確認できるか否かによって診断法や処置法が異なってくるため，これらの違いを念頭に置いて診断・処置に臨むことが肝要である。

処置法

■診断

- まず十分な問診を行い，刺入された異物の種類や部位，深度などを推定する。
- 金属針などのX線非透過性の異物の場合は，X線撮影を最低でも二方向で行い，異物の位置を特定する。ガラス片・木片などX線透過性の異物の場合でも，軟線撮影で異物を描出できることがある。

10 軟部組織の処置

- 深部に異物が存在する場合などでは，ときに CT も有用なことがある。
- 最近では，体表用プローブ（10MHz 程度）を用いたエコーでの異物探索が有用との報告がなされている。

> ■ 知ってほしいデータ
>
> Blankstein らは，X 線陰性の軟部組織異物が疑われた 21 症例中 19 例においてエコーによる異物の検出が可能であったと報告している。
> （Blankstein A, et al: Ultrasonography as a diagnostic modality and therapeutic adjuvant in the management of soft tissue foreign bodies in the lower extremities. Isr Med Assoc J 2001; 3: 411-3. より）

■ 麻酔と止血

- 麻酔は局所麻酔や伝達麻酔にて行い，四肢深部の異物では腕神経叢ブロックや脊椎麻酔も考慮する。局所麻酔は注射時に組織内の出血をきたして異物探索の妨げになることがあるため，伝達麻酔またはエピネフリン添加局所麻酔薬での局所麻酔（手指・足趾を除く）が望ましい。
- 手指や足趾の伝達麻酔には metacarpal block や Oberst 麻酔があるが，Oberst 麻酔は末梢の循環障害をきたす可能性があるため metacarpal block（エピネフリン無添加局所麻酔薬を 6mL 程度使用する：**図1**）が推奨される。手指・足趾では末梢の循環障害をきたす可能性があるため，エピネフリン添加局所麻酔薬は使用しない（**p.336** 参照）。
- 出血は異物探索の妨げになるため，駆血を行ったほうがよい。手指などの場合は，ネラトンカテーテルやゴム手袋を用いた駆血が有効である（**図2**）。四肢深部の異物ではターニケットの使用も考慮する。

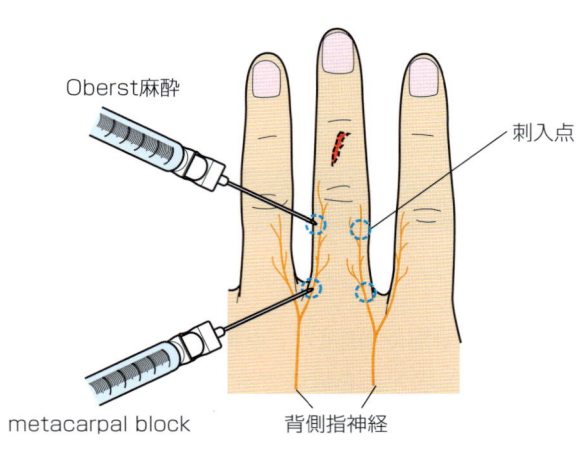

図1 手指の伝達麻酔

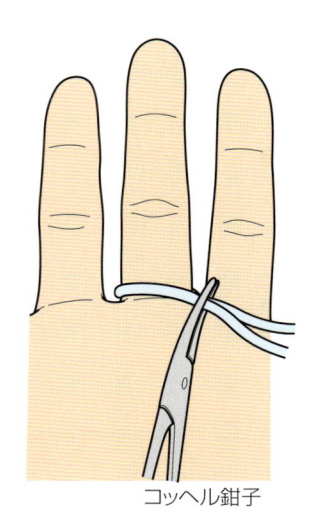

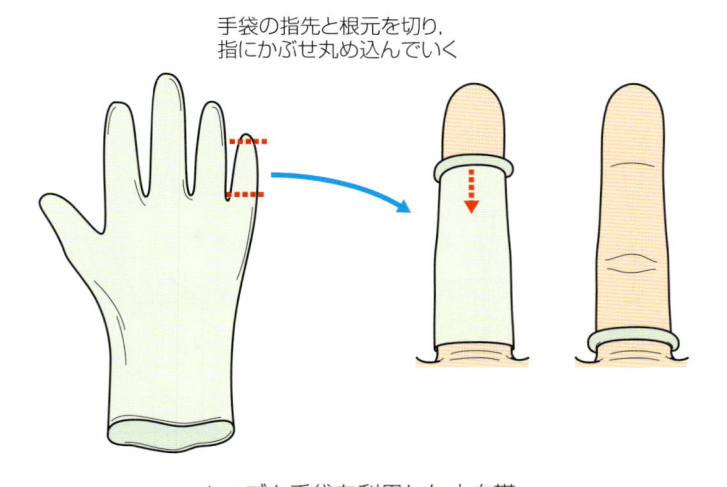

a：ネラトンチューブを用いた止血帯

手袋の指先と根元を切り，指にかぶせ丸め込んでいく

b：ゴム手袋を利用した止血帯

図2　駆血

■処置

1. 異物が刺入部に露出している・刺入部から確認できる場合

- 異物が刺入部に露出している場合は，モスキート鉗子や異物摂子で異物をしっかり把持し摘出する（ただし強く把持しすぎて異物が破損して一部遺残しないよう，力加減に注意する）。露出はしていないが表面から確認できる場合も，刺入創や小切開創からそのまま摘出できる場合がある。

2. 異物が体表から確認できない場合

- X線で異物が確認できる場合，X線透視下に摘出を行う。異物の位置が深い場合はX線透視下に異物の両端付近へ23G程度の注射針・カテラン針を刺入すると，異物の立体的な位置を把握するうえでのガイドとなる（図3）。
- エコーで異物が見出された場合は，プローブに滅菌カバーを掛けてエコーで探索しながら摘出することも可能である。
- 原則的には，異物の長軸に対し直交する方向に切開を入れたほうが異物を発見しやすい（図4）が，部位によっては皮膚の皺に沿った切開を考慮してもよい。
- 足底などで異物が深部にある場合は，V字型の切開を置くと広い視野が得られる（図5）。
- 関節にかかる部分では，関節の皺に直交する切開を置くと後で拘縮をきたすことがあるため，ジグザグに切開を置く（図6）。
- 切開創から異物へ向けてモスキート鉗子などで剥離を進め，異物を探し，鉗子や摂子でこれを把持して摘出する。切開・剥離の際，血管や神経を損傷しないよう注意する。

10 軟部組織の処置

図3 異物摘出のためのガイド
異物の両端付近へ針を挿入する

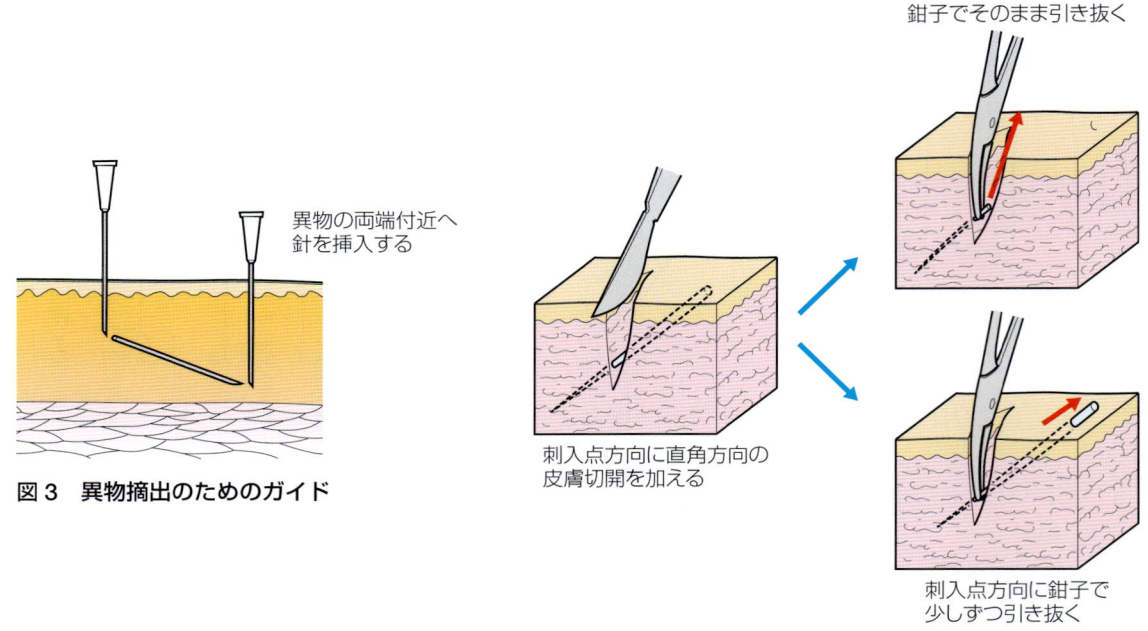

図4 異物摘出のための切開
刺入点方向に直角方向の皮膚切開を加える
鉗子でそのまま引き抜く
刺入点方向に鉗子で少しずつ引き抜く

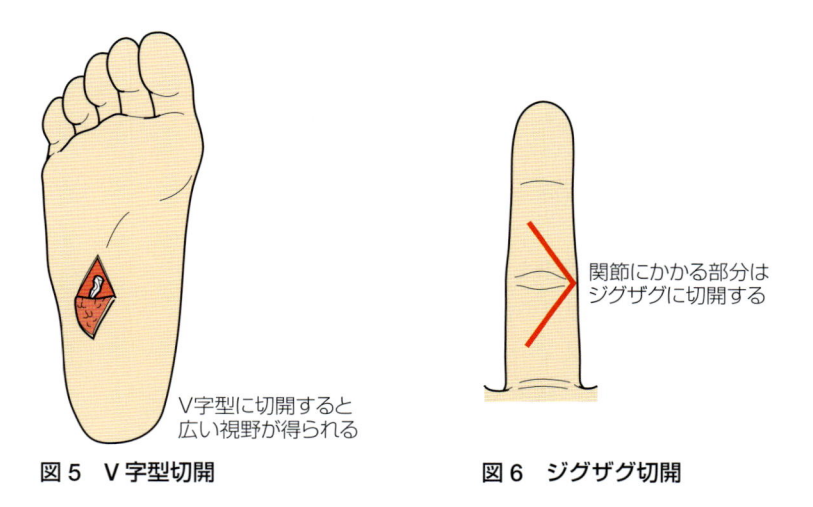

図5 V字型切開
V字型に切開すると広い視野が得られる

図6 ジグザグ切開
関節にかかる部分はジグザグに切開する

- 異物摘出後は創内の止血と異物の残存がないことを確認し，創内を十分量の水や生食で洗浄（注射器で噴射すると，物理的な洗浄効果が高い）した後，3-0から5-0のナイロン糸で創を縫合閉鎖する。感染合併例や感染のリスクが高い症例では，開放創とすることやドレーン挿入を考慮する。処置終了後再度X線撮影を行い，異物の残存がないことを確認する。

3. 異物が画像でも確認できない場合
- 問診などから異物遺残の可能性を検討し，遺残の可能性が高く受傷から時間が経っていなければ，刺入部の位置と方向から異物の位置を推定して切開・摘出を試みる。
- 異物を発見できない可能性も高く，発見できなければ経過観察とし，炎症所見を呈した時点で対処する。

4. 釣り針
- 釣り針はいわゆる「返し」があるため，そのまま引き抜くことが困難なことが多い。針を把持していったん針を進め，「返し」を皮膚から突き出して切離した後，引き抜くとよい（図7）。この方法での除去が困難な場合や汚染が強く洗浄を考慮する場合は，皮膚切開をおいて摘出してもよい。

5. 爪下に異物が刺さった場合
- 爪下に異物が刺さった場合は，エレバトリウムなどで爪と爪床を剥離した後に，爪をV字状に切除すると異物が除去しやすい（図8）。

6. 処置の際の注意点
- 伏針・皮下異物はその種類や部位・深さによって処置の難易度も大きく異なるため，予想外に異物の発見・摘出が困難なことがある。処置には十分な準備と時間の余裕をもって臨むべきである。
- 筋肉・腱や血管・神経の損傷が疑われる場合などは，整形外科医へのコンサルトを考慮する。

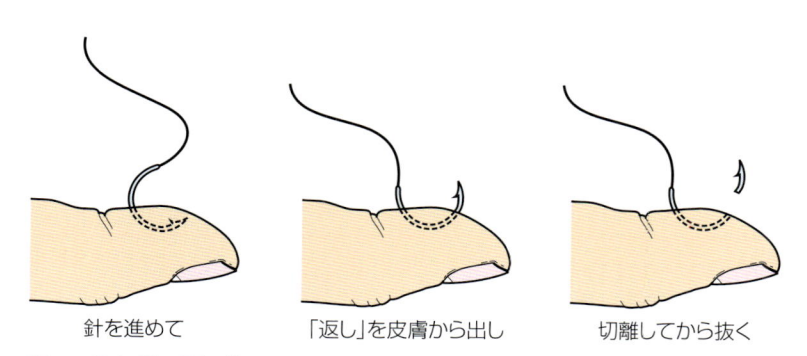

針を進めて　　　「返し」を皮膚から出し　　　切離してから抜く

図7　釣り針の引き抜き

爪をV字型に切除する

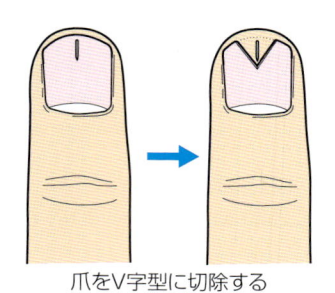

図8　爪下異物の摘出

処置後の対応

- 抗菌薬の投与は，創の深さや汚染の程度を考慮して行う．創が浅く汚染も乏しい場合は投与不要だが，創が深い場合や軽度の汚染がある場合はセフェム系の経口薬を数日分処方する．汚染が強ければセフェム系の注射薬を数日投与する．
- 破傷風予防のため，破傷風トキソイドは投与したほうがよい．汚染が強ければ破傷風免疫人グロブリンの投与を考慮する．
- 肉眼や画像診断で確認できないような異物が残存する可能性と，それに伴う感染・疼痛などの症状について，患者に説明する．
- 感染や異物残存の可能性を考慮しつつ，経過観察を行う．

【処方例】
・汚染が軽い場合
　フロモックス®（100mg）：3T，分3　または
　バナン®（100mg）：2T，分2　など
・汚染が強い場合
　セファメジンα®（1g）：2キット，分2　または
　ロセフィン®（1g）：1〜2キット，分1〜2　など
　破傷風トキソイド
　　沈降破傷風トキソイド（0.5mL）：1V，筋注または皮下注
　破傷風免疫ヒトグロブリン
　　テタノブリン®（250単位）：1V，筋注　または
　　テタノブリンIHR（250単位）：1V，静注
・疼痛時
　ロキソニン®（60mg）：1T，頓用　など

> **専門医紹介のタイミング**
> - 筋肉・腱や血管・神経損傷を疑う場合は，専門医へ紹介する．

Key Reference

1) 伊巻尚平ほか：異物（伏針，木片，その他）．救急医 2004；28：1423-6.
2) 高島　勉ほか：伏針の治療．外科 2008；70：1398-402.
3) 樽井武彦ほか：伏針．消外 2010；33：616-8.
4) 漆舘聡志ほか：異物（伏針，木片，その他）．救急医 2010；34：826-8.
5) Halaas GW: Management of foreign bodies in the skin. Am Fam Physician 2007; 76: 683-8.

10 軟部組織の処置

鉛筆の芯による刺傷

吉住文孝

> **ここがポイント**
> - 鉛筆の芯による刺傷は，黒色斑と芯の残存による遅延性異物反応。
> - 芯の成分は低毒性で鉛中毒とは関連なし。
> - 異物残存の可能性はきわめて低い。疑われた場合はX線検査か超音波検査。
> - 治療原則は，異物除去と黒色斑の予防と感染対策。

疾患概念・定義

先が尖った鉛筆（シャープペンシル）の芯による刺傷。芯が皮膚に刺さった状態。受傷部皮膚に残存する黒色斑（**図1**）。

病態（病因と病態の進行）

■ 病因

鉛筆の芯はグラファイト（炭素からなる元素鉱物，石墨）と粘土をセラミック化させた後，食用油脂を含浸して完成される。芯の主成分であるグラファイト，粘土に含まれるケイ素，油脂はいずれも低毒性であり，鉛中毒との関連性は認めない[1]。

■ 病態

- 鉛筆の芯は低毒性ではあるが，芯が残った場合には遅発性の異物反応を起こすことが報告されている（**表1**）[2]。
- 数年から数十年の潜伏期に芯が分解され石墨が組織に浸透し，浸透した石墨に対してマクロファージの活性化が起こり肉芽腫を形成することがある[1～3]。

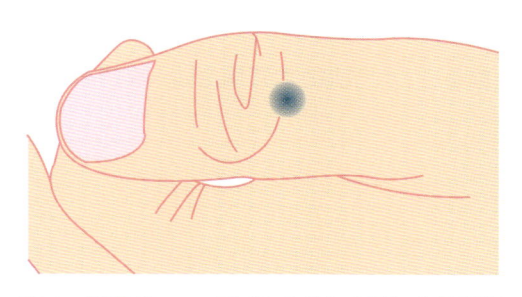

図1 鉛筆（シャープペンシル）の芯による刺傷

表1 国内外における遅発性の異物反応の報告例のまとめ

年齢	3～74歳（成人13例，小児6例，不明1例）
性別	男性9例，女性11例
潜伏期間	1～59歳（成人5～59年，小児1～6年）
部位	頭頸部　6例　　前腕部　1例　　手　5例 大腿部　1例　　下腿部　2例　　足　5例

（石川めぐみほか：Pencil-core granulomaの1例. 臨皮 2007；61：1078-80. より引用）

治療のための疾患分類および処置法

- 受傷部の触診，視診を行い異物の有無を確かめる．明らかでない場合はX線検査や超音波検査を行い異物の存在を否定する．
- ほとんどの場合は異物の残存はなく，黒色斑が異物の残存のように見えるだけである．処置としては黒色斑の予防を第一に考える．

【現場で可能な処置】
- 異物が残っている場合には除去．
- 創部の洗浄．
- 黒色斑の量を減らすために，創部に局所麻酔を行いメスの刃先端部で皮膚を削皮する（図2）．

【初診時にしてはいけないこと】
- 術後の瘢痕が黒色斑よりも醜形を呈することが多いため，初診時に創部全体を切除してはならない．
- 肉芽腫形成時：X線検査や超音波検査を行い，異物を確認し除去する．

■ 知っておこう！

鉛筆の芯が異物として残存していないことのほうが圧倒的に多く，多くは石墨の粒子が埋まっているだけである．処置としては，切除などは行わず黒色斑の予防を第一に考える．

処置後の対応

患者に感染の徴候について注意するよう説明する．
黒色斑が永久に残る可能性はあるが，後から切除可能であることを説明する．

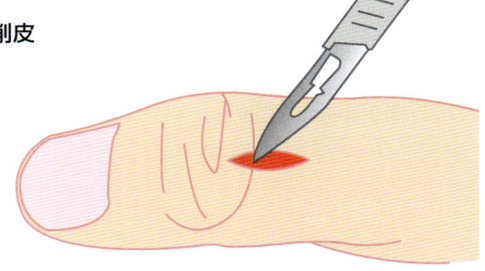

図2　黒色斑部皮膚の削皮

専門医紹介のタイミング
- 残芯や肉芽腫除去を考慮した場合に皮膚欠損部が大きくなることが予想された場合は，専門医に紹介する．

Key Reference
1) 井川哲子ほか：Pencil Core Granulomaの1例．皮膚臨床 2007；49：727-30．
2) 石川めぐみほか：Pencil-core granulomaの1例．臨皮 2007；61：1078-80．
3) 加藤愛子ほか：Pencil-core Granulomaの一例．日形会誌 2001；21：711-3．

10 軟部組織の処置

指輪の除去

其田和也

> **ここがポイント**
> - 手指の腫脹に伴う指輪による"締めつけ"では，手指絞扼症の発症に注意する。
> - 指輪の除去には，用手的な除去・テープや糸を用いた除去・指輪切断による除去がある。
> - 用手的な除去では，指輪のすべりをよくすること，浮腫をとること，がコツである。
> - 外傷による骨折の併存が疑われる際には，指輪の切断が望ましい。

疾患概念および定義

種々の原因で手指が腫脹し，指輪が外せなくなった場合，指輪の除去が必要となる。

病態（病因と病態の進行）

外傷や種々の全身疾患などにより，手指が腫脹し，指輪が外せなくなると，指輪が皮膚を締めつけリンパや静脈還流を阻害し，さらに浮腫が増悪する。これを放置すると，血流障害から壊死に陥る可能性もある（手指絞扼症）[1]。

■ 知っておこう！

手指絞扼症（tourniquet syndrome）
指輪や輪ゴムなどで，手指が締めつけられることにより，リンパや静脈還流が阻害され，浮腫が増悪し，血流障害をきたす状態。この状態を放置すると，手指が壊死に陥り，さらに絞扼部位の細菌感染，骨髄炎などを合併することもある。

治療のための疾患分類および処置法

■ 指輪の除去の前にするべきこと[2,3]

- 手指の循環障害の有無をよく観察する（蒼白，チアノーゼ，疼痛，腫脹の増悪など）。
- 受傷機転や，指の変形の有無・指の損傷の程度などにより，骨折が疑われる場合，X線撮影を考慮すべきである。なお，骨折している場合は，骨折部位の安定を維持するため，指輪の切断により指輪を除去したほうが安全である。
- 指輪周辺の皮膚冷却や，マッサージ，患肢の挙上など，浮腫を軽減させうる処置を十分に行う（→現場でも可能な処置である）。
- 疼痛が強い場合，指ブロックなどの麻酔も考慮する。

■実際の除去

1. 用手的な除去

　石けん水，オイル，ゼリーなどを塗布して，皮膚のすべりをよくさせてから，指輪を左右に回転させながら引き抜く（**図1**）。手指を牽引し皮膚を引っ張るようにするとよい。この方法で除去できない場合，手指に駆血帯を巻き，15分程度挙上したのち，同側の上腕に血圧計のカフを巻き，収縮期血圧より50〜75mmHg程度高く加圧し，再度用手的に除去を試みてもよい（**図2**）[2]。

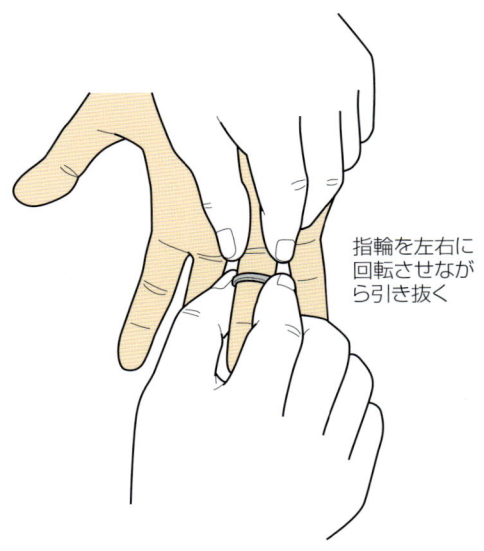

図1　指輪の回転
皮膚を牽引して緊張させてから指輪を回しながら引き抜く。
(Philip Buttraravoli 著，大滝純司監訳. 指輪の除去. マイナーエマージェンシー. 医歯薬出版，東京，2009．p593-7. より引用改変）

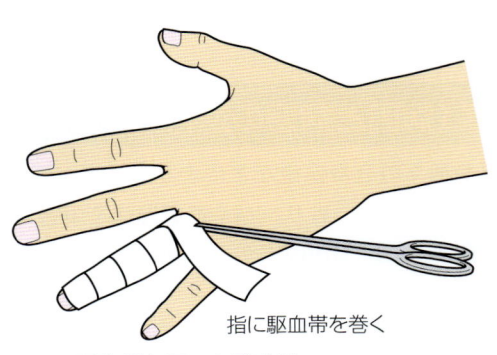

図2　駆血帯を用いた除去法
(Philip Buttraravoli 著，大滝純司監訳. 指輪の除去. マイナーエマージェンシー. 医歯薬出版，東京，2009．p593-7. より引用改変）

2. テープ・糸を用いた除去[4]

①糸（タコ糸など）あるいは綿テープ，血管テープを用意する。
②手指の末梢側から指輪の下をくぐらせ，端を把持する。指輪の周辺にオイルやゼリーを塗布しておいてもよい。
③指輪の末梢側をPIP関節近傍まで適度な強さに巻き付け，端をテープで固定する（**図3a**）。
④把持していたほうの糸を持ち，手指の末梢側に向かって引っ張り，らせん状にほどいていくと，指輪が糸に乗って移動する（**図3b**）。PIP関節を指輪が越えると除去できる。

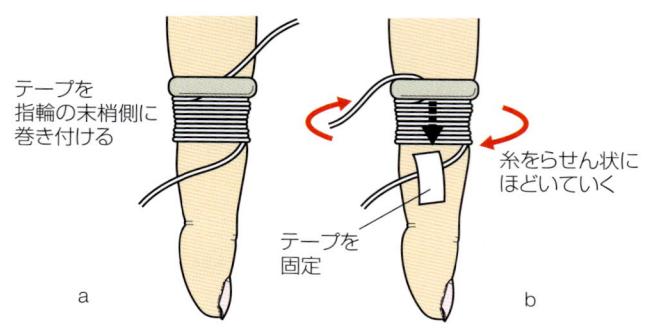

図3　テープによる抜去法
(高田譲二ほか：指輪の除去．臨外 2004；59：321．より引用改変)

■ 指輪の切断による除去[3, 4, 5]

- 前述の方法で除去できない場合には，本人の同意を得たうえで切断を行う．

1. リングカッターによる切断（図4）

　リングカッターは，消防署，病院，宝石店などに常備されている．指輪の台座の反対側の溶接部に当たる部分を切除する．また，一般的に切断は指の掌側で行うが，掌側に皮膚軟部組織になんらかの損傷がある場合はこのかぎりではない．

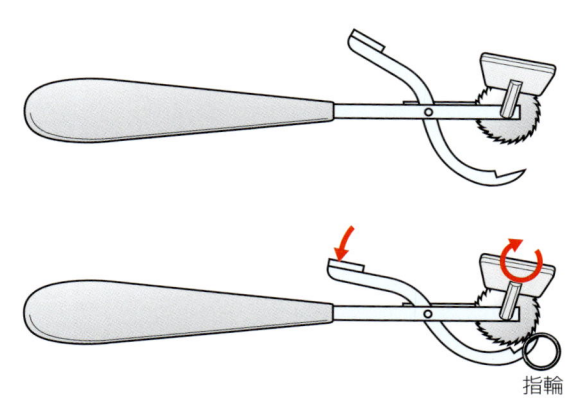

図4　指輪カッターによる抜去法
(葛西　猛：指輪の除去．日医雑誌臨時増刊号 小外科マニュアル．1995；113：82-3．より引用改変)

2. その他の切断法

　整形外科手術用のピンカッターやニッパーなどの工具，歯科治療用のドリル（エアタービン）なども有用である．

処置後の対応

　指輪除去後は，再度患部の観察を十分に行う．裂創や挫創などの創傷治療，骨折がある場合の整形外科への consult などを速やかに行う．

> **専門医紹介のタイミング**
> - 手指壊死をきたしている場合や骨折を伴う場合は，速やかに専門医に紹介する．

Key Reference

1) Peckler B, et al: Tourniquet syndrome: A review of constricting band removal. J Emerg Med 2001; 20: 253-62.
2) Philip Buttraravoli 著，大滝純司監訳．指輪の除去．マイナーエマージェンシー．医歯薬出版，東京，2009．p593-7.
3) 武山佳洋：指輪が取れない．救急医 2010；34：806-7.
4) 高田譲二ほか：指輪の除去．臨外 2004；59：321.
5) 葛西　猛：指輪の除去．日医雑誌臨時増刊号 小外科マニュアル．1995；113：82-3.

10 軟部組織の処置

ファスナー食い込み事故（陰茎・顎）

平塚孝宏

ここがポイント
- 事故は，新規外来患者の約 4,000 人に 1 人に発生し，昼間の時間帯に多い。
- 処置には，スライダーと食い込み場所の関係が重要。
- スライダーと務歯に挟まれている際には，スライダーの牽引による解除やスライダーの分離を行う。
- 務歯間にはさまれている際には，衣類を切断してファスナーを左右に牽引する。

疾患概念

主に小児がファスナーを閉める際，誤って陰茎皮膚や顎部の皮膚をファスナーの務歯やスライダーとよばれるファスナーの可動部分（**図1**）との間に挟み，同部の痛みを伴うもの。

定義

ファスナーの務歯およびスライダーによる皮膚の圧挫損傷。

病態（病因と病態の進行）

皮膚の圧挫が長時間に及ぶと，同部の皮膚の壊死，感染をきたす可能性がある。

治療のための疾患分類

■ ファスナー食い込み事故の分類[1]
1. スライダーと務歯によって皮膚が挟まれている状態（通常こちらが多い）
2. スライダーが皮膚を食い込んだ部分を通り越し，務歯にのみ皮膚が挟まれている状態

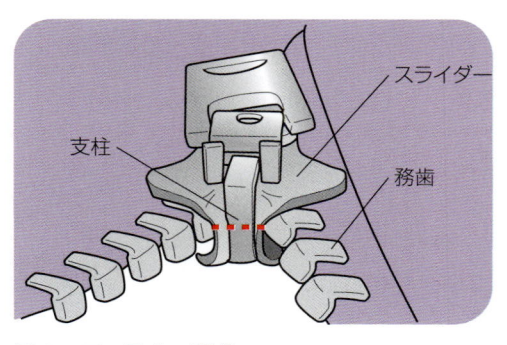

図1　ファスナー部分

処置法

■ スライダーと務歯に挟まれている場合

1. 受傷部の皮膚を消毒後，1%リドカインにて浸潤麻酔する
　リドカイン含有ゼリーなどを使用してもよいが，鎮痛効果の発現までに30〜60分と時間がかかる[2]。

2. スライダーを牽引することにより，皮膚の食い込みを解除する
　解除不能であれば以下のいずれかの方法を試す。
　①スライダーの支柱（図1の波線部分）を切断し（プライヤー，ワイヤー，小さなのこぎり，骨用カッターなどを用いる。器具を滑らせないように注意が必要）[2〜5]。ファスナーを上面と下面に分離する（図2）。露出したファスナーの歯を左右に牽引して開く。
　②マイナスのスクリュードライバーをスライダーと務歯の間に挿入し，図3のごとくトルクをかける（スクリュードライバーは入手しやすく，過剰な力をかけずに皮膚を分離できる）[6]。

■ 務歯にのみ挟まれている場合

　皮膚が挟まれている部分より下の務歯を図4のごとく切断し，左右に牽引して開く[1]。

■ 知ってほしいデータ

- 陰茎のファスナー食い込み事故
  頻度：新規外来患者4,068人に1人[1]。
  発生時間帯：57%が9〜17時（通常勤務の時間帯）。
  受傷機転：60%がズボンを履くとき。ファスナーを閉めたのは，84%が患者自身[1]。

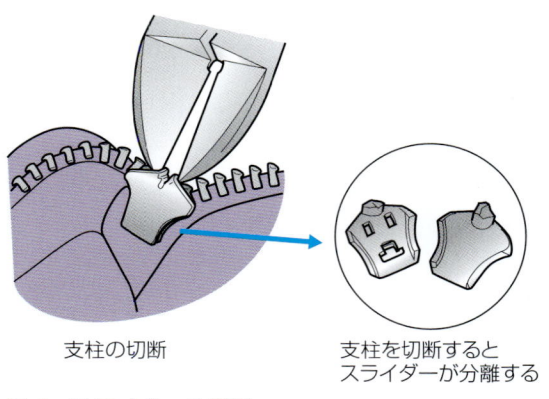

図2　スライダーの分離
支柱の切断
支柱を切断するとスライダーが分離する

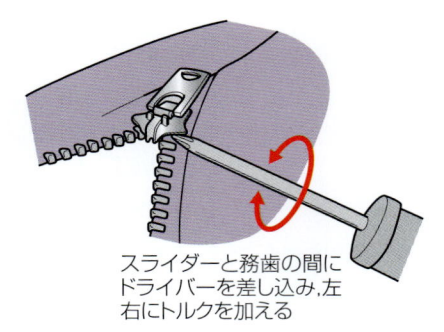

図3　ドライバーの差し込み
スライダーと務歯の間にドライバーを差し込み，左右にトルクを加える

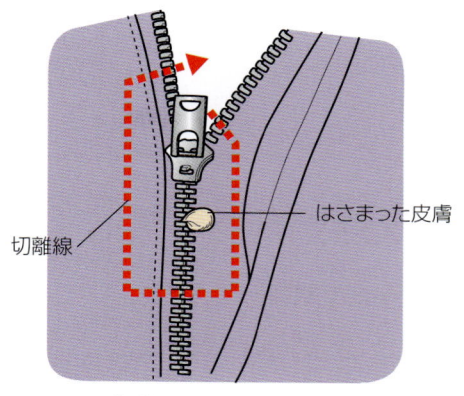

図4 切離

【現場で可能な処置】

　鉱物油を受傷部に塗布し，スライダーを滑りやすくしたのち，ファスナーを牽引して解除を試みる[1,3,4]。ただし受傷後時間が経過したケースでは，皮膚の浮腫により失敗することがまれではない[3]。

処置後の対応

　受傷部皮膚の感染や壊死に注意し，必要であれば泌尿器科医にコンサルトする[4]。

> **専門医紹介のタイミング**
> - 陰茎皮膚や亀頭部の感染や壊死が疑われた場合には，速やかに泌尿器科専門医を紹介する。

Key Reference

1) Wyatt JP, et al: The management of penile zip entrapment in children. Injury 1994; 25: 59-60.
2) Philip Buttraravoli 著，大滝純司監訳．ファスナーの食い込み事故．マイナーエマージェンシー．医歯薬出版，東京，2009．
3) Kanegaye JT, et al: Penile zipper entrapment: a simple and less threatening approach using mineral oil. Pediatr Emerg Care 1993; 9: 90-1.
4) Strait RT: A novel method for removal of penile zipper entrapment. Pediatr Emerg Care 1999; 15: 412-3.
5) Nolan JF, et al: Acute management of the zipper-entrapped penis. J Emerg Med 1990; 8: 305-7.
6) Raveenthiran V: Releasing of zipper-entrapped foreskin: a novel nonsurgical technique. Pediatr Emerg Care 2007; 23: 463-4.

10 軟部組織の処置

ガングリオン

川口孝二

> **ここがポイント**
> - ガングリオンは，関節の腱鞘や関節嚢から発生する粘液性物質を含む囊腫。
> - 皮膚との癒着はないが，可動性は不良。
> - 経過観察が基本であるが，不快感や運動障害があるときは穿刺。
> - 手術法もあるが，再発率は 10 ～ 40％と高い。

疾患概念および定義

- 腱鞘や関節嚢から発生し，それらと交通するゼリー状の透明な粘液性物質を含む囊腫である。
- 好発部位は動きの多いストレスがかかる部位。特に手関節の伸側面。そのほか手関節の背側，足背，指趾などにも発生（**図1**）[1]。

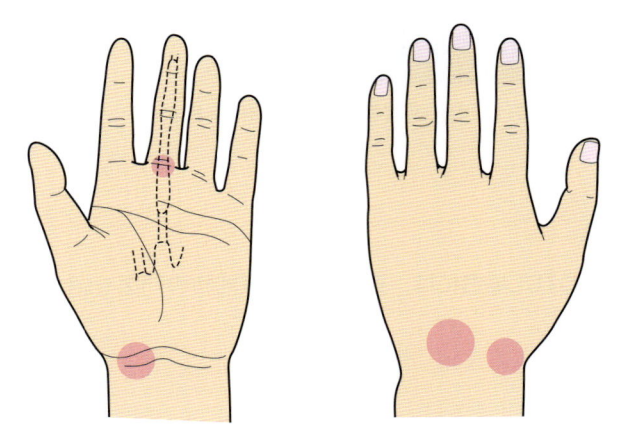

図1　ガングリオンのできやすい場所
（日本整形外科学会ホームページ〔http://www.joa.or.jp/jp/index.html〕より引用改変）

病態（病因と病態の進行）

■病因

- 蛋白含有量が多い液体が組織に反応して囊胞を形成する。
- 液体の過剰産生は常に手関節や伸筋腱の腱鞘の微細な異常（陳旧性の軟骨・腱の損傷，支持する筋力の低下，支持靱帯の弛緩による過運動性など）により生じる。

■病態（図2）

- 腫瘤に偶然気付くことが多い。
- 直径が2cm以上になると，不快感や軽度の運動障害を生じる。
- 皮膚との癒着はないが，可動性は不良である。
- 基本的にはX線撮影は不要である（MRIではT1強調画像で低信号，T2強調画像で高信号の辺縁明瞭で内容の均一な囊腫として写る）[2]。

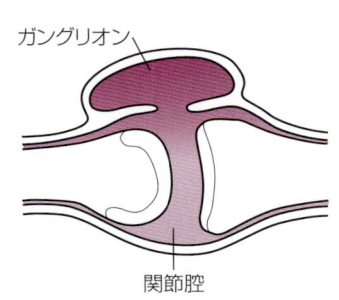

図2 ガングリオン解剖図

治療のための疾患分類および処置法

■ステップ1

- まずは保存的治療・経過観察。

■ステップ2

- 増大傾向や不快感や，軽度の運動障害が生じたとき：穿刺吸引。
- 診断確定にもなり，内容物が濃厚かつ高度粘稠でほぼ無色であることが診断の1つ。
- 穿刺吸引の仕方

①局所麻酔の必要はない。
②穿刺部位を中心にイソジン®液で消毒。
③腫瘤が最も突出する状態として，術者の母指と示指で腫瘤を固定する。内筒を吸引しつつ針（18〜21G以上の針が望ましい）を進め，ゼリー状の内容物が吸引されたら左手の母指と示指で腫瘤を圧迫し，できるだけ多くの内容物を吸引する（**図3**）[3]。
④追加として，吸引を止めて穿刺した孔から内容物も押し出すことに効果あり。

■ステップ3

- 手術療法もあり。必ず整形外科専門医に相談をする（摘出術での再発率も10〜40％といわれている）。

10 軟部組織の処置

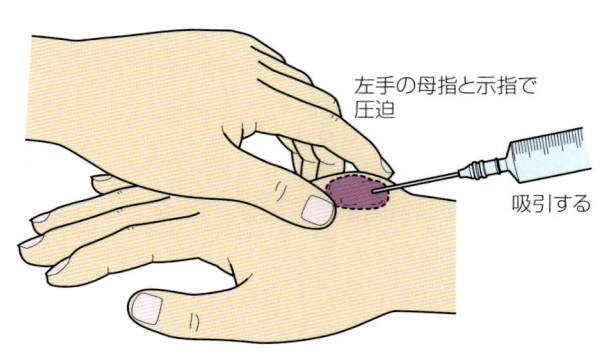

図3　穿刺吸引の仕方

（左手の母指と示指で圧迫／吸引する）

処置後の対応

穿刺後は再発予防のためにガーゼを厚く当て，圧迫する。
半数は穿刺に反応するが，穿刺後の再発のリスクを説明する[4]。
切除は難しい。必ず整形外科専門医に相談を。
その他，ステロイド薬注入などの選択肢もある。

■知っておこう！

手にできる腫瘍では，最も多いといわれている。ガングリオンによる疼痛・不快感・運動障害が生じた際は必ず整形外科に相談する。

専門医紹介のタイミング

- 穿刺吸引後も再発しやすく，また完全に切除することは難しいため，専門医への受診を指示する。

Key Reference

1) Andrén L, et al: Arthrographic studies of wrist ganglions. J Bone Joint Surg Am 1971; 53: 299-302.
2) Vo P, et al: Evaluating dorsal wrist pain: MRI diagnosis of occult dorsal wrist ganglion. J Hand Surg Am 1995; 20: 667-70.
3) Angelides AC, et al: The dorsal ganglion of the wrist: its pathogenesis, gross and microscopic anatomy, and surgical treatment. J Hand Surg Am 1976; 1: 228-35.
4) Clay NR, et al: The treatment of dorsal wrist ganglia by radical excision. J Hand Surg Br 1988; 13: 187-91.

11 皮膚の処置

小範囲の熱傷

船田幸宏

> **ここがポイント**
> - 熱による組織損傷は，接触した温度と時間で決まる。
> - 熱傷の治療には，熱傷深度・面積・受傷部位の判断が重要。
> - 外来通院で処置可能な小範囲の熱傷は，Ⅱ度熱傷なら体表面積の15％未満，Ⅲ度熱傷なら2％未満。
> - 小範囲熱傷の直ちに行う処置は局所の冷却，局所療法は創面保護，疼痛緩和，創傷治癒促進，感染防止。

疾患概念

熱傷とは，熱エネルギーによる体表組織（皮膚，皮下組織など）の損傷である。

定義

小範囲の熱傷とは，外来通院での局所療法にて治療可能な軽症熱傷（Ⅱ度熱傷が体表面積の15％未満，Ⅲ度熱傷が2％未満）のことをいう。

病態（病因と病態の進行）

病因

熱エネルギーによる組織損傷から細胞破壊を受けると，マクロファージ，リンパ球，好中球など免疫担当細胞が活性化し，腫瘍壊死因子（TNF-α），インターロイキン（IL-1，IL-6，IL-8）などの炎症性サイトカインが産生される。同時にヒスタミン，ブラジキニン，プロスタグランジンなど血管作動性物質や活性酸素が放出され，血管透過性の亢進と微小循環障害が起こり，局所にて一連の炎症反応が惹起される[1, 2]。

病態

熱傷組織は，その損傷の程度により3つのzoneに分けられる（図1）[3]。
①中心部は凝固壊死し血流の途絶したzone of coagulation。
②中間部は血流の低下からうっ血がみられ，虚血状態が進行するzone of stasis。
③周辺部は炎症反応に伴い血流が増加し，充血のみられるzone of hyperemia。

治療にあたり大切なことは，中間部の血液循環を維持し，虚血状態にある細胞を救命することである。中間部の損傷の拡大を防ぎ，中心部の壊死組織を自

11 皮膚の処置

己融解または切除により除去し，周辺部の炎症反応による創傷治癒を促すことが治療目標となる[4]。

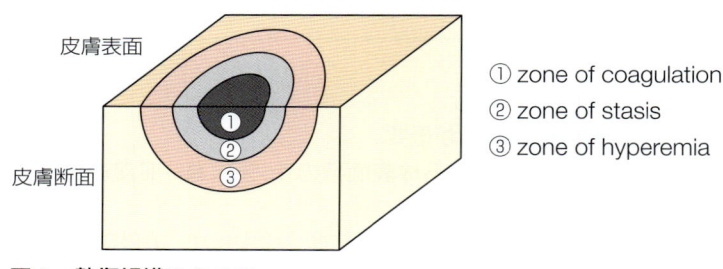

図1 熱傷組織の3つのzone
① zone of coagulation
② zone of stasis
③ zone of hyperemia

（Jackson DM: The diagnosis of the depth of burning. Br J Surg 1953; 40: 588-96. より引用改変）

治療のための疾患分類

- 熱傷深度，面積，受傷部位などから，外来で治療可能かどうかを判断する。
- 熱傷深度は，以下の4つに分類される（**図2**）。

- Ⅰ度熱傷（epidermal burn；EB）：表皮に限局する熱傷
  疼痛，熱感を伴う発赤のみであり，数日で瘢痕を残さず治癒する。
- Ⅱ度熱傷：表皮を越え真皮に及ぶ熱傷。水疱を形成することが特徴
  a. 浅在性Ⅱ度熱傷（superficial dermal burn；SDB）：真皮中層までの熱傷
     水疱底の真皮は赤色を呈し疼痛は強く，通常1～2週間で治癒する。一般的に瘢痕を残さない。
  b. 深在性Ⅱ度熱傷（deep dermal burn；DDB）：真皮下層までの熱傷
     水疱底の真皮は白色で貧血状を呈し，疼痛鈍麻となる。上皮化に3～4週間を要し，瘢痕を残す可能性が高い。

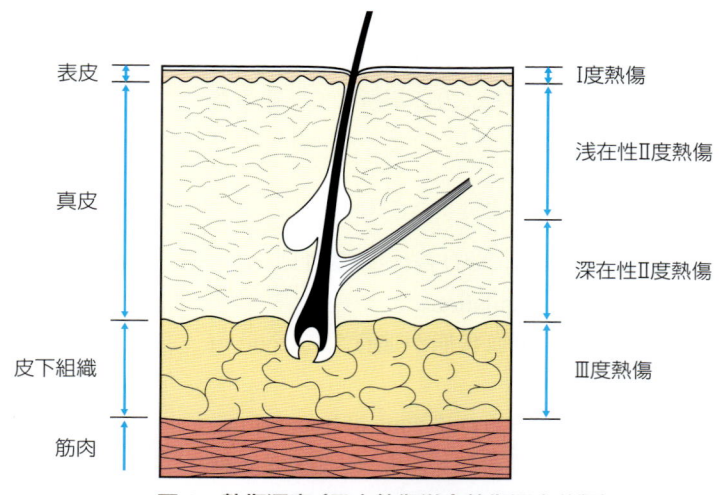

図2 熱傷深度（日本熱傷学会熱傷深度分類）

・Ⅲ度熱傷（deep burn；DB）：皮膚全層に及ぶ熱傷
　皮膚全層の壊死であり，白色から褐色，ときに炭化し黒色調となり，無痛である。創部からの上皮化は期待できず，ごく小範囲のもののみ，創の収縮と周囲皮膚からの上皮化により治癒する。治癒に1～3カ月以上を要する[5]。
- 熱傷面積の推定には，9の法則，5の法則，Lund and Browderの法則を用いる（図3）。局所には，手掌法（約1％に相当する）が推奨される。
- 熱傷の特殊部位として，顔面，手足の関節部，会陰部は注意を要する。

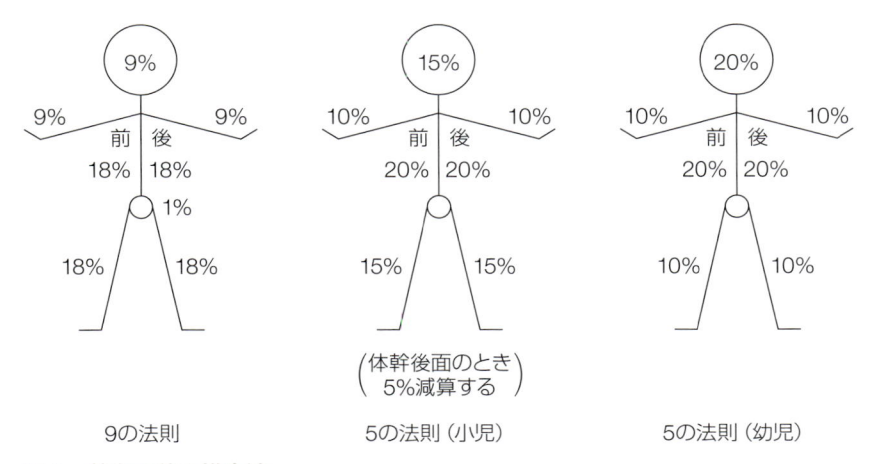

図3　熱傷面積の推定法

処置法

- 直ちに局所を冷却する。組織の熱エネルギーを除去し，浮腫とうっ血を抑制することで，熱傷組織の拡大が防止される。同時に疼痛も緩和される。水道水を用いて20分ほど冷却する（図4a）。氷嚢を用いて冷却してもよい（図4b）。この際，小児と高齢者では，低体温に注意する。

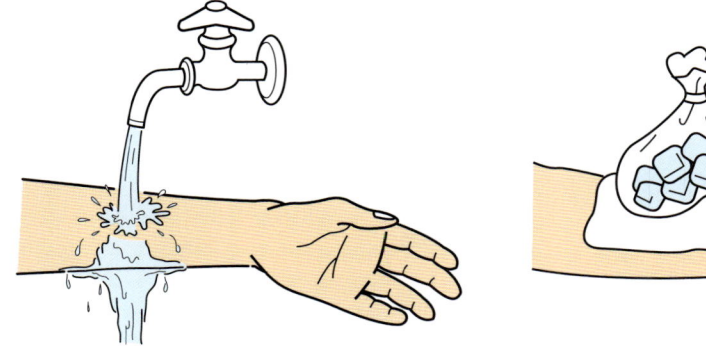

a　流水による冷却　　　b　氷嚢による冷却

図4　受傷箇所の冷却

11 皮膚の処置

- また洗浄も併せて行う。付着した異物は感染源となりうるため，ガーゼを用い丁寧に洗い流す。
- 局所療法では，創面保護，疼痛緩和，創傷治癒促進，感染防止などを目的とし，創の湿潤環境を維持することが重要である。そのため局所療法剤として多くの外用剤と創傷被覆材が市販されている。ただエビデンスレベルは低いものが多く，推奨できるものは少ないのが現状であり，適宜使用目的にて使い分ける[6]。
- 外用剤は，ワセリンを基材としたものが多く，主剤として抗菌薬，ステロイド，抗炎症薬などが含まれる。ステロイド含有軟膏は，浅在性Ⅱ度熱傷までとし，短期間での使用にとどめる。創傷被覆材の最もよい適応は，浅在性Ⅱ度熱傷である。
- Ⅰ度熱傷では局所冷却のみ。消炎鎮痛目的にてステロイド含有軟膏を塗布してもよい。
- Ⅱ度熱傷では，水疱はできるかぎり破らないようにする。緊満しているものは穿刺または小切開により密着させ，biological dressing（生物学的被覆材）とする。ワセリン基材軟膏を塗布しガーゼで被覆する。または創傷被覆材を貼付する。線維芽細胞増殖因子製剤（フィブラスト®スプレー）の併用を考慮してもよい。

■ 知ってほしいデータ

熱傷は，接触した温度と時間により発生する。赤の線は不可逆性の表皮損傷が起こることを示し，紫の線は表皮壊死が起こることを示す。70℃では1秒の接触で起こるが，45℃では3時間ほど要する（図5）。

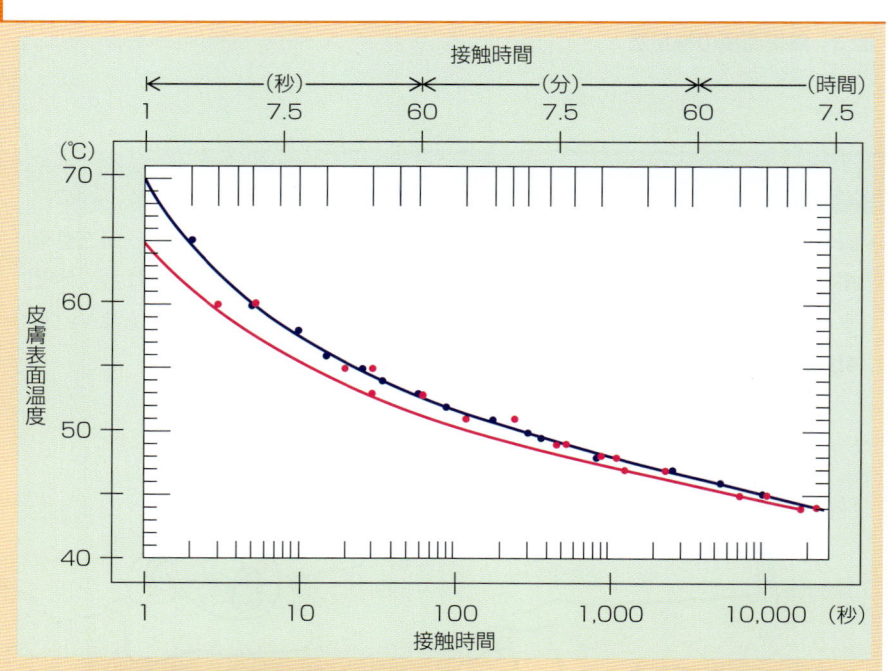

図5　熱傷の発生する温度と時間の関係
(Moritz AR, et al: Studies of Thermal Injury: II. The Relative Importance of Time and Surface Temperature in the Causation of Cutaneous Burns. Am J Pathol 1947 ; 23: 695-720. より引用)

【処方例】
- リンデロン®VG軟膏，エキザルベ®軟膏，ゲンタシン®軟膏，バラマイシン®軟膏，アズノール®軟膏，など
- 創傷被覆材：テガダーム™，オプサイト®，ビジダーム®，デュオアクティブ®，ハイドロサイト®などを使用する。
- 小範囲のIII度熱傷では，壊死組織の除去を目的としてブロメライン®軟膏またはソルコセリル®軟膏の塗布が推奨されている。
- 小範囲の熱傷では，抗菌薬の予防的全身投与は原則不要である。

【現場で可能な処置】
来院するまでの間，局所の冷却と洗浄を行うよう指示する。

処置後の対応

熱傷深度は，受傷直後に判定することは困難なことが多く，少なくとも1日は経過をみて改めて判断する。

感染を合併すると，熱傷深度が深くなり創が拡大する。発赤，疼痛など感染徴候に注意する。感染がみられれば水疱膜を切除し，必要に応じ抗菌薬を処方する。

専門医紹介のタイミング
- 高齢者や小児で感染を伴う熱傷は，小範囲であっても熱傷深度が深くなり難治性となりやすいため，専門医に紹介する。

Key Reference

1) Garner WL, et al: Acute skin injury releases neutrophil chemoattractants. Surgery 1994; 116: 42-8.
2) Arturson G: Pathophysiology of the burn wound and pharmacological treatment. The Rudi Hermans Lecture, 1995. Burns 1996; 22: 255-74.
3) Jackson DM: The diagnosis of the depth of burning. Br J Surg 1953; 40: 588-96.
4) Işik S, et al: Saving the zone of stasis in burns with recombinant tissue-type plasminogen activator (r-tPA): an experimental study in rats. Burns 1998; 24: 217-23.
5) 日本熱傷学会用語委員会編：熱傷用語集（改訂版），1996.
6) 日本熱傷学会学術委員会編：熱傷診療ガイドライン，2009.

11 皮膚の処置

せつ（癤）とよう（癰）

柏木孝仁

> **ここがポイント**
> - せつは，毛包組織を破壊して膿瘍形成したもの。
> - ようは，周辺の毛包にまで炎症が及んだもの。
> - 治療は，切開排膿と抗菌薬。
> - 鑑別診断としては，感染性類皮嚢腫。

疾患概念

毛包炎が進行し，毛包組織を破壊して膿瘍を形成したものを「せつ（癤）」といい，周辺の毛包にまで炎症が及んだものを「よう（癰）」という。起炎菌はブドウ球菌によるものがほとんどである。

定義

毛包に化膿菌が感染して起こる炎症のうち，毛包全体とその周辺の炎症を癤，まわりの毛包にも及んだものを癰という。

病態（病因と病態の進行）

■病因

1. 癤

毛孔の微小外傷や，搔破，発汗過多などを契機として表在菌であるブドウ球菌が感染し，毛包炎が発生する。それが進行していくと，毛包に沿って真皮や皮下組織に炎症が波及し，膿瘍を形成する。皮膚は発赤，円錐状に隆起し頂部には毛髪と膿栓が確認できる。

2. 癰

さらに進行し隣接毛包に炎症が波及し，皮下を中心に膿瘍を形成する。皮膚は広範囲に発赤，円盤状に隆起する。圧痛，自発痛を伴い，熱発などの全身症状も呈することが多い（**図1**）。

治療のための疾患分類および処置法

- 毛包炎や軽症の癤は局所安静や外用抗菌薬塗布により治癒する。
- 膿瘍を形成した癤や癰は，抗菌薬や切開排膿が必要になる。そのタイミングは，触診で波動を認めるか，膿が透けて見える色調変化をみれば確実である。

- 抗菌薬は全身症状がある場合は静脈投与も考慮すべきであり，ブドウ球菌を念頭にセファロスポリン系，カルバペネム系（イミペネム，メロペネム，エルタペネム），マクロライド系，ゲンタマイシンなどの投与を行う。
- 切開排膿については，多くの場合局所麻酔薬は不要であるが，大きな膿瘍の際には，切開部位に 26 ゲージ針を用いて浅く皮下に注射する。尖刃刀を用いて切開するが，小切開の場合は 18 ゲージ針の刃の部分で代用することも可能である（図 2）。
- 切開後は中の膿をよく掻き出して生理食塩水で洗浄した後，皮膚が閉鎖しないようにドレーンやガーゼを留置する。十字切開までする必要はない。

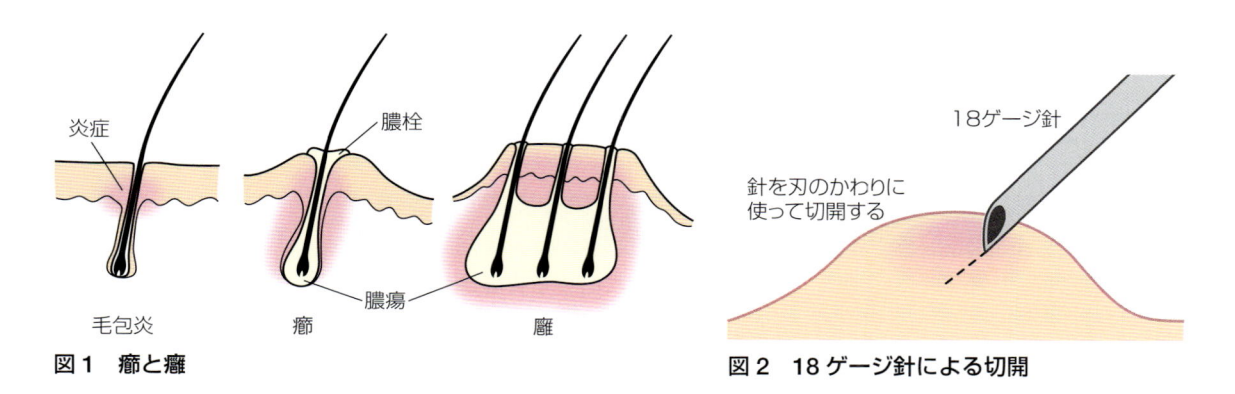

図1　癤と癰

図2　18 ゲージ針による切開

処置後の対応

癰にまで進行するのは高齢者がほとんどだが，重篤な全身疾患が隠れている場合があることを常に念頭に置いて治療する。

■知っておこう！

鑑別診断としては感染性類皮嚢腫があり，この場合は嚢胞壁を摘出しないと完治しない。

創培養で MRSA が検出された場合は難治化することが多く，抗菌薬としてニューキノロン系や，バンコマイシン®，ハベカシン®を用いる[1]。

専門医紹介のタイミング

- アトピー性皮膚炎など頭部皮膚疾患を有する患者，糖尿病，ステロイド内服中など易感染者は難治化する可能性が高く，専門医に紹介する。

Key Reference

1) 立花隆夫：壊死性筋膜炎・軟部組織感染症．糖尿病 2010；2 (13)：120-1.

11 皮膚の処置

面疔・蜂窩織炎

田島正晃

> **ここがポイント**
> - 面疔は，顔面に発生したせつ，ようなどの毛囊や皮脂腺の細菌感染から始まる皮膚感染症。
> - 上口唇，鼻部の面疔は眼角静脈，眼静脈から海綿静脈洞に波及して髄膜炎を形成する。
> - 蜂窩織炎は，皮膚および皮下組織における急性感染性炎症であり，起炎菌はA群β溶血性連鎖球菌や黄色ブドウ球菌が多い。
> - 蜂窩織炎の鑑別診断は，うっ滞性皮膚炎，接触性皮膚炎，血栓性静脈炎，脂肪織炎，遊走性紅斑。見落としていけない疾患は，壊死性筋膜炎とガス壊疽。

■ 面　疔

疾患概念

顔面に発生した癤（せつ），癰（よう）などの毛囊に始まる皮膚感染症。

定義

顔面に発生した毛囊，皮脂腺の細菌性感染。

病態（病因と病態の進行）

癤，癰と同様であるが，顔面には豊富な静脈網があり（**図1**），しかも静脈弁を欠くため，浮腫，炎症などで静脈が閉塞されると静脈血は容易に逆流する。特に上口唇，鼻部の面疔は眼角静脈，眼静脈から頭蓋内の海綿静脈洞に波及し（静脈洞血栓症：thrombophlebitis），髄膜炎を起こし，致命的になることもある。

治療のための疾患分類および処置法

- 癤・癰の項（**p.196**）を参照。切開・排膿が必要な場合は顔面であるため，切開線，大きさに注意が必要である。
- 病状の進展が疑われれば，入院のうえ，経静脈的な抗菌薬投与を行う。

■ 蜂窩織炎

疾患概念および定義

皮膚および皮下組織における急性の感染性炎症。

面疔・蜂窩織炎

①上矢状静脈洞　⑩海綿静脈洞
②板間静脈　　　⑪外頸静脈
③下矢状静脈洞　⑫深頸静脈
④頭頂導出静脈　⑬下顎後静脈
⑤直静脈洞　　　⑭顔面静脈
⑥横静脈洞　　　⑮下眼静脈
⑦上錐体静脈洞　⑯眼角静脈
⑧後頭静脈洞　　⑰上眼静脈
⑨後頭静脈　　　⑱翼突筋静脈叢

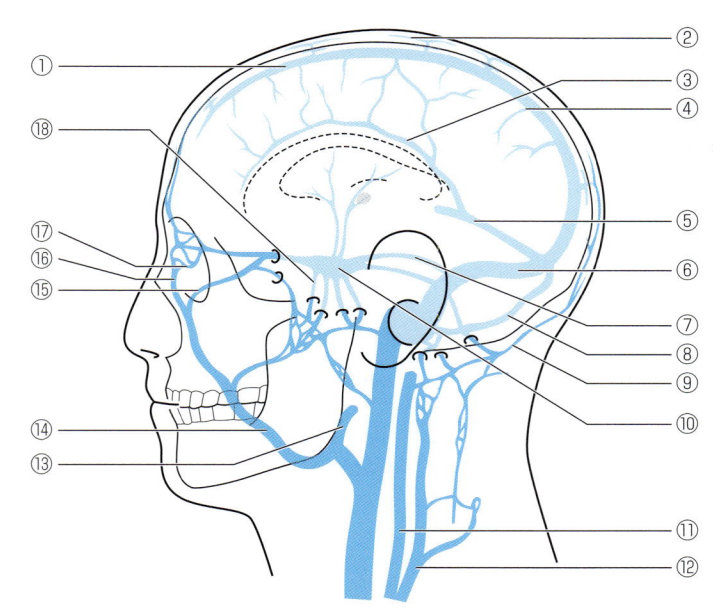

図1　頭部静脈系の側副循環

病態（病因と病態の進行）

■病因

- 皮膚の外傷（擦過傷，ピアス，動物咬傷，薬物投与）のほか，足白癬や爪白癬も局所の炎症から皮膚の破綻をきたし，そこから細菌が侵入し，蜂窩織炎となることがある。
- 原因菌は，A群β溶血性連鎖球菌や黄色ブドウ球菌（MRSAを含む）などがある。また近年は市中感染型メチシリン耐性黄色ブドウ球菌（communitiy-acquired MRSA；CA-MRSA）の感染が増加してきている。外傷だけでなく，下肢静脈瘤やリンパ節郭清，脂肪吸引，放射線治療などの既往がある場合も，正常なリンパや血液の流れに変化が生じ，皮膚の炎症の誘因となることがある。
- 糖尿病やHIV感染，ステロイド投与，悪性疾患，免疫抑制薬の投与や臓器移植の既往なども免疫力の低下により，蜂窩織炎の発症と進行に大きな影響を及ぼす因子である。

■病態

- 深部の皮下組織および皮下脂肪が侵され，皮膚表面には発赤・熱感・圧痛・浮腫を伴い，境界は不明瞭で隆起は認めない。重症例になると，水疱や膿疱，壊死を認める。病態の進行とともに発熱，悪寒，戦慄などの全身症状が出現し，敗血症に移行することもある。深部に膿瘍が形成されるようになると，波動を触知するようになる。

治療のための疾患分類および処置法

まず正しく蜂窩織炎を診断することが重要であり，鑑別を要する疾患としてうっ滞性皮膚炎，接触性皮膚炎，血栓性静脈炎，脂肪織炎，遊走性紅斑などがあげられる。鑑別のポイントを**表1**に示す。

見逃してはいけない疾患に，壊死性筋膜炎，ガス壊疽があげられる。両疾患ともに早期の外科的介入（デブリードマン，創開放など）が必要となる。

■ 検査

血液検査：白血球数は正常もしくは軽度増加。

培養検査：水疱や膿疱の培養は比較的侵襲も少ないため推奨されるが，穿刺吸引による検体の採取は陽性率が低く，推奨されない。また血液培養も陽性率が低いためすべきでない。ただし，重症例，高齢者，易感染性患者においてはこの限りではない。

単純X線検査：軟部組織内にガスを認めれば，壊死性筋膜炎やガス壊疽が疑われる。特異度は高いが，感度の低い所見である。

超音波検査：皮下に膿瘍が疑われるときに行う。

表1 蜂窩織炎の鑑別診断

診断名	鑑別点となる臨床的特徴
うっ滞性皮膚炎	両側に発症することが多い 内果上部に顕著 炎症後色素沈着を認める 下肢挙上，圧迫，局所ステロイド投与に反応する
接触性皮膚炎	かゆみを伴う 特徴的な皮疹の分布 刺激性物質への曝露の既往
血栓性静脈炎	静脈血栓症のリスクがある（活動性悪性腫瘍，長期臥床，家族歴） D-dimerの上昇 圧迫法で陽性（超音波検査）
皮下脂肪織炎 （結節性紅斑が最多）	多発することが多い 再発しやすい 過去に同様の皮膚疾患の既往
遊走性紅斑 （ライム病早期の皮疹）	的型の紅斑（中心が抜ける） ダニに咬まれた既往がある 流行地域への渡航歴がある
蜂窩織炎	紅斑，疼痛，熱感，浮腫を伴う 大部分で片側性 平坦で境界不明瞭 原因となる素因がある（皮膚の外傷，白癬，免疫抑制状態）

(Bailey E, et al: Cellulitis: diagnosis and management. Dermatol Ther 2011; 24: 229-39. より一部改変)

■ 治療（処方例）

1. MRSAの可能性が低いとき
サワシリン®（250mg）：3C，分3　または
ケフレックス®（250mg）：2Cを6時間ごと　または
セファメジン® α（1g）：1Vを8時間ごと（静注）

2. MRSAの疑いがあるとき，またはペニシリンにアレルギーがあるとき
ビブラマイシン®（100mg）：2T，分2，妊婦，8歳以下の幼児には不可　または
クリンダマイシン（600mg）：1Aを8時間ごと（静注）

3. MRSAの疑い，またはペニシリンアレルギーがある重症例，初期治療に反応しない場合
バンコマイシン，リネゾリドの投与を考慮する。

> ■ 知っておこう！
> 免疫不全患者では局所に二次感染が起こることがあるが，その場合の起炎菌の50％以上が真菌であり，それ以外では薬剤耐性菌であることが多い[2]。

■ 投与期間

いまだ統一された見解はないが，一般的には5〜10日間必要で，治療効果によってはさらに長期間を要するという意見が多い[2]。『サンフォード感染症治療ガイド2010』によると，急性炎症消失後3日間継続することが推奨されている[3]。軽症の蜂窩織炎においては5日間投与と10日間投与の間に差を認めず，98％が軽快したという報告もある[4]。

■ 補助的な治療

浮腫に対する治療が治療期間を短縮させ，再発を予防する可能性がある。弾性ストッキングなどによる圧迫や患肢の挙上，利尿薬が有効なこともある。
しばしば行われるアクリノールの外用治療に関する有効性の報告はない。

> **専門医紹介のタイミング**
> ● 壊死性筋膜炎，ガス壊疽が疑われる場合は，速やかに専門医に紹介する。

Key Reference

1) Gunderson CG: Cellulitis: definition, etiology, and clinical features. Am J Med 2011; 124: 1113-22.
2) Bailey E, et al: Cellulitis: diagnosis and management. Dermatol Ther 2011; 24: 229-39.
3) Gilbert DN, et al, eds: The Sanford Guide to Antimicrobial Tehrapy, 2010. Antimicrobial Therapy: 2010. p115-7.
4) Hepburn MJ, et al: Comparison of short-course (5 days) and standard (10 days) treatment for uncomplicated cellulitis. Arch Intern Med 2004; 164: 1669-74.

11 皮膚の処置

アテローム

梅田健二，足立英輔

> **ここがポイント**
> - アテロームは，剥げ落ちるはずの垢（角質）と皮脂を内容物とする皮下の嚢腫。
> - 良性（癌化率は 0.5%）であり，二次感染や生活の支障にならなければ放置。
> - 感染性粉瘤では，①まず冷湿布と抗菌薬，②波動触知では切開排膿，③炎症が落ち着いてから摘出。
> - 摘出時には，主要血管が近接している腋窩・鼠径部・肘前窩では注意。

疾患概念と定義

アテローム（粉瘤）は，表皮由来の囊腫を漠然と指している臨床病名（表皮囊胞）である。

皮膚の下に袋状の構造物ができ，本来皮膚から剥げ落ちるはずの垢（角質）と皮脂が，剥げ落ちずに袋に溜まってできた腫瘤の総称[1]。

よく類似しているもの

①類表皮囊胞：外傷，炎症による表皮細胞の皮下組織への迷入により生じる。
②脂肪腫：脂肪細胞が増殖してできた良性腫瘍。

病態（病因と病態の進行）

病因

①毛包漏斗部由来の表皮細胞が増殖し，層列した扁平上皮を内層に囊を形成する。外側は線維組織で構成。
②そのなかでケラチンの増殖と皮膚表面との連絡途絶が起こり，増大していく。途絶した点は黒点として認められることが多い（**図1**）。

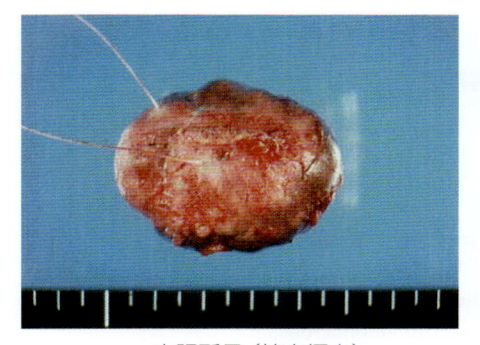

a. 肉眼所見（摘出標本）　　b. 病理所見

図1 epidermal cyst（粉瘤）

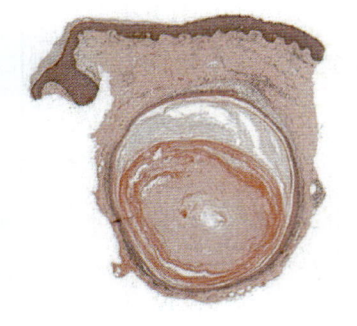

③皮脂腺は囊内に開いているので，皮脂も貯留する。
④大きさは米粒大〜手拳大までに及び，小さいものは硬いが，増大すると泥様に軟化する。

■ 好発部位[2]

皮脂腺の発育旺盛な青春期に多発する。

■ 好発時期[2]

頭部有髪部，顔面（特に頬部，耳介垂部，下顎部，耳下腺部），頸部，背部，臀部。

病態（病因と病態の進行）

■ 非感染性粉瘤

1. 基本

良性のため，整容上の問題，日常生活上，邪魔にならなければ放置してもよい。ただし，しばしば二次感染をきたすことから，早めに摘出することも考慮する。

> ■ 知っておこう！
>
> 　基本的には良性の病変であるが，長期間で成長してくる粉瘤や再発を繰り返すうちに癌化する可能性がある。全体では0.5%と頻度は低いが，高齢男性の腰背部で多い[2]。

2. 触診

圧痛もなく，可動性良好な腫瘤として触れる。類表皮囊胞は深部組織と癒着している。

3. 超音波検査

- 多くが円形，楕円形を示す腫瘤として描出される。
- 発生場所は皮膚であり，皮膚に接するか皮膚に食い込んでいる。
- 境界明瞭な内部エコーの低い腫瘤として描出され，後方エコーは増強。
- ドプラで観察すると内部血流を認めない。

＊皮膚との連絡がなかったり，血流を認めるものは粉瘤ではない。

4. 治療

a. 紡錘型切除術（図2）

- 局所麻酔下に皮膚切開を加え，囊胞壁を破らないように壁組織を把持，牽引しながら周囲組織より鈍的に剥離する。壁が破れた場合は損傷部を鉗子で閉鎖し，摘出する。
- 内容物を残すと二次感染のリスクが高くなり，結局ドレナージが必要となる。

b. くり抜き法（図3）
- 頂点の毛孔を含めて4mm径程度のパンチでくり抜き，角質を絞り出した後，囊腫壁を周囲組織から剥離して摘出する方法。
- 瘢痕を最小にできる。また，炎症を起こしている際にも適応となる。

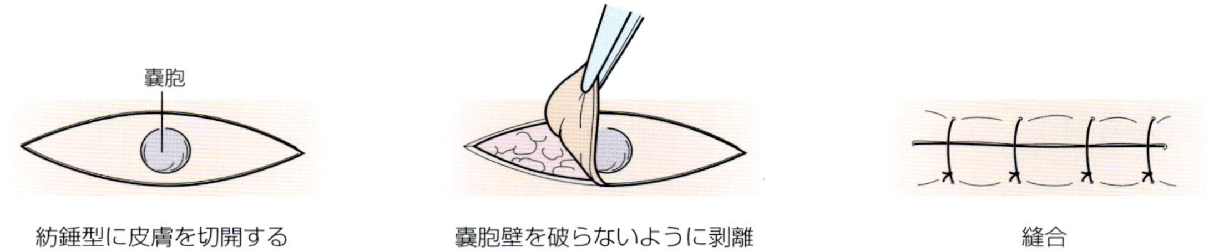

図2　紡錘形切除術
紡錘型に皮膚を切開する　　囊胞壁を破らないように剥離　　縫合

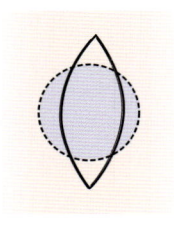

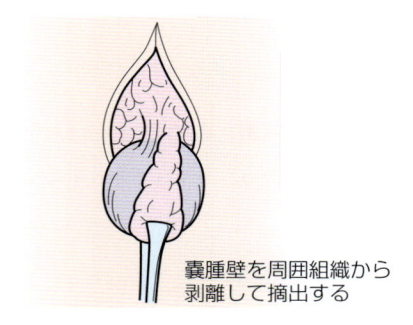

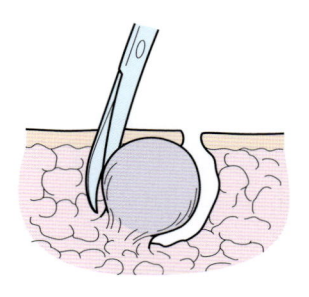

図3　くり抜き法
囊腫壁を周囲組織から剥離して摘出する

■感染性粉瘤（救急外来に受診されるときは，ほぼこれである）

- 黒点（皮脂腺排泄口）からの細菌侵入により，囊胞壁が破壊されると異物反応を起こす。
- 発赤，熱感を帯び，波動を触れる。
- 超音波検査では，境界が不明瞭となり，腫瘤周囲に高エコー帯を伴う。

1. 基本
感染のコントロール。

a. 第一段階
- 初期の発赤，腫脹のみの場合は冷湿布と抗菌薬投与を行う。この時点での切開排膿は時期尚早！

【処方例】
　セフジニル［セフゾン®（100mg）］：3C，分3，毎食後，3日間
- 自潰したもの，波動を触知する（内容物が液状）場合は，切開排膿する。

【実際の処置】
① イソジン®消毒後に，粉瘤の周囲に1％キシロカインなどで十分浸潤麻酔を行う。

②内腔が十分ドレナージされるような皮膚切開をおく。

　波動が最も顕著で皮膚が最も菲薄化している部位を，No.11か15のメスで切開する。切開は適度な大きさで行い，瘢痕が拡大しないよう relaxed skin tension line (RSTL) で行う[3]。

　RSTL：筋が弛緩した状態で，皮膚に最も緊張がかかる方向を示す線。

③内腔から鋭匙などで，囊胞壁をできるだけ除去する。

④小さなガーゼを囊胞内へ詰め，ドレナージを図る。囊胞内全表面にわたり，ガーゼを挿入するのが理想。

⑤セフジニル［セフゾン®（100mg）］：3C，分3，ロキソニン®（60mg）：1T，頓用を処方。

⑥排膿が落ち着くまで，外来にて洗浄・ガーゼ交換を行う。

b. 第二段階

　炎症が落ち着いた段階で，囊胞壁を含めて摘出する。

■ 知っておこう！

切開時に注意すべきこと[3]
①拍動している，または腋窩，鼠径部や肘前窩などの主要血管に近接した場合は，穿刺あるいはエコーで確認後，切開する。いきなり切開しない。
②膿瘍腔にガーゼを充填しすぎないこと。排膿が阻害され，瘢痕が大きくなる。

処置後の対応

　救急外来と受診した際は，ほぼ炎症性粉瘤であり，切開処置を施行後，皮膚科へコンサルトする。あるいは，皮膚科医へのコンサルトが可能な状況ならば，後の形容も考え，皮膚科医へ任せる。

専門医紹介のタイミング

● 頭頸部のアテロームは，皮膚科専門医にコンサルトする。

Key Reference

1) 外科感染症管理マニュアル．医学書院，東京，1985, p176-7.
2) 上出良一，斎田俊明ほか編：今日の皮膚疾患治療指針（第3版）．医学書院，東京，2002, p475-6.
3) Buttaravoli P: Minor emergencies (2nd ed). Mosby, 2007, p639-43.
4) Brook I: The role of anaerobic bacteria in cutaneous and soft tissue abscesses and infected cysts. Anaerobe 2007; 13: 171-7.
5) Bhumbra NA, et al: Skin and subcutaneous infections. Prim Care 2003; 30: 1-24.

11 皮膚の処置

魚の目（鶏眼），胼胝（たこ）

泉　公一

> **ここがポイント**
> - 魚の目・たこは，限局性の角質肥厚を生じた病態であり，魚の目は垂直方向，たこは水平方向に進展したものである。
> - 鑑別として，有棘細胞癌や悪性黒色腫のような皮膚癌の表面が角化した病変。
> - 治療適応は，痛みを伴うものに限る。
> - 治療は，原因の除去と角質の軟化と除去。

疾患の概念

長期間の圧迫，摩擦により生じる足底や手指に好発する限局性の角質肥厚，増殖。

疾患の定義

胼胝（たこ）は外側方向，魚の目（鶏眼）は皮下方向へ楔状に角質が増殖する。

病態（病因と病態の進行）

■病因

- 長時間にわたる垂直方向への圧負荷や前後左右方向への摩擦により生じる。
- 足底では外反母趾による骨偏位が荷重の原因になっていることが多い。
- 基礎疾患がないかを確認しよう。
- 関節リウマチなどによる足趾の変形，遺伝性神経疾患，糖尿病などによる感覚鈍麻，精神病による繰り返し動作などが原因である可能性もある。

■病態（図1）

1. **胼胝（たこ）**
   知覚が鈍麻し圧痛がなく，角質増殖範囲が板状で広く不明瞭なことが多い。職業や習慣により出現部位が異なる（ペンだこ，座りだこ，吸いだこなど）。
2. **魚の目（鶏眼）**
   痛みを伴い，小型，円形で角質の増殖が円錐状に食い込み，肥厚の中央に角化性の芯がある。
   足底中足骨部，足趾外側，趾間などに好発する。

有棘細胞癌や悪性黒色腫といった皮膚癌の表面が角質増生し，類似した形態を呈することがあり，要注意。皮膚科へのコンサルトが必要になってくる。

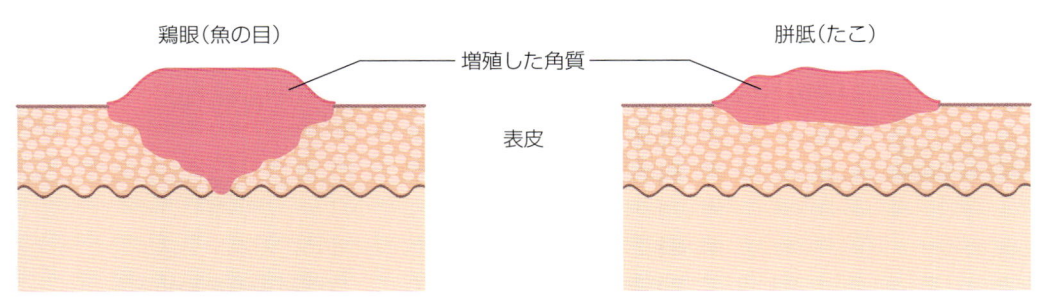

図1　鶏眼・胼胝の病態

治療のための疾患分類および処置法

治療の中心は原因の除去であり，慢性の機械的刺激を避けなければ再発する。
(例) 適切な靴を履く，ハイヒールやサイズの合わない靴は避ける，など。
　胼胝（たこ）は通常は痛みを伴うものだけが治療の対象であり，職業性のものは治療の必要はない。治療は以下に準ずる。
- 痛みを伴う魚の目（鶏眼）は以下のように角質の軟化，除去を行う（**図2**）。
  ①サリチル酸（スピール膏，サリチル酸ワセリン）を外用。
  　スピール膏を病変より一回り小さく貼付し，絆創膏で補強（周囲の健常な皮膚を損傷し感染など起こさないために一回り小さく貼付）。
  　周囲をドーナツ状のパットで囲んだり，市販のたこ，魚の目パッドを用いてもよい。
  ②3〜5日後にメスや安全剃刀などで，白色に浸軟した角質を切削。
  ③残った部分には再度スピール膏を貼付する。
- その他には液体窒素による凍結療法，切除，魚の目のパンチくり抜き法などあるが一般的ではない。

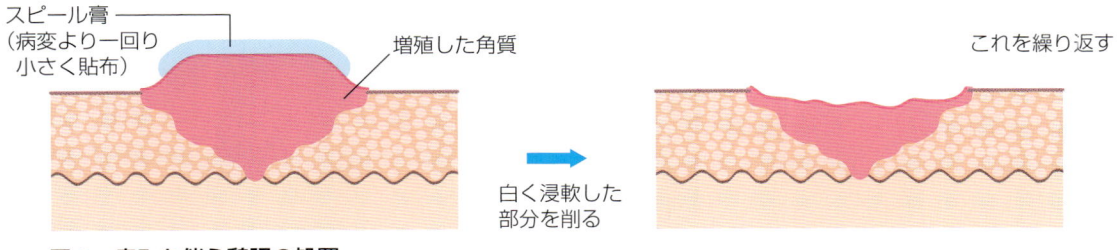

図2　痛みを伴う鶏眼の処置

11 皮膚の処置

処置後の対応

- 慢性の機械的刺激を避けなければ，再発することを説明する。
- 日常生活に支障をきたす場合は，皮膚科にコンサルトする。
- また整形外科的疾患や精神神経疾患がベースにあるときには，各科との連携も必要になる。

■ 知っておこう！

胼胝，鶏眼はよくある疾患である。痛くなったり，気になったりなんらかの症状があって受診しているのであるが，原因となっている機械的刺激の除去なしには再発することを十分説明したうえで診察にあたるようにする。日常生活に支障をきたしているようなら，皮膚科受診を勧める。

専門医紹介のタイミング

- 日常生活に支障をきたす場合は，皮膚科専門医にコンサルトする。

Key Reference
1) 竹之内辰也：疣贅・鶏眼．手術 60（4）；2006：473-6.
2) 大井綱郎：胼胝・鶏眼．臨床外科 1997；52（11）：292-3.

11 皮膚の処置

いぼ

杉田 諭

> **ここがポイント**
> - いぼは，ヒト乳頭腫ウイルスや伝染性軟属腫ウイルスによるウイルス性疣贅を示す。
> - 原因ウイルス，疣贅の発生部位や形状により分類する。
> - 局所療法には，液体窒素凍結療法，硝酸銀塗布法，活性型ビタミンD_3外用法，サリチル酸絆創膏貼付法などがある。
> - 治療期間は，数週間～数カ月に及ぶ。

疾患概念および定義

通常，ヒト乳頭腫ウイルス（human papilloma virus；HPV）感染によるウイルス性疣贅を指す。このほかに"みずいぼ"とよばれる伝染性軟属腫ウイルス（molluscum contagiosum virus；MCV）由来の伝染性軟属腫がある。

病態（病因と病態の進行）

■病因

HPVは正常の皮膚・粘膜には感染しえず，微小外傷を通して初めて皮膚・粘膜上皮細胞に感染し，これが表皮の一番深い部分である基底細胞に感染すると細胞が増殖していぼを形成する（**図1**）。

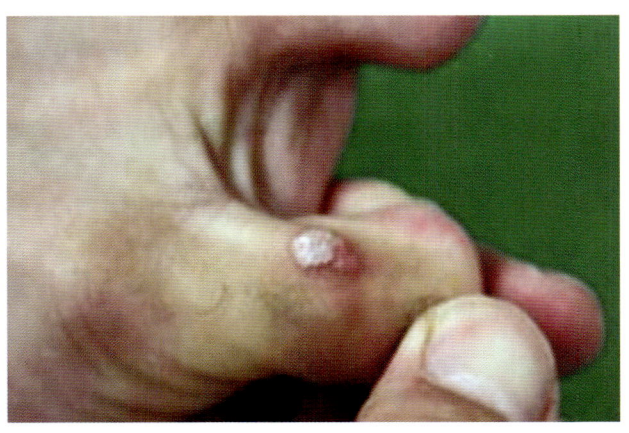

図1 尋常性疣贅
（J Korean Med Sci 2009．より引用）

II

外来で救急処置を必要とする外科的疾患

1 胸部疾患

気胸

甲斐成一郎

> **ここがポイント**
> - 気胸の原因は自然気胸・外傷性・医原性で，肺虚脱の程度により分類する。
> - 緊急処置を必要とするものは，緊張性気胸で胸腔穿刺（脱気）。
> - 多くは胸部X線検査で診断可能。CTが原因検索に有用。
> - 中等度以上の肺虚脱には，胸腔ドレナージ。

疾患概念および定義

胸腔内（壁側胸膜と臓側胸膜・縦隔胸膜に囲まれた空間）に気体（空気）が貯留し，肺が虚脱した状態（図1）。

病態と分類（病態と病因の進行度）

■ 病因

胸腔内への気体の進入経路として気道（肺）・食道・胸壁などがあげられる。
一般的には臓側胸膜の破綻により肺から空気が漏れて生じる（図1）。

■ 分類

病因により分類されるが病態はいずれも同じ。
1. **自然気胸：**
   a. 特発性気胸（bulla，blebの破裂）
   b. 続発性気胸（感染症，腫瘍，肺線腺症，月経随伴性気胸など）
2. **外傷性気胸：肋骨骨折，気管・気管支裂傷，胸部刺創など**

a：肺の損傷による気胸（bullaの破裂など）　　b：胸壁の損傷による気胸（胸部刺創など）
図1　気胸のシェーマ

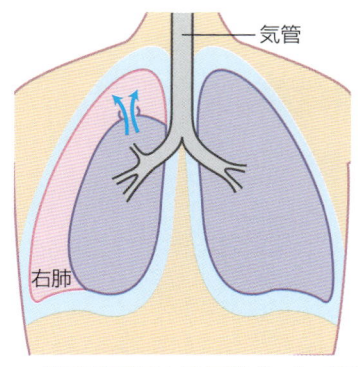

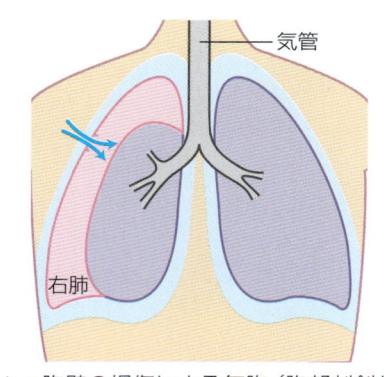

3. **医原性気胸：鎖骨下静脈穿刺，胸水穿刺，レスピレーターなどにおける肺損傷**
- 自然気胸は若年・痩身・長身に多い。
- 胸腔内出血を伴うことあり（血気胸）。
- 発症早期には虚脱が軽度〜空気の漏れが継続すれば徐々に虚脱が進行。継時的観察が重要。

■ 肺虚脱度（日本気胸・嚢胞性肺疾患学会）[1]

軽度：肺尖部が鎖骨レベルより頭側
中等度：軽度と高度の間
高度：肺が完全に虚脱
※緊張性気胸：胸腔内に漏れた空気が増加し，胸腔内が陽圧となり患側の肺の完全虚脱・縦隔の反対側への偏位，頸静脈怒張，チアノーゼ，高度の呼吸困難→**緊急で処置をしないと危険！**

症状

- 突発する胸痛，呼吸困難，咳嗽，浅く促迫した呼吸など。
- 他覚症状：皮下気腫，頸静脈怒張，打診による鼓音，聴診による呼吸音減弱・消失など。

検査法

■ 胸部 X 線写真

- 多くの場合，これだけで診断可能（**図2**）。

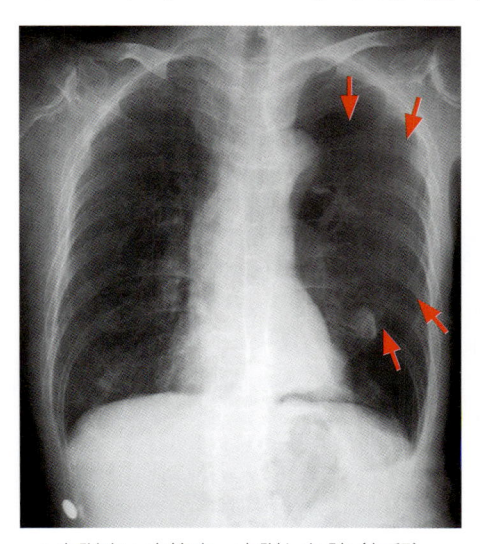

a：虚脱度；中等度，虚脱した肺（矢印）。 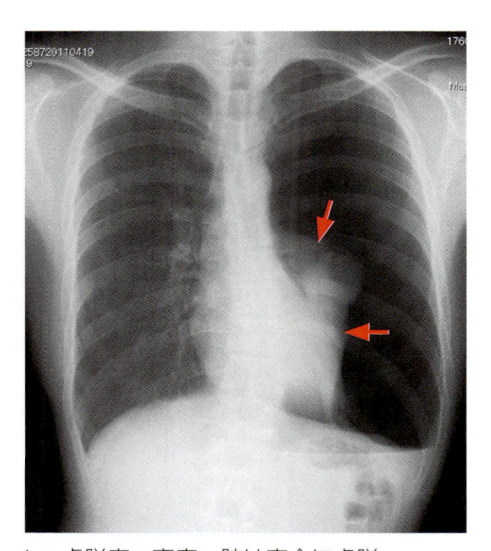　　b：虚脱度；高度，肺は完全に虚脱。
図2　気胸のX線写真

■ 1 胸部疾患

- 虚脱が軽度の場合，深吸気時・呼気時に撮影するとわかりやすい場合がある。

■ 胸部CT

- 診断に非常に有用。原因の検索，随伴病変・癒着の有無などが検査可能(図3)。

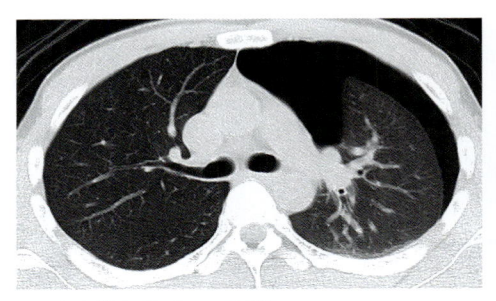

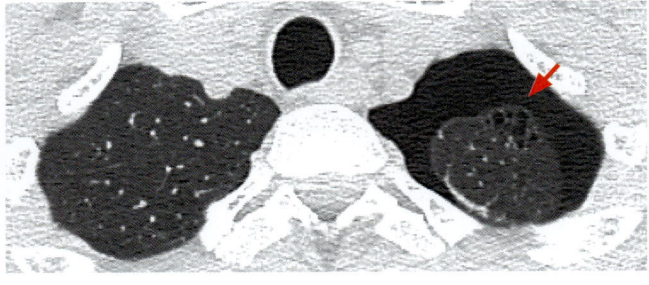

a：左自然気胸のCT画像　　　　　　b：肺尖部にbullaを認める

図3　気胸のCT

■ 胸部超音波検査

- 高エコー域とcomet tails signの呼吸性移動（lung sliding sign）の消失として認められる。感度98.1％・特異度99.2％とともに優れている。虚脱の程度は判定できない。術者の技量に結果が左右されてしまう[2]。

■ 動脈血酸素飽和度低下，または血液ガス分析で酸素低下

鑑別疾患

主に胸痛の鑑別診断となる。
①緊急性の高い疾患
　急性冠症候群，急性大動脈解離，急性肺塞栓，特発性食道破裂など。
②頻度の高い疾患
　急性冠症候群，逆流性食道炎など。

緊急の処置を必要とする場合

- vital signの悪いとき（ショック），酸素飽和度，動脈血酸素濃度が明らかに低いとき，呼吸困難が高度なとき，チアノーゼ出現などの場合は，緊急性気胸が疑われる。
- X線写真の結果を待たずに，直ちに緊急胸腔内減圧が必要[3]。

治療

気胸の治療原則は肺の虚脱を改善させる（肺を再膨張させる）ことである。

■ 保存的治療

- 肺の虚脱度が軽度で症状の乏しい場合には，安静による保存的治療が可能。
- 厳重に経過をみる必要があり，虚脱が進行するのであれば処置が必要。
- 入院でも外来でも可能であるが，外来の場合は必ず再来させて胸部X線撮影で評価をする。

■ 胸腔穿刺（脱気）

- 虚脱が軽度の場合，胸腔穿刺を行い脱気のみ施行することも可能であるが，効果が一時的（再虚脱する）であったり，細いカテーテルの場合，肺が再膨脹した際にカテ先で肺を損傷する可能性などがある。
- 緊張性気胸が疑われる場合は直ちに穿刺を！

■ 胸腔ドレナージ

- 肺の虚脱が中等度以上の場合はドレナージが推奨される。入院が必要であり，呼吸器内科に相談する。
- 体動での呼吸困難，血液ガス分析・酸素飽和度が低値，緊張性気胸，両側気胸，高齢者，低肺機能患者，虚脱が進行する症例はドレナージの適応。

■ 知っておこう！

手技：胸腔ドレーン挿入法

●用意するもの
①局所麻酔薬（例：1％リドカイン 10mL）
②注射器 10mL，注射針 23G（カテラン針でなくても十分）
③メス，ペアン鉗子，縫合セット（絹糸でもナイロンでも OK），消毒液，滅菌シーツ，手袋，ガーゼ
④胸腔ドレナージチューブ（8〜24Fr とさまざま，病態・目的に応じて使い分ける）
⑤持続ドレナージユニット（吸引器）
⑥モニター（HR，SaO_2，BP）
⑦静脈ルート確保用の輸液

●体位
　仰臥位，あるいは健常側を下にする側臥位〜半側臥位とする。処置中の急変への対応のため静脈ルートを確保しておく。

●穿刺部位
　第4〜5肋間の前腋窩線と中腋窩線の中央部が，標準的な穿刺部位。
　CTにて癒着などの有無が確認でき，肋間が広く安全に穿刺できればほかの部位でも可能。
※下位肋間からの穿刺では挙上した横隔膜を穿刺してしまい，思わぬ出血，ときに腹腔内出血をきたすことがあり注意を要す。
※胸壁刺創などの場合は，別の部位より穿刺する（感染の問題などがあるため）。

■知っておこう！

●穿刺手技

①刺入部を中心に十分な広さをイソジン®などで消毒し，有窓滅菌シーツをかける。このとき，シーツも十分大きなものを使用する。

②皮切を置く場所は刺入部より1～2横指尾側（1肋間下）が好ましい（ドレーンを抜去したときに皮下トンネルが長いと air tight になりやすい）。

③皮切部から皮下，壁側胸膜に十分麻酔を行う。胸膜は刺入の際の激痛により迷走神経反射をきたすことがあるため，特に念入りに麻酔を行う必要がある。麻酔を行うときに挿入ルートを確認することになるが，肋骨上縁より胸腔内へ刺入するよう心がける。

　肋間動静脈・神経は肋骨下縁を走行しており，頭側より静脈・動脈・神経の順に並んでいる。しかし肋骨結節近くで尾側肋骨上縁に向かって分枝（側副枝）が出ており，実際は肋骨上縁にも血管は走行しているので注意を要する[4]（**図4**）。

④脱気のみで細いドレーン（アスピレーションキットなど）を挿入する場合は，皮切を加え麻酔を行ったルートでそのまま穿刺する。20Fr前後の太いドレーンを挿入する場合は，麻酔時に確認したルートをペアンなどで鈍的に剥離し，最後に胸膜を穿破する（このときが最も痛い！）。空気が漏れる音がするので胸腔内へ達していることはすぐにわかる（**図5**）。

　指で挿入可能であれば癒着の有無を確認する。筋鈎で創を開排し内腔を確認してもよい。

⑤ドレーン固定用の糸（絹糸，ナイロン），ドレーン抜去時の創縫合用の糸をかけ，ドレーンを挿入する。内筒があるドレーンはそのまま挿入可能である。内筒のないタイプはペアンやケリーで先端を把持し胸腔内へ挿入する。挿入の長さはドレーンが肺尖部付近まで届くくらいがよい。挿入したらドレーンをクランプし先にかけた糸で固定する。

　胸腔内は陰圧のためクランプしないとドレーンより空気が流入し，さらに肺の虚脱が進むことがある。

⑥ドレナージユニットに接続し10～15cmH_2Oの陰圧で吸引する。

●胸腔ドレーン挿入後の管理

- X線写真によるドレーン位置の確認（**図6**）。
- 肺の拡張の確認。
- エアーリークの有無の確認。
- 出血の有無の確認。
- チューブ内液体の呼吸性移動の有無の確認。

＊エアーリークがなくなり，ドレーンを12時間以上クランプして肺の虚脱，皮下気腫の増加などがなければ抜去可能である。

＊抜去時に創は縫合閉鎖してもよいし，皮下トンネルがあればイソジン®ゲルなどをたっぷり塗布したガーゼで圧迫するだけでもよい。

気胸

図4 胸壁（肋間）の解剖

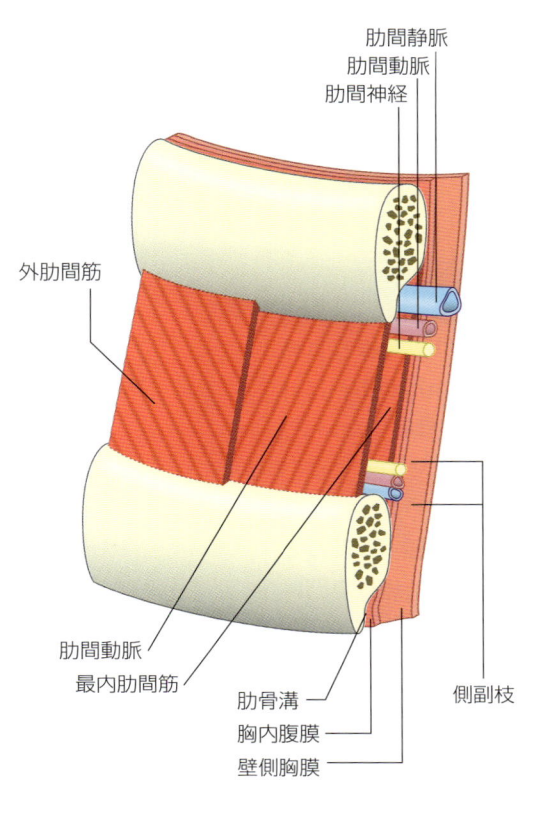

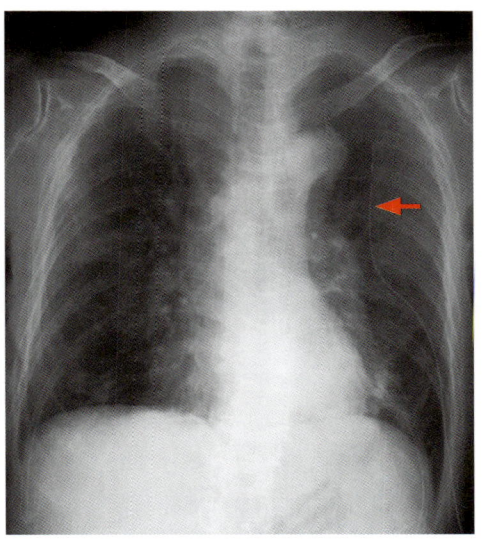

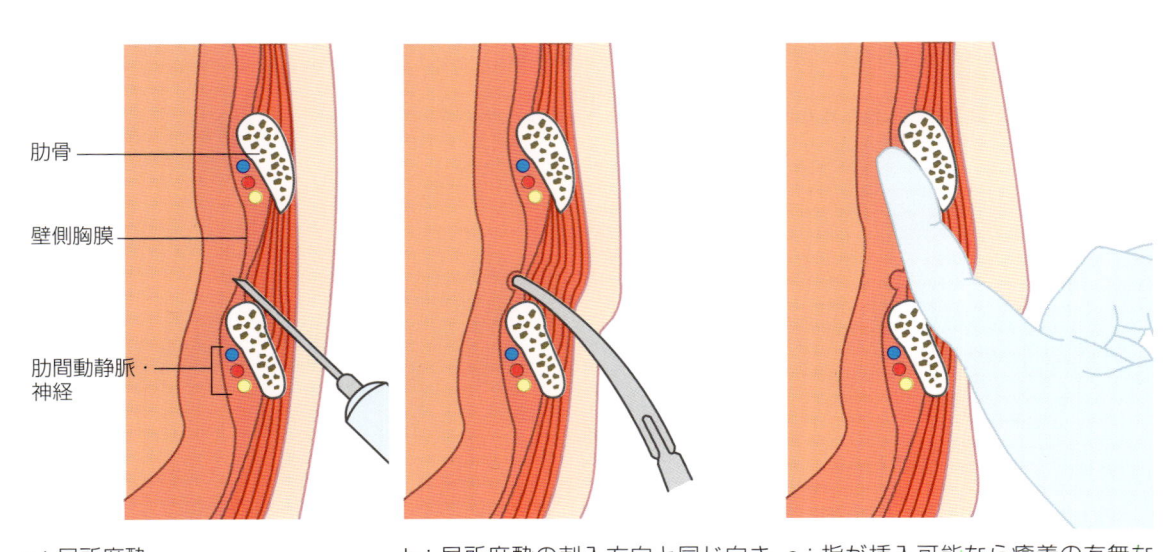

（ラベル：肋間静脈、肋間動脈、肋間神経、外肋間筋、肋間動脈、最内肋間筋、肋骨溝、胸内腹膜、壁側胸膜、側副枝）

図6 胸腔ドレナージ後の胸部X線写真

図5 肋間〜胸腔内への挿入

a：局所麻酔
b：局所麻酔の刺入方向と同じ向きにペアンで剥離
c：指が挿入可能なら癒着の有無などを確認

（ラベル：肋骨、壁側胸膜、肋間動静脈・神経）

II 外来で救急処置を必要とする外科的疾患

■ ドレナージのみで治癒しない場合は手術や薬剤注入による胸膜癒着術を行う[1]

- 手術適応：エアーリーク持続例，肺の拡張不良例，再発例，両側性気胸，著明な血気胸例，社会的適応（職業など）。

診断と治療に関する推奨

- 気胸と疑われる患者が来たら，vital に問題がなければ胸部単純 X 線写真撮影を行い，虚脱率が中等度異常であればドレナージを行う。余裕があればドレナージ前に CT を撮る。ドレーンは細いほうが患者への負担は少ないが，短い場合にはすぐに胸腔外に抜けてしまうので注意が必要。
- エコーのみでの診断はかなり熟練しないと困難である。
- ドレーン挿入時の肋間動静脈損傷には細心の注意を払う。肺気腫・塵肺などに伴う気胸は治療に難渋することが多いので，ドレナージ後の治療は専門医へ依頼したほうがよい。

Key Reference

1) 自然気胸治療ガイドライン編集委員会：自然気胸ガイドライン（案）．〔http://www.marianna-u.ac.jp/gakunai/chest/kikyou/guaidline.htm〕
2) Ding W, et al: Diagnosis of pneumothorax and ultrasonography: a meta-analysis. Chest 2011; 140: 859-66.
3) 日本外傷学会ほか監：外傷初期診療ガイドライン（改訂第 3 版）．へるす出版，東京，2008.
4) 佐藤達夫ほか監訳：臨床のための解剖学（第 1 版）．メディカル・サイエンス・インターナショナル，東京，2008.

1 胸部疾患

挿管を必要とする緊急疾患の対応

森本章生

> **ここがポイント**
> - 急性呼吸不全には，病態（血液ガス）に応じて1型と2型がある。
> - $PaO_2<60mmHg$ で呼吸不全，$<40mmHg$ で興奮・失見当識・不整脈，$<20mmHg$ で昏睡・徐脈。
> - $PaCO_2>60mmHg$（急速）で傾眠・昏睡。
> - 緊急時の気管内挿管には，経口挿管と気管支ファイバースコープを用いた挿管がある。

疾患概念および定義

呼吸不全とは，原因のいかんを問わず，血液ガス（特に，PaO_2 と $PaCO_2$）が異常な値を示し，そのために生体が正常な機能を営みえなくなった状態をいう[1]。

血液ガス分析で室内空気吸入時の動脈血 O_2 分圧が60mmHg以下となる呼吸障害，またはそれに相当する呼吸障害を呈する異常状態で早急に気道確保を行い呼吸状態の維持を図る必要のある状態。

病態と分類（病態と病因の進行度）

胸部外傷による気道の閉塞や損傷，胸郭・横隔膜の損傷により正常な呼吸ができない状態。

【急性呼吸不全の分類】[1]
1型呼吸不全：$PaO_2<60mmHg$，$PaCO_2$ 正常
2型呼吸不全：$PaO_2<60mmHg$，$PaCO_2>45mmHg$

症状

①頻呼吸（30回/分以上）。逆に呼吸数<6回/分の下顎呼吸は呼吸停止の前兆[2]。
②頻脈
- 急性呼吸不全に伴う頻脈は，チアノーゼが出現する前の重要な初期症状の1つである。
- $PaO_2<40mmHg$ では不整脈が，$PaO_2<20mmHg$ 以下では徐脈が出現しやすい。
- 高炭酸ガス血症では，頻脈が出現する。

③チアノーゼ：一般に還元ヘモグロビン量が5g/dL以上になると認められる。
④意識障害
- $PaO_2<40mmHg$ の急性低酸素血症では，興奮・失見当識を認め不穏状態となる。
- $PaO_2<20mmHg$ では昏睡となる。

1 胸部疾患

⑤喘鳴：気道の一部に狭窄や閉塞がある場合に認められる。
⑥咳・痰（血痰）：血痰は気道の損傷時に認められる。
⑦発汗，胸痛，血圧低下。
- 重症例では，外来到着時心肺停止状態で早急な対応が必要となることもある。

検査法

■ パスルオキシメーター

- SpO_2 が80％以下になるとチアノーゼを起こす（図1）。動脈血ガス分析を行うまでの初期の状態把握に有効，またリアルタイムでの観察が可能。

■ 動脈血ガス分析

- $PaO_2 < 60mmHg$ →呼吸不全，$PaO_2 = 60 \sim 70mmHg$ →準呼吸不全
- PaO_2 40mmHg 以下：興奮，失見当識を認め不穏状態となり，チアノーゼ・呼吸促迫・頻脈が出現する。
- $PaO_2 < 20mmHg$：昏睡し，ショック・徐脈となる。
- $PaCO_2 > 55 \sim 60mmHg$：傾眠・昏睡状態となる。

■ CT

- 肺の状態や損傷部位の検索に有効。

■ その他心電図，胸部単純X線写真，血液検査

図1 酸素解離曲線と症状の関係

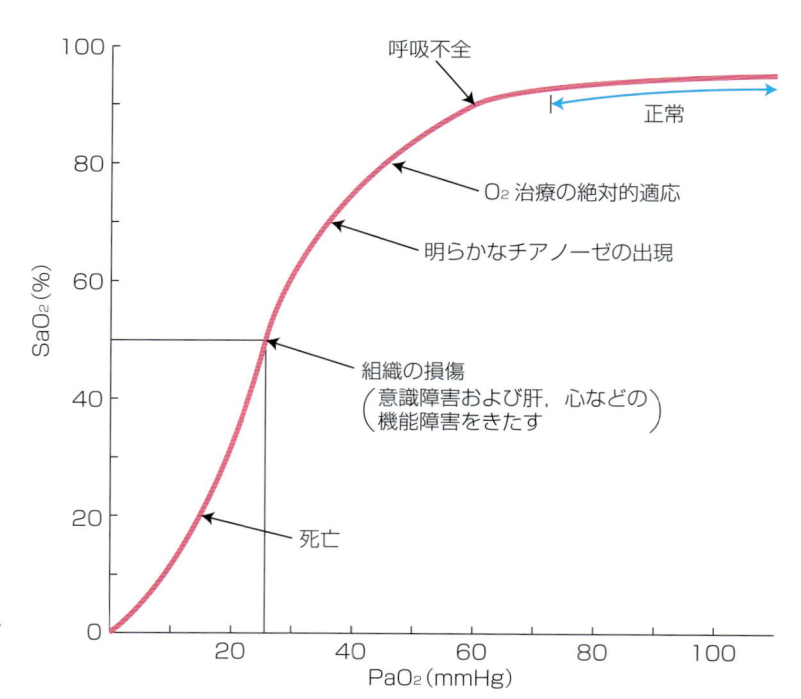

（和田洋巳ほか：呼吸器病学総合講座― Comprehensive Textbook for Respiratory Medicine. メディカルレビュー社，大阪，2004. より引用）

鑑別疾患

- 気管損傷。
- 胸郭損傷。
- 横隔膜損傷。
- 顔面外傷。

緊急検査および処置を必要とする場合

心肺停止状態では早急な処置が必要となる。

治療

■ bag-valve-mask による換気

- 気管内挿管を行うための時間的余裕を生む（図2）。胃内に空気が入ることを避けるため輪状軟骨圧迫を加え，空気を取り除くため経鼻胃管を挿入すべきである。

■ 気管内挿管

1. 器具

a. 気管内挿管チューブ
- 成人チューブサイズ：7.5～8mm を使用
- 1～14歳チューブサイズ：（患者の年齢＋16）÷4 mm
- 6カ月～1年：3.5～4mm
- 新生児～生後6カ月：3.0～3.5mm
- カフ付きチューブは一般的に成人および8歳を超える小児においてのみ使用される。
- カフが対称的に膨らむか漏れがないかを事前に確認する。
- 小児の患者においては，スタイレットの使用が推奨される。

図2 bag-valve-mask による換気

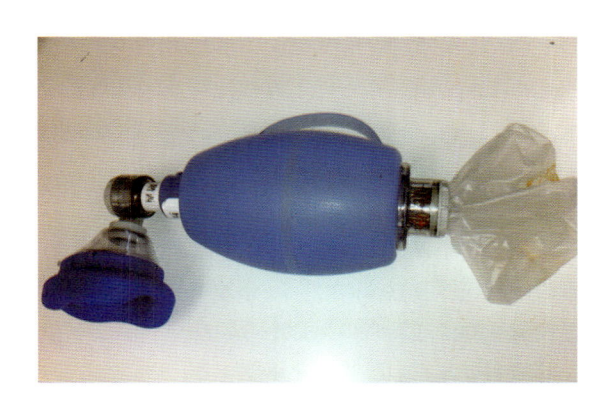

b. 喉頭鏡
- 曲ブレードと直ブレードがあり，直ブレードは8歳未満の小児で使用する。
- モニターを見ながら気管内挿管できるビデオ硬性挿管用喉頭鏡（エアウエイスコープ）もある（図3）。

図3 喉頭鏡

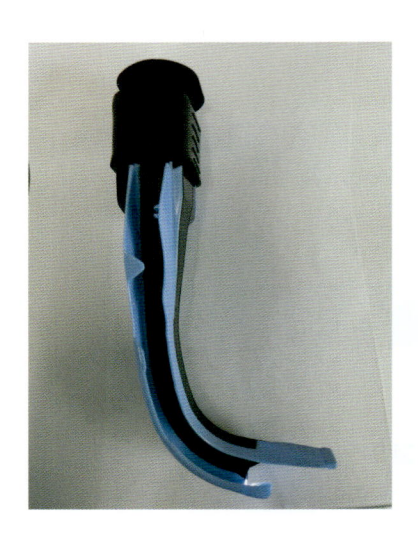

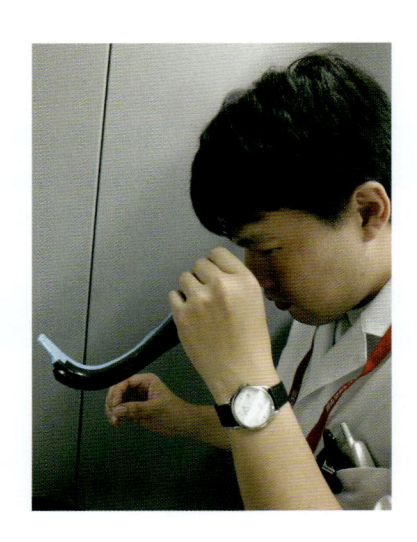

c. 気管支ファイバースコープ
- 喉頭鏡使用での挿管困難，頸部脊椎の損傷，気道損傷，広範囲の顔面の場合に使用。

2. 手技
a. 経口挿管の手技
- 頭部後屈と開口：患者の頭部を後屈とし，右の第1指と第2指を交差させて開口し維持する。
- 開口時に歯牙を損傷しないように愛護的に行う（図4）。
- 頭部後屈位で喉頭展開や挿管が困難であった場合，枕を高めとしsniffing positionを試みるとよい。
- 喉頭展開：左手は喉頭鏡のハンドルのブレードに近い部分を握り，ブレードを患者の右口角から挿入，舌を左によけながら進める（図5，6）。
- 声門の確認：曲ブレードでは喉頭蓋と舌根部の間，直ブレードは喉頭蓋後面に先端を進めてから喉頭鏡を前上方に持ち上げ声門を確認する。介助者に甲状軟骨を圧迫してもらうと声門が見えやすくなる場合もある（図7，8）。
- 挿管：右手で気管内チューブを鉛筆を持つように持ち，右口角から滑らせるように挿入，声門をカフが通過するのを確認する（図9）。
- 気管内挿管の確認：喉頭鏡を除き，バイトブロックを挿入，アンビューバッグをつなぎ換気させ，送気時の気管からのリークがなくなるまでカフを膨らませる。聴診器で左右の呼吸音を確認する。

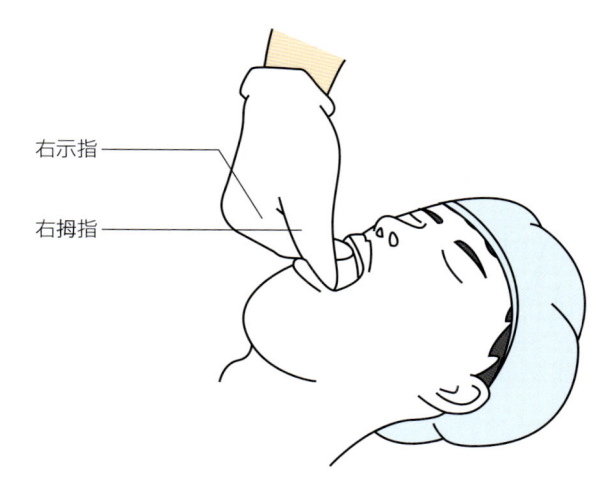

図4　経口挿管

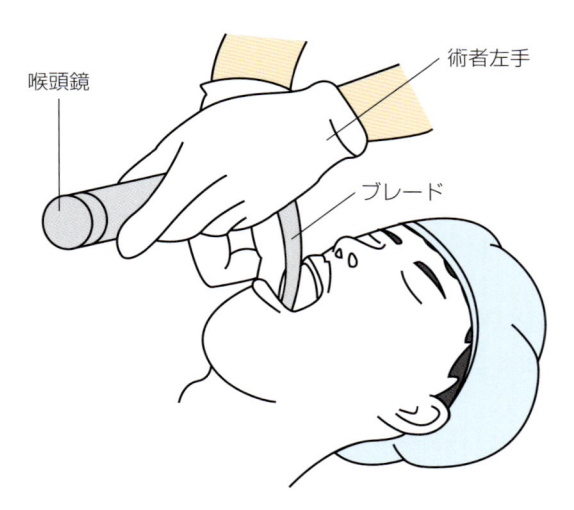

図5　喉頭展開-1

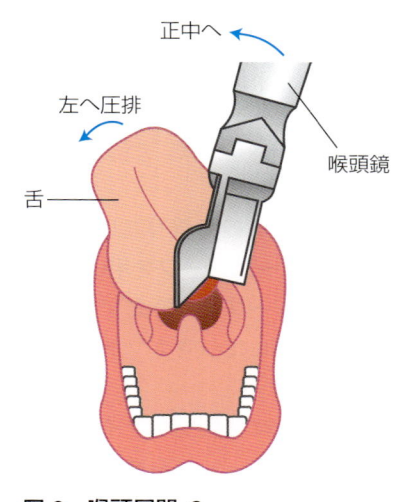

図6　喉頭展開-2

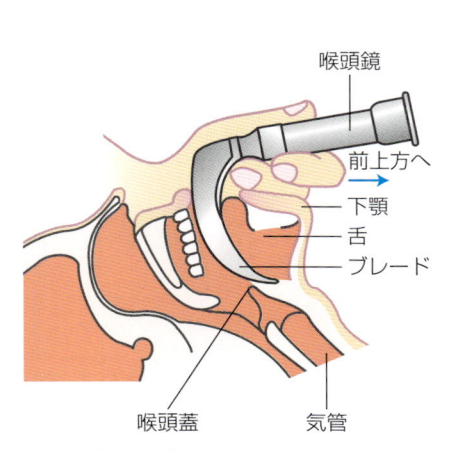

図7　声門の確認-1

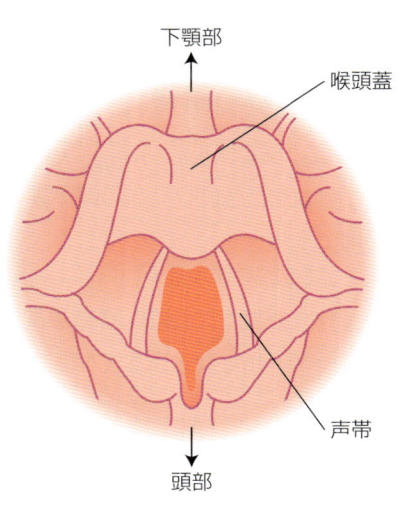

図8　声門の確認-2

図9 挿管

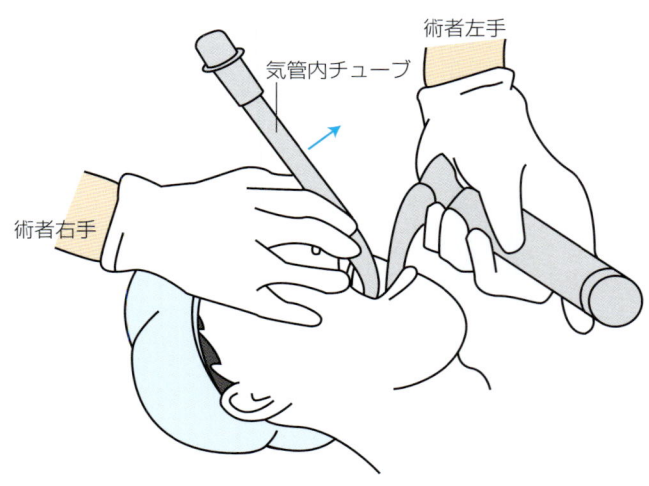

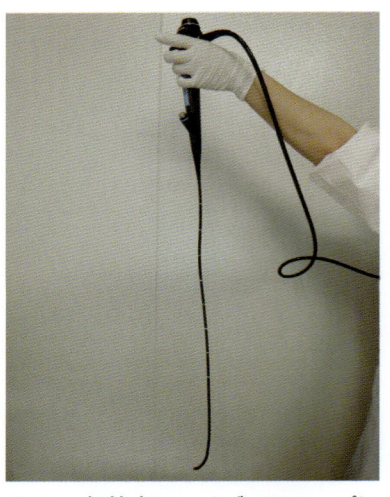

図10 気管支ファイバースコープによる気管内挿管

- 固定：通常右口角に固定，バイトブロックも歯牙を損傷しないように固定する．
- 最終的には胸部単純X線写真にて気管内挿管チューブの位置を確認する．

b. 気管支ファイバースコープを用いた気管内挿管
- 気管内挿管チューブを気管支ファイバースコープに通し準備する（**図10**）．
- 経口または経鼻にて気管支ファイバースコープを喉頭まで挿入し声門を確認する．
- 声門から気管支に気管支ファイバースコープを通過させ，それをガイドにして気管内挿管チューブを進める．
- 気管支ファイバースコープを抜去し，前項の方法で気管内挿管チューブの位置を確認する．
- 気管損傷症例では，気管支ファイバースコープを用いた挿管が推奨される[3]．

挿管の助けとなる薬物

- セルシン®（ジアゼパム）：10mg，静注
- デュプリバン®（プロポフォール）：2〜2.5/kg，静注。人工呼吸中の鎮静にも使用できる．
- ドルミカム®（ミダゾラム）：0.15〜0.3mg/kg，静注
- マスキュラックス®：末梢性筋弛緩薬，0.08〜0.1mg/kg，静注。必要に応じ0.02〜0.04mg/kg追加（人工呼吸器装着予定であれば使用してもよい）．
- 心肺停止の症例または高度の意識障害のある症例では薬物による補助なしで挿管可能である．

診断と治療に関する推奨

　目の前に呼吸不全の患者が搬送され，気管内挿管するかどうか迷ったらどうするだろうか？

　救急外来の場では，上記のような呼吸回数を数えたり，血液ガス分析の結果を待っていられないような症例に遭遇するかもしれない。おそらく多くの臨床医はそんなことでは決めず，自分の感覚で決めているであろう。"the ICU Book"には，われわれを応援するこんなことが書かれている。

■ 気管挿管を考慮していることが，気管挿管の適応である。

(The indication for intubation and mechanical ventilation is thinking of it.)

■ 気管挿管することは，弱虫のとる行動ではない。

(Intubation is not an act of personal weakness.)

■ 人工呼吸を開始することは「死との接吻」ではない。

(Initiating mechanical ventilation is not the "kiss of death".)

　患者がよくなることを期待して挿管しないでいると，検査中に急変することもあるかもしれない。また，人工呼吸を行ったために患者の死期を早めることはない。自信を持って挿管しよう。

■ 知っておこう！

- **パルスオキシメーターの歴史**

　現在汎用されている，指先に装着しSpO_2を測定する小型のパルスオキシメーターは2009年頃市場に出回ったものである。その前身は耳たぶで測定する"イヤーオキシメーター"という名称で1975年に10台程度が医療現場で使用されたという。指先で測定するパルスオキシメーターを世界で初めて商品化したのは，1977年当時のミノルタカメラ（現コニカミノルタ）で，当初の機械は大きなものだったが，1991年ごろより携帯型が開発され現在の形に至った。

Key Reference

1) 厚生省特定疾患「呼吸不全」調査研究班：呼吸不全―診断と治療のためのガイドライン．メディカルレビュー社，大阪，1996.
2) 井上哲文ほか：内科診断検査アクセス．日本医事新報社：1989.
3) 葛西　猛：呼吸ケア 2004; 2(7): 84-8.

2 腹部疾患

虫垂炎

安田一弘

> **ここがポイント**
> - 虫垂炎の原因は，虫垂の閉塞による虫垂内圧の上昇と血行障害，ならびに細菌増殖。
> - 病態の進行により，カタル性・蜂巣炎性（化膿性）・壊疽性。
> - 画像診断の感度と特異度は腹部エコーより腹部CT検査のほうが高い。
> - 蜂巣炎性虫垂炎や壊疽性虫垂炎は手術，虫垂周囲膿瘍はドレナージ。

疾患概念および定義

虫垂に炎症が生じた状態。

病態と分類（病態と病因の進行度）

■病因

糞石やリンパ濾胞の過形成，食物残渣，寄生虫あるいは腫瘍などによる虫垂の閉塞が原因と考えられている。虫垂の閉塞は虫垂内圧の上昇と細菌増殖を引き起こし，虫垂の拡張はさらに血行障害を起こし，虫垂粘膜の壊死を導く。これらの病態が重なることにより虫垂の炎症が進行し，虫垂壁の壊死・穿孔を起こす。穿孔例の大部分は周辺の腸管や大網によって被覆され，虫垂周囲膿瘍を形成する。膿瘍が限局化せずに腹腔内へ炎症が拡がると汎発性腹膜炎をきたす。

■病態

わが国では炎症の程度により病理学的に以下のように分類されている。
①カタル性虫垂炎（catarrhal appendicitis）
②蜂巣炎性（化膿性）虫垂炎（phlegmonous or suppurative appendicitis）
③壊疽性虫垂炎（gangrenous appendicitis）

> **■知ってほしいデータ**
> 虫垂炎の穿孔の確率は20%（17～40%）[1,2]。

症状

- 嘔気・嘔吐，食欲不振や下痢を伴う腹痛（下痢症状は虫垂炎の10%に出現*。下痢を示す場合は盲腸後虫垂を疑う**）。

- 腹痛は心窩部から右下腹部に移動することが多い。
- 発熱は37℃台のことが多い。腹痛のある小児では発熱が虫垂炎に関連する最も有用な所見で、尤度比は3.4（95% CI：2.4－4.8）[3]。

図1　Psoas sign（腰筋徴候）

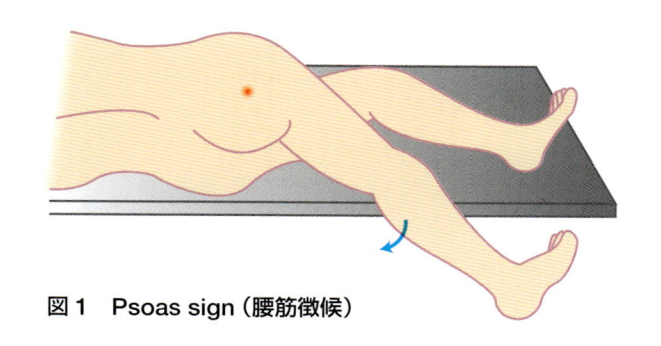

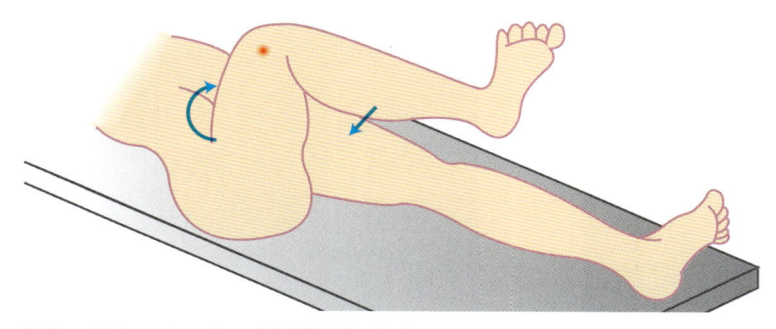

図2　Obturator sign（閉鎖筋サイン）

■ 知ってほしいデータ

　心窩部から右下腹部への痛みの移動は特徴的な所見で、感度64%、特異度82%、尤度比3.2（95%CI：2.4－4.2）である[4]。

■ 知っておこう！

虫垂炎に関連した名前の付いた臨床徴候
- McBurney 圧痛点：臍と右上前腸骨棘を結んだラインの外側 1/3 のポイント
- Blumberg sign：右下腹部にみられる反跳痛（腹部をそっと圧迫した後、急に手を離すと強くなる痛み）
- Rosenstein sign：左側臥位で右下腹部の圧痛が増強
- Rovsing sign：仰臥位で左下腹部を尾側から頭側に圧迫すると右下腹部痛が生じる
- Psoas sign（図1）：左側臥位で右股関節を伸展させると右下腹部痛が増強
- Obturator sign（図2）：膝関節を屈曲させて右股関節を内転させると右下腹部痛が増強
- Dunphy's sign：咳き込みによる右下腹部痛の増強

検査法（感度，特異度，正診断率）

1．血液検査
- 白血球や CRP は上昇しないこともあり，診断的意義は低い。

2．腹部単純 X 線検査
- 虫垂炎に特異的な所見はなく，診断的意義は低い。
- 小腸ガスの存在は炎症の波及による腸管麻痺を示唆する。
- 糞石所見を認めるのは 10％以下。

3．腹部超音波検査と腹部 CT 検査（図 3，4）
- 虫垂炎の診断における感度と特異度は CT のほうが高い[5, 6]。
- 被曝を避けたい小児や妊婦は超音波検査が第一選択[7]。

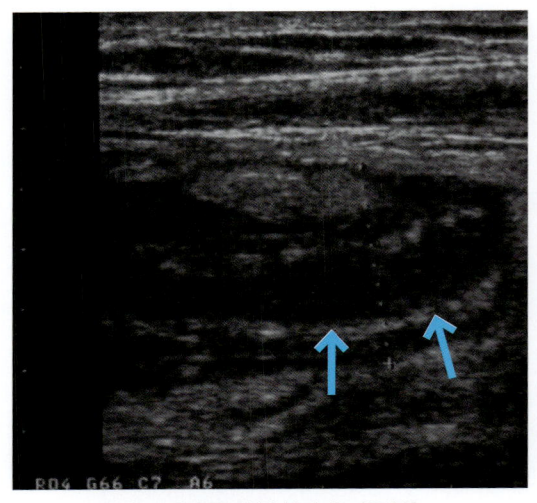

図 3　虫垂炎の腹部超音波検査像（長軸）
虫垂は 15mm 大に腫大しており，内腔は粘液により充満・拡張している。

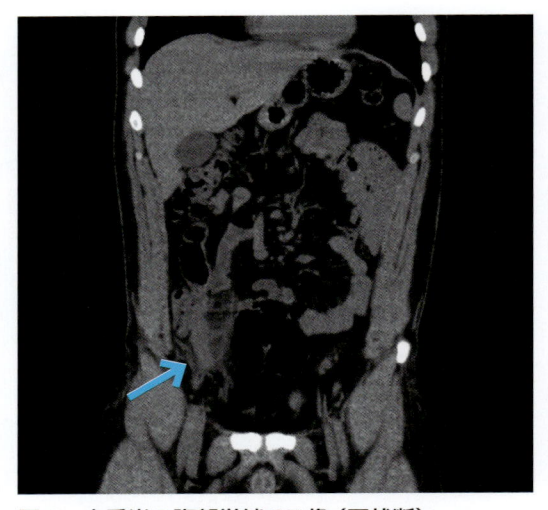

図 4　虫垂炎の腹部単純 CT 像（冠状断）
虫垂は 15mm 大に腫大しており，周囲脂肪組織濃度は上昇し炎症の波及が認められる（矢印）。

■ 知ってほしいデータ

超音波検査の感度は 86％，特異度は 81％で，陽性尤度比は 4.5—5.8，陰性尤度比は 0.19—0.27 である。一方，CT 検査の感度は 94％，特異度は 95％で，陽性尤度比は 9.3—13.3，陰性尤度比は 0.09—0.10 である。

鑑別疾患

- 右側結腸憩室炎：CT で結腸壁の肥厚や憩室の有無確認
- 右側結腸癌：CT で腫瘍の有無確認

- 尿管結石：尿検査での潜血と画像検査で腎盂の拡張確認
- 消化性潰瘍：NSAIDs の服用歴や摂食による疼痛軽減
- 睾丸捻転：陰部の診察
- 炎症性腸疾患（クローン病・潰瘍性大腸炎）
- 膵炎：アルコール摂取歴や胆石の既往
- 小児ではさらに，メッケル憩室や腸重積を念頭に置く。
- 女性は子宮外妊娠・卵巣出血・卵巣嚢腫茎捻転に注意する。疑われれば，月経時期の問診や尿 β-HCG 検査。

緊急検査および処置を必要とする場合

- 急性虫垂炎は一般に時間の経過とともに炎症が進み，手術時の合併症も増加するため，迅速な対応が必要となる。虫垂炎が疑われた場合はすぐに外科にコンサルトする。

治療（図5）

- 急性虫垂炎の診断がつけば，すぐに絶食・補液・抗菌薬投与（グラム陰性菌と嫌気性菌をカバーする第二世代セフェム系など）を始める。
- 炎症が軽い場合は抗菌薬投与で保存的に経過をみてもよいが，症状が軽快しない場合は虫垂切除を行う[8]。
- 化膿性や壊疽性虫垂炎は手術を行う。
- 虫垂周囲膿瘍を形成している場合は超音波やCTガイド下にドレナージ術を行い，2〜3カ月後に虫垂切除術（interval appendectomy）を施行してもよい。
- interval appendectomy を行わない場合は悪性疾患による虫垂炎を除外する。

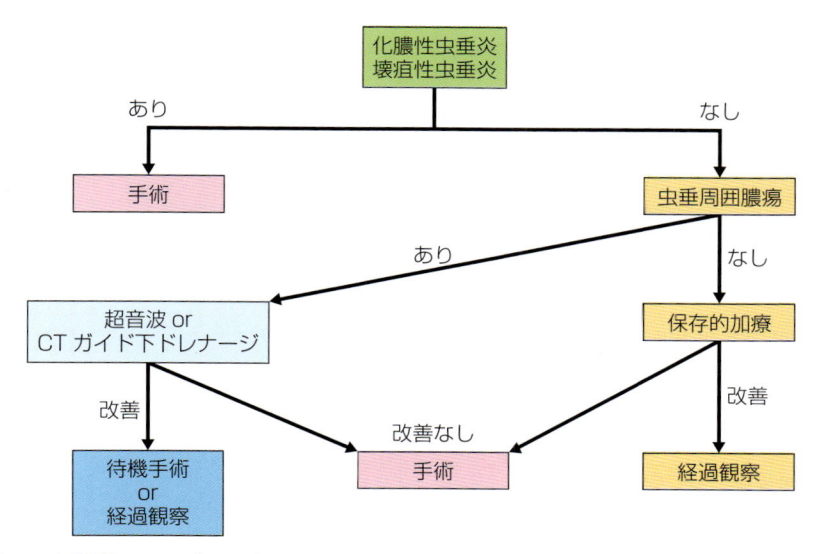

図5　虫垂炎フローチャート

2 腹部疾患

■ 知ってほしいデータ

非穿孔性虫垂炎の手術合併症は3%，穿孔性虫垂炎は14%[9]

アメリカのデータベースを利用した虫垂切除3万例以上の検討では，腹腔鏡下虫垂切除術の術後合併症は開腹術より低い（4.5% vs 8.8%）が，穿孔や膿瘍形成している場合は腹腔鏡下手術のほうが術後腹腔内膿瘍を合併することが多い（6.3 vs 4.8%）[10]。

診断と治療に関する推奨

嘔気・嘔吐を伴い心窩部から右下腹部に移動する腹痛がある場合は虫垂炎を疑う。診察ではMcBurney圧痛点や筋性防御・Blumberg sign・Psoas signなどを確認する。CT検査を行い確定診断をつけるとともに，炎症の程度を判定する。炎症の程度が軽い場合は保存的治療を行ってもよいが，注意深く経過観察する。化膿性や壊死性虫垂炎には緊急手術を行う。膿瘍形成している場合は，まず経皮的ドレナージを行い，その2～3カ月後に虫垂切除を行う選択肢もある。

Key Reference

1) Lewis FR, et al: Appendicitis. A critical review of diagnosis and treatment in 1,000 cases. Arch Surg 1975; 110: 677-84.
2) Addis DG, et al: The epidemiology of appendicitis and appendectomy in the United States. Am J Epidemiol 1990; 132: 910-25.
3) Bundy DG, et al: Does this child have appendicitis? JAMA 2007; 298: 438-51.
4) Wagner JM, et al: Does this patient have appendicitis? JAMA 1996; 276: 1589-94.
5) Terasawa T, et al: Systematic review: computed tomography and ultrasonography to detect acute appendicitis in adults and adolescents. Ann Intern Med 2004; 141: 537-46.
6) van Randen A, et al: Acute appendicitis: meta-analysis of diagnostic performance of CT and graded compression US related to prevalence of disease. Radiology 2008; 249: 97-106.
7) Krishnamoorthi R, et al: Effectiveness of a staged US and CT protocol for the diagnosis of pediatric appendicitis: reducing radiation exposure in the age of ALARA. Radiology 2011; 259: 231-9.
8) Wilms IM, et al: Appendectomy versus antibiotic treatment for acute appendicitis. Cochrane Database Syst Rev 2011; 9; 11: CD008359.
9) Meier DE, et al: Perforated appendicitis in children: is there a best treatment? J Pediatr Surg 2003; 38: 1520-4.
10) Ingraham AM, et al: Comparison of outcomes after laparoscopic versus open appendectomy for acute appendicitis at 222 ACS NSQIP hospitals. Surgery 2010; 148: 625-35.

＊：日消外会誌 1988; 21 (5)．
＊＊：メルクマニュアル18版「急性腹症と消化器外科」．2005．

2 腹部疾患

ヘルニア（外ヘルニア嵌頓）

重光祐司

> **ここがポイント**
> - ヘルニア嵌頓は，腹腔内臓器が腹壁の欠損部に入り込み突出した状態。
> - 用手還納し待機手術を行うことが基本であるものの，ヘルニア内容が壊死・穿孔している場合は用手還納禁忌である。
> - 用手還納に際しては，十分な除痛を行う。場合によっては脊椎麻酔も考慮する。

疾患概要および定義

ヘルニアが突出して還納できない状態で，特に絞扼性ヘルニアが問題となる。

病態と分類（病態と病因の進行度）

■ 病因

腹壁の欠損部（＝ヘルニア門）に，腹膜（＝ヘルニア嚢）に包まれた腹腔内臓器（ヘルニア内容）が入り込み，突出する。主な外ヘルニアを図1に示す。

■ 病態

病態に基づいた分類を表1に示すが，緊急処置を要するのは，血行障害をきたした絞扼性ヘルニアである（図2～5）。この場合，腸管切除吻合が必要となり，ヘルニア治療は二次的意義となるため，ヘルニア嚢切除のみに止める必要が生じる。全身状態の回復を待ってヘルニアの根治手術を行うことも考慮する（図6）。
なお，内ヘルニアについてはここでは論じない。

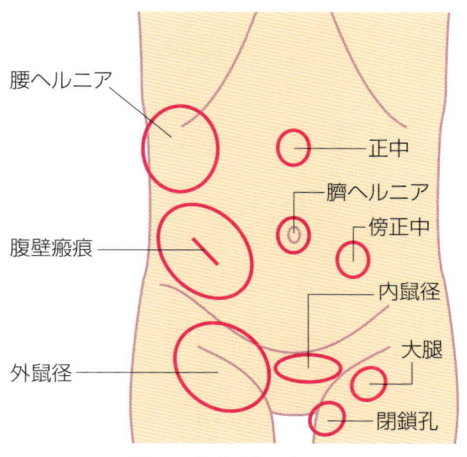

図1 主な外ヘルニア

（腰ヘルニア，腹壁瘢痕，外鼠径，正中，臍ヘルニア，傍正中，内鼠径，大腿，閉鎖孔）

表1 病態と分類

還納性ヘルニア（reducible）：ヘルニア内容が出たり入ったりする
非還納性ヘルニア（irreducible）：出たまま戻らない（≒ incarcerated） ・慢性嵌頓ヘルニア（chronically incarcerated） ・急性嵌頓ヘルニア（acutely incarcerated） 　血流障害を伴うと絞扼性ヘルニア（strangulated） 　　→壊死性ヘルニア（gangrenous） 　　→イレウス

2 腹部疾患

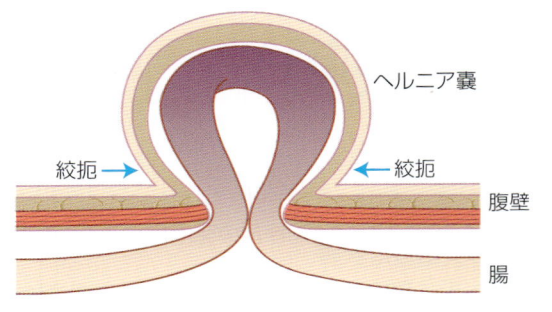

図2　ヘルニアの嵌頓

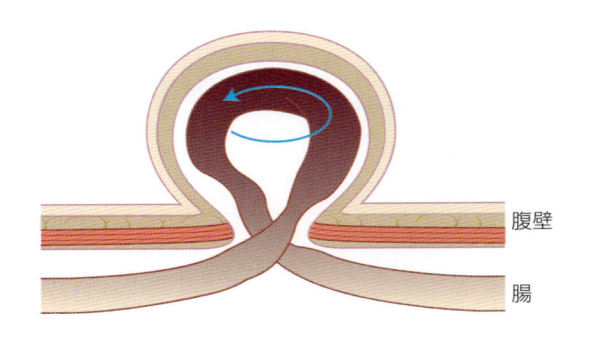

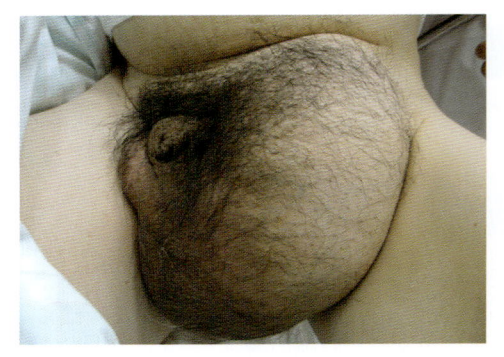

図3　左外鼠径ヘルニア嵌頓

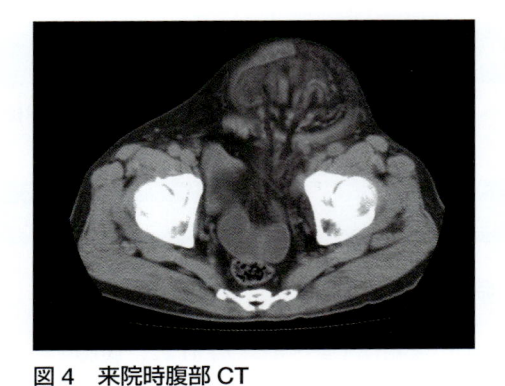

図4　来院時腹部CT

左鼠径部に25×18cm大の膨隆あり，同時に著明な痛みの訴えあり．皮膚の色調変化は認めず．

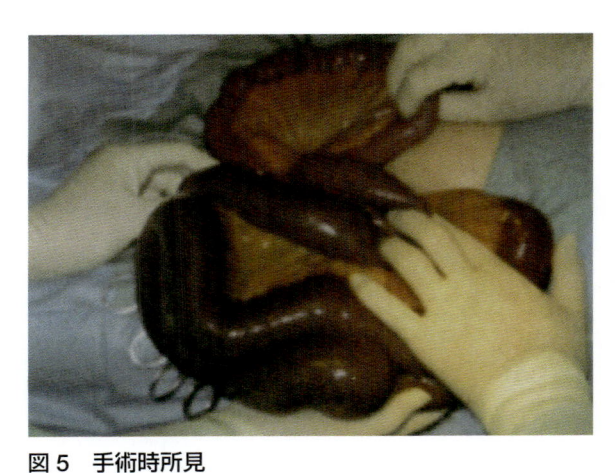

図5　手術時所見

用手的還納を試みるも不可能であったため，同日緊急手術を施行．嵌頓から手術まで約12時間．

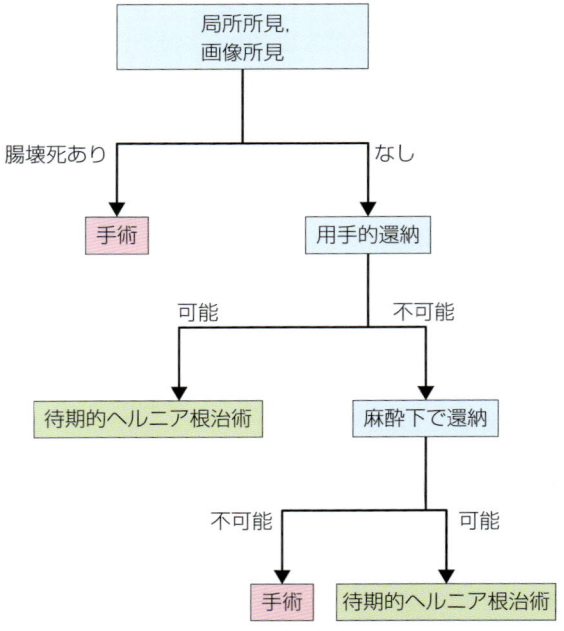

図6　ヘルニア嵌頓の治療方針

症状

- ヘルニア局所が膨隆硬化し，自発痛・圧痛が出現して還納できない状態。
- 小腸が陥入すると，嘔気・嘔吐，腹部膨満，間欠的腹痛などのイレウス症状を呈する。
- Richter型嵌頓では，膨隆を認めない，イレウス症状を生じない場合もあるので注意する。

検査法

1. 身体所見
ヘルニア局所が膨隆硬化し，還納できない。

閉鎖孔ヘルニア嵌頓では，大腿動静脈内側に腫瘤を触れることが少ないため，経腟または直腸内診を行うとよい（図7）。

2. 血液検査
発症直後には，異常検査値は認められない。しかし，時間経過とともにC反応性蛋白（CRP）などの炎症反応値やクレアチンホスホキナーゼ（CPK），血中尿素窒素（BUN），クレアチニン値が高値となる。

3. 腹部単純X線撮影
ヘルニア内容が小腸であれば，イレウス状態を示す小腸ガスの増加，鏡面像を認める。ヘルニア囊内の遊離ガス像を認めれば腸管壊死・穿孔をきたしている。

4. 超音波検査
脱出臓器（ヘルニア内容）を診断できる。内容が小腸であれば蠕動の有無により，viabilityの程度を推定できる。

5. CT検査
主に絞扼性ヘルニアであるか（手術適応の有無）を評価するために行われる。骨盤部も含めて検査すべきで，閉鎖孔ヘルニアの診断に非常に有用である（図8）。また造影効果の有無により腸管のviabilityを推測できる。マルチスライ

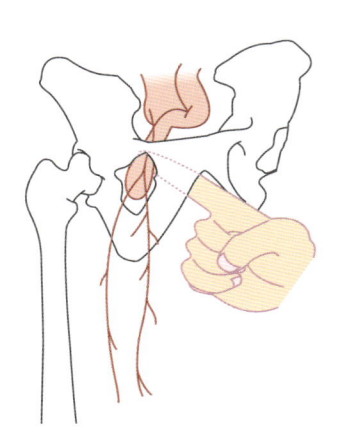

図7　腟内診

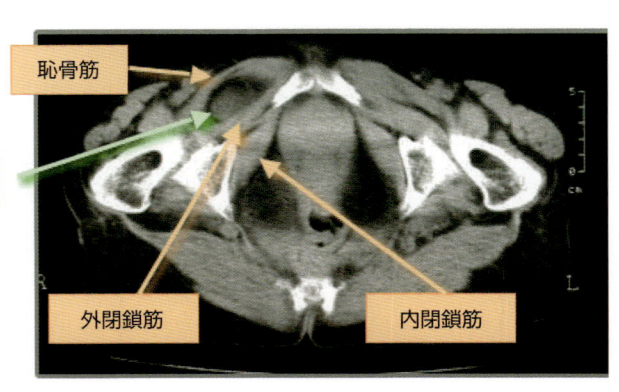

図8　閉鎖孔ヘルニアのCT診断

スCTでは立体的に病変部を構築でき，病変部の理解に役立つ。

鑑別疾患

- 鼠径部悪性リンパ腫
- 鼠径部リンパ節炎
- 子宮円索血栓性静脈炎
- 鼠径部子宮内膜症
- 精巣腫瘍
- 睾丸捻転　など

治療（用手的解除法：Texas）

■緊急手術の必要性

- 鼠径ヘルニア嵌頓は，イレウスの原因として癒着性に次いで多く，緊急手術後の死亡率は1.7〜8％と高率である[1, 2]。その理由として，高齢，基礎疾患を有する，術前から脱水などの全身状態の不良などのためと考えられる。そのため，緊急手術を要するか否かを判断し，極力嵌頓を解除することが重要である。すなわち，全身状態を把握・改善したうえでの待機手術に移行させることが肝要である。

■禁忌

ヘルニア内容の壊死・穿孔を示唆する所見を表2に示す。

表2　用手還納（Taxis）の禁忌

絶対的	1. 局所の皮膚が発赤・腫脹したもの 2. 局所の著明な圧痛 3. 腹部単純X線写真でヘルニア囊内の遊離ガス像 4. CTやUSで嵌頓腸管の壁肥厚・蠕動低下・粘膜雛壁の離開，内容の高エコー化（出血），ヘルニア囊内の腹水，腸内容の増加を認めるもの。造影にて腸管壁造影効果不良なもの
相対的	1. 発症から診断まで24時間以上経過したもの

■除痛法によるヘルニアの用手還納

- 通常は鎮痛薬を用いずに整復するが，疼痛が強く腹筋の緊張が強く十分な操作ができない場合には，鎮痛薬を用いる。坐薬あるいはペンタゾシン15mgの筋注を行う。鼠径部ヘルニアの場合は完全な筋弛緩を得るために脊椎麻酔も考慮される。

■ 用手還納の手技

- 体位は原則として仰臥位とする。腰ヘルニアの場合は患側上位の側臥位で行う。両下肢を軽度屈曲位とする。
- 突出したヘルニア全体を両手で包み込むようにして，ヘルニア門の方向へ一定の圧力で愛護的に押す。押し込む方向は，外鼠径・大腿・閉鎖孔ヘルニア以外では垂直方向となる。外鼠径・大腿・閉鎖孔ヘルニアでは厳密にいえば足側から頭方向となる（**図9**）。数回繰り返しても還納できなければ，鎮痛薬を併用して繰り返す。

図9　ヘルニア整復の体位
外鼠径・大腿ヘルニアでは，左手で水平方向へ，右手で垂直方向へ力を加える。閉鎖孔ヘルニアでは水平方向へ，ほかのヘルニアは垂直方向へ力を加える。

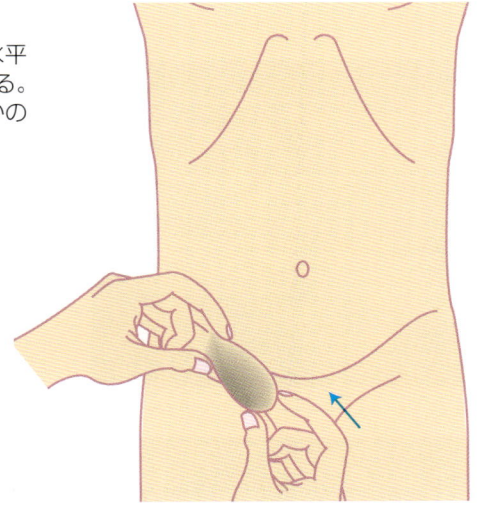

- 還納不可であれば緊急手術へ移行するが，麻酔導入後（完全な筋弛緩を得た状態）にも整復操作をすることで，待機手術へ変更することも可能である。また，閉鎖孔ヘルニアでは，突出した腫瘤を触れないことが多いが，最近では独特な整復法が提案されており，試してみるとよい[3,4]（**図10，11**）。

■ 解除後の経過観察

整復に成功したら，その後の経過観察のため入院とする。
　絶飲食，点滴管理とし，腹膜刺激症状の出現に注意する。腹部症状の改善を認めない場合は偽還納や消化管穿孔を疑う。
　できるだけ早期に全身症状の改善・把握し待機的根治術を行う。

2 腹部疾患

図10 仰臥位での整復

仰臥位にて他動的に下肢の屈伸運動を繰り返す。脱出腸管を押し込むようなイメージで，内転，外旋運動を加える。Howship-Romberg signを認める症例では，嵌頓が解除されると，劇的に疼痛が消失する。

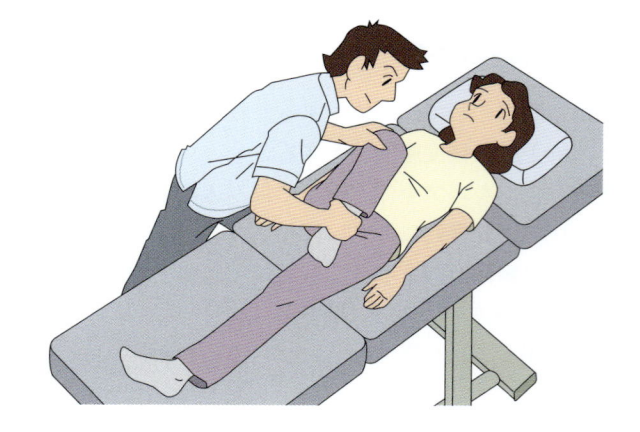

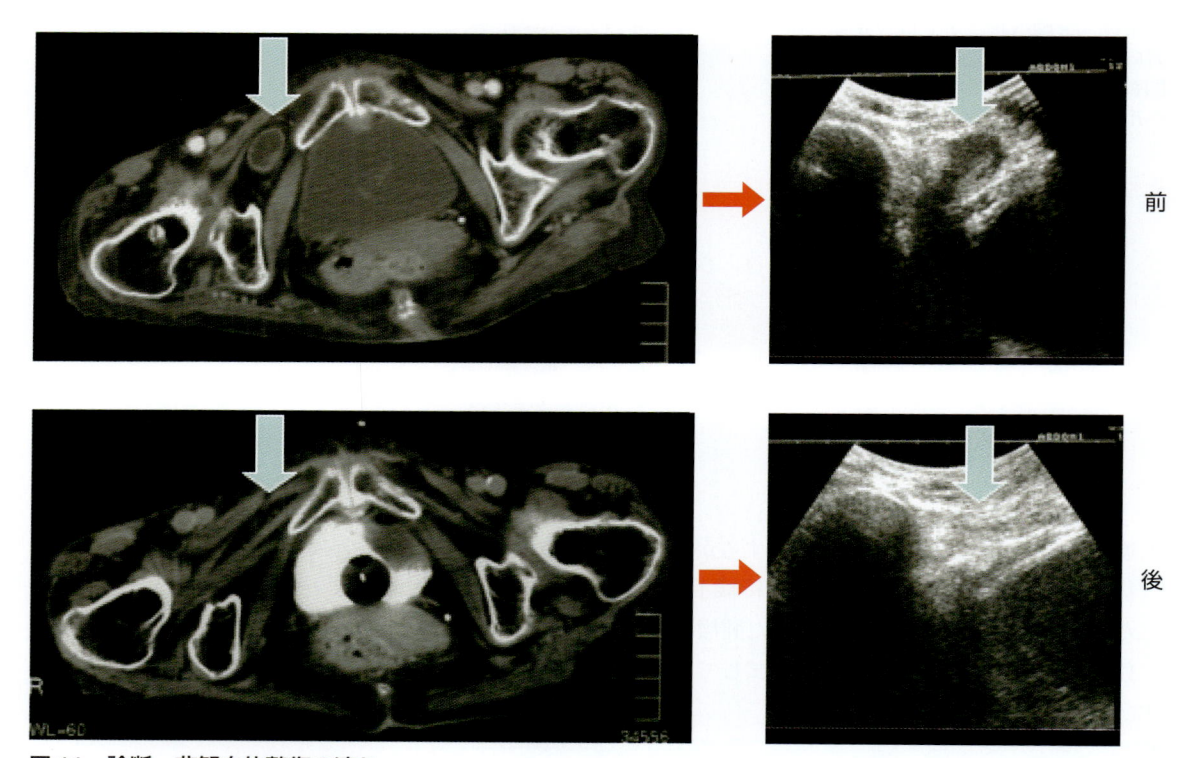

前

後

図11 診断→非観血的整復の流れ

Key Reference

1) Primatesta P, et al: Inguinal hernia repair: incidence of elective and emergency surgery, readmission and mortality. Int J Epidemiol 1996; 25: 835-9.
2) Kjaergaard J, et al: Mortality following emergency groin hernia surgery in Denmark. Hernia 2010; 14: 351-5.
3) Tanaka N, et al: Elective plug repair of an incarcerated obturator hernia by the thigh approach after noninvasive manual reduction: report of two cases. Surg Today 2010; 40: 181-4.
4) Shigemitsu Y, et al: The manuever to release an incarcerated obturator hernia. Hernia 2011; Mar 3. [DOI: 10.1007/s10029_011_0801_5]

2 腹部疾患

イレウス

佐々木　淳

> **ここがポイント**
> - イレウスは，腸管内容の肛門側への移動が障害された状態。
> - 機械的イレウス（単純性，複雑性）と，機能的イレウスに分類される。
> - 治療には，脱水症の改善とイレウスの原因検索が重要。
> - 複雑性（絞扼性）イレウスでは緊急手術，単純性・機能的イレウスでは保存的治療。

疾患の概念，定義

イレウス（ileus）とは，腸管内容の肛門側への移動が障害される病態である。

欧米では，ileusとは「腸管閉塞のない，腸管拡張と内容物の停滞」を指し，機械的イレウスは「intestinal obstruction」と表現されているので注意が必要である。

病態と分類

■ 病因

腸管が閉塞すると，閉塞部位の口側はガスや腸液により拡張し，静脈還流が障害される。その結果腸管壁が浮腫を起こし，腸管腔へ水やナトリウムが漏出する。そしてさらに腸管内圧が上昇し，動脈血流の障害も起こり，腸管の壊死・穿孔を引き起こす。

■ 病態

機械的イレウスと機能的イレウスに大別される。

a．機械的イレウス

腸管内に生じた腫瘍や結石などの異物による物理的な狭窄や，外部からの腸管の圧迫などによるもの。単純性イレウス（閉塞性イレウス）と複雑性イレウス（絞扼性イレウス）に分類される。複雑性イレウス（絞扼性イレウス）は腸管および腸間膜の絞扼により，腸管壁の血行障害も起こしたもので，急速に症状が進行する。

b．機能的イレウス（麻痺性イレウス）

症状

- 腹部膨満感，悪心，嘔吐，排便・排ガスの途絶。
- 単純性イレウスでは間欠的な，複雑性では持続的な痛みを伴う。機能性イレ

2 腹部疾患

ウスでも腹痛を認める。
- 複雑性の場合には腹膜刺激症状を呈し,鎮痛薬が無効であることが多い。
- 機械的イレウスでは腸音が亢進し,特有の金属音が聴取される。麻痺性イレウスでは腸音は低下する。

検査法

■血液検査

腸管内への水などの漏出によって生じる脱水症を呈するため,白血球,赤血球,ヘモグロビン,血中尿素窒素 (BUN),クレアチニンの上昇がみられる。

■腹部単純 X 線検査

腸管のガスの貯留,立位,側臥位で鏡面像 (air-fluid level, niveau:ニボー) の形成を認める(図1)。

■腹部超音波検査

腸管の拡張,腸管内液体貯留が認められ,さらに腸管壁の肥厚,腹水貯留などを確認する。

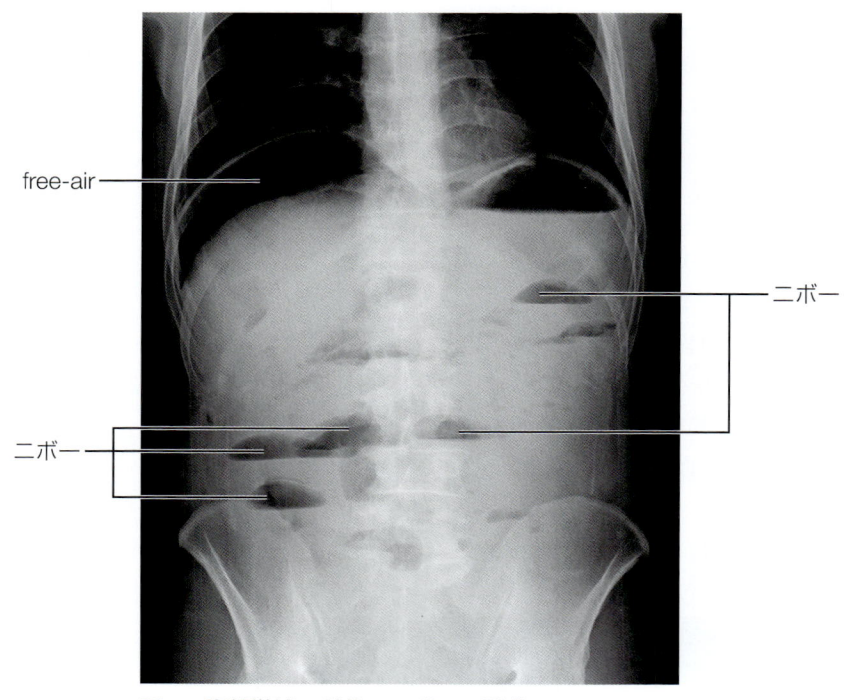

図1　腹部単純 X 線像：ニボーの形成

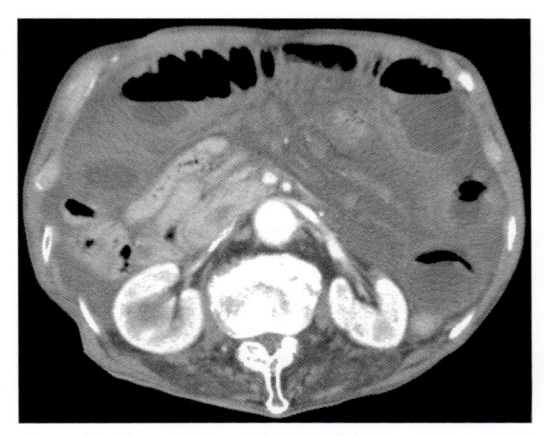

図2 腹部CT検査：腸管血行障害の有無の確認（腸管壁の造影の有無）

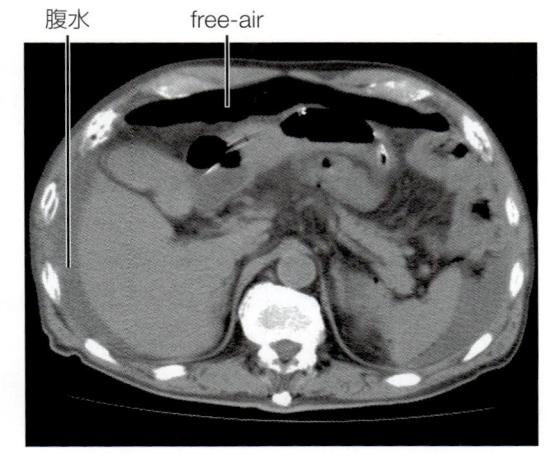

図3 腹部CT検査：腹水，free-airの有無の確認

■ 腹部CT検査

閉塞の原因と腸管の血行障害の有無を判断する。閉塞部位より口側の腸管の拡張が認められる。経静脈性造影剤を使用し，腸管の血行障害の有無（図2），腹水，free-airの有無（図3）を確認する。

鑑別疾患

排便・排ガスの消失，X線検査により容易に診断できる。むしろ重要なのは，それが単純性か，複雑性か，麻痺性かの分類である。

①見落とすと危ない疾患
- 麻痺性イレウスの場合には開腹手術後，代謝・電解質異常（低ナトリウム血症，低カリウム血症，低マグネシウム血症，尿毒症，糖尿病性昏睡など），薬剤，腹腔内炎症（膵炎，腹膜炎など），後腹膜の出血や炎症，腸管虚血，敗血症などが原因となる。
- 必ず悪性腫瘍，特に左側結腸，直腸癌によるイレウスを念頭に置いておく。
- ヘルニア嵌頓や胆石（図4）を原因とするイレウスの場合もある。

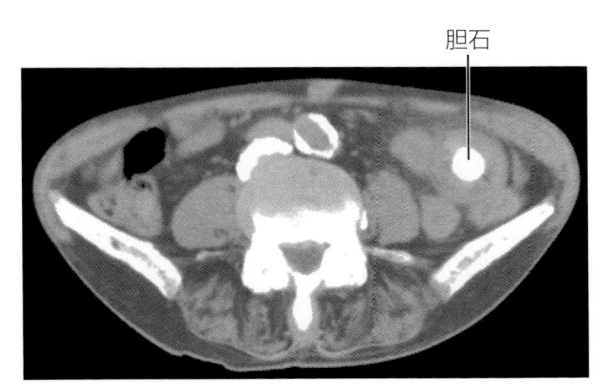

図4 胆石によるイレウス

②頻度の高い疾患
- 最も頻度が高いのは手術による癒着であり，次いで新生物，ヘルニアがあげられる。
- 便秘，尿路結石や腸炎などでも麻痺性イレウスを呈することがある。

緊急検査および処置を必要とする場合

複雑性イレウスの場合には腸管の血行障害をきたしており，緊急手術が必要である。麻痺性イレウスの場合でも，原因が腹膜炎，消化管穿孔の場合には同様に緊急手術が必要である。

■ 知ってほしいデータ

Kim らの報告によると，単純性イレウスと複雑性イレウスの鑑別における CT 検査の正診率（accuracy）は 73～80％である[1]。

治療

■ 治療方針

- 脱水症の改善を図るとともに，早急にイレウスのタイプ，原因の検索を行う。
- 単純性イレウスや麻痺性イレウスでは保存的治療が第一選択となる。軽度であれば絶食や輸液のみで軽快するが，腸管拡張が高度であれば経鼻胃管やイレウス管で腸管内圧を低下させる必要がある（イレウス管と経鼻胃管との間ではイレウス改善効果に差はないとの報告がある[2]）。イレウス管から水溶性造影剤（ガストログラフィン®）[3,4]や大建中湯[5]を注入することで改善が得られるとの報告がある。頻回にイレウスを繰り返す症例，保存的治療が無効である場合などでは手術適応となる。また，原疾患が手術によって治療できる場合は，原疾患の治療を行う。
- 複雑性イレウスは緊急手術の適応となる。ただちに絞扼を解除して血流を回復させ，その後壊死した部分の腸管を切除する。

■ 知ってほしいデータ

Branco らの meta-analysis によると，水溶性造影剤（ガストログラフィン®）を投与後 24 時間以内に造影剤が大腸に到達すれば，イレウスが改善する可能性が高い（感度 96％，特異度 98％），としている[3]。

診断と治療に関する推奨

　イレウスのタイプ，原因を早急に診断し，適切な治療を行うことが肝要である。

Key Reference

1) Kim JH, et al: Usefulness of known computed tomography and clinical criteria for diagnosing strangulation in small-bowel obstruction: analysis of true and false interpretation groups in computed tomography. World J Surg 2004; 28: 63-8.
2) Fleshner PR, et al: A prospective, randomized trial of short versus long tubes in adhesive small-bowel obstruction. Am J Surg 1995; 170: 366-70.
3) Branco BC, et al: Systematic review and meta-analysis of the diagnostic and therapeutic role of water-soluble contrast agent in adhesive small bowel obstruction. Br J Surg 2010; 97: 470-8.
4) Choi HK, et al: Therapeutic value of gastrografin in adhesive small bowel obstruction after unsuccessful conservative treatment: a prospective randomized trial. Ann Surg 2002; 236: 1-6.
5) Yasunaga H, et al: Effect of the Japanese herbal kampo medicine dai-kenchu-to on postoperative adhesive small bowel obstruction requiring long-tube decompression: a propensity score analysis. Evid Based Complement Alternat Med 2011; 264289.

2 腹部疾患

マロリー・ワイス症候群
（Mallory-Weiss syndrome, Mallory-Weiss tear）

野口　剛

> **ここがポイント**
> - 頻回の嘔吐に伴う食道胃接合部付近の粘膜皺の谷間に生じる裂創。
> - 男性に多く，最も頻度の高い発生部位は，胃限局型（Ⅱ型）。
> - 線状型（粘膜内にとどまる）よりも紡錘型（粘膜下層に及ぶ）の裂創のほうが，出血量が多く治癒も遅い。
> - 内視鏡的治療が一般的に行われる。

疾患の概要・定義

嘔吐などによる腹腔内圧・胃食道内圧の急激な上昇により，食道胃接合部近傍に裂創が生じ，これにより吐血・下血をきたす疾患である。

病態と分類（病態と病因の進行度）

1929年，BostonのMalloryとWeissがアルコール常飲者で飲酒後嘔吐を繰り返し，大量吐血，死亡した4例の剖検所見を報告し，死因の出血源は食道

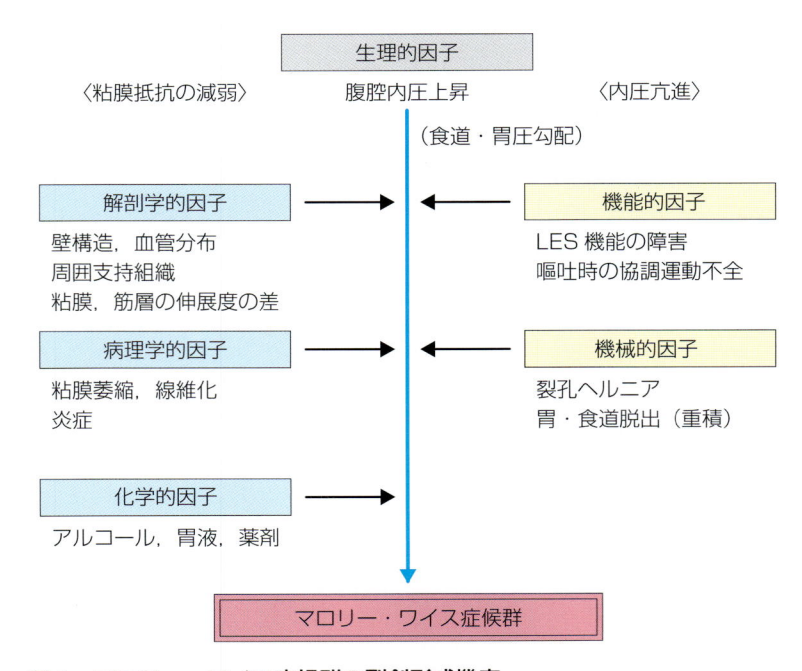

```
                    生理的因子
〈粘膜抵抗の減弱〉    腹腔内圧上昇      〈内圧亢進〉
                    （食道・胃圧勾配）

  解剖学的因子    →        ←    機能的因子
  壁構造，血管分布                LES機能の障害
  周囲支持組織                    嘔吐時の協調運動不全
  粘膜，筋層の伸展度の差

  病理学的因子    →        ←    機械的因子
  粘膜萎縮，線維化                裂孔ヘルニア
  炎症                            胃・食道脱出（重積）

  化学的因子      →
  アルコール，胃液，薬剤
                              ↓
                    マロリー・ワイス症候群
```

図1　マロリー・ワイス症候群の裂創形成機序

下部から胃噴門粘膜に発生した裂創 (laceration) であると指摘した[1]。

■病因

本疾患の主病因は嘔吐運動によって腹腔内圧が急激に上昇し，胃粘膜が食道側へ脱出（胃・食道粘膜脱出）したり，一過性の食道裂孔ヘルニアをきたすことによる機械的・物理的刺激と考えられる。

腹腔内圧上昇の原因として，飲酒後の頻回の嘔吐が最も多いが，咳嗽，吃逆，出産，排便時のいきみ，などがあげられる。その他，内視鏡時の反射性嘔吐など医原性の報告もみられる。

個体側の要因として，萎縮性胃炎などによる粘膜の脆弱性があげられる[2]（図1）。

■分類

裂創の形態により線状型，紡錘型に分ける分類がある[3]（図2）。線状型の裂層は粘膜までにとどまり，治癒が早いとされる。紡錘型の裂層は粘膜下組織に達し大量出血をきたすことがある。治癒も遅い。

裂創発生部位により，Ⅰ群（食道限局型），Ⅱ群（胃限局型），Ⅲ型（食道・胃並存型）の3つに分類されている。Ⅱ群が2/3を占め，次いでⅢ群，Ⅰ群の順に多い（図2）。

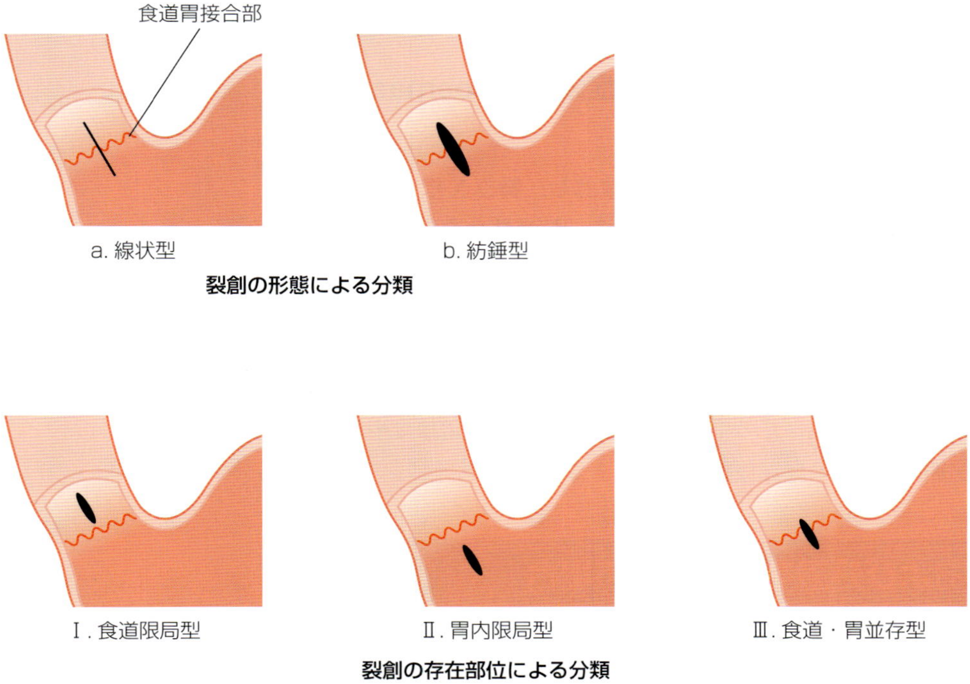

a. 線状型　　b. 紡錘型

裂創の形態による分類

Ⅰ. 食道限局型　　Ⅱ. 胃内限局型　　Ⅲ. 食道・胃並存型

裂創の存在部位による分類

図2　裂創の分類

症状

吐血する例がほとんどであるが，下血や貧血のみの例もみられる。
出血量は軽度から中等度のことが多い。
男女比は4：1〜6：1で，男性に多いといわれる。

> ■ 知ってほしいデータ
>
> 多量の飲酒後の頻回の嘔吐の後に吐血をきたした場合には，本症を強く疑う。
> 男性に多い。
> 上部消化管出血の原因の約5〜15％が本症である[4]。

検査法

- Hb値，Ht値による貧血検査は急性出血の状態であるため，参考にならない場合がある。このため血圧，頻脈の確認がより重要である。
- 誘因が飲酒であることが多く，肝硬変患者が多く含まれているため，肝機能障害，凝固能をチェックする。
- 緊急内視鏡検査を行い，内視鏡的止血術を行うのが原則であるが，貧血が軽度で全身状態が落ち着いている場合は，待機的に行うことも可能である。

鑑別疾患

■ 特発性食道破裂（ボーエルハーベイ症候群：Boerhaave syndrome）

胸痛を伴う。呼吸困難や皮下気腫の有無を確認し，胸部X線，CTを行う。縦隔の拡大，縦隔気腫や鏡面像などから鑑別する。特発性食道破裂の際に緊急内視鏡検査を行うかどうかはcontroversyである。

■ 噴門部の線状のびらん，潰瘍

Mallory-Weiss tearは粘膜ひだの谷間にでき，辺縁は鋭角で発赤が少ないのに対し，びらん，潰瘍は粘膜ひだの山にできることが多い。辺縁はやや不整で発赤を伴い，心窩部痛などの自覚症状を伴うことが多い。

緊急検査および処置を必要とする場合

中等度以上の出血が予想される場合や，出血が持続している症例では緊急内視鏡検査の適応である。

治療

■ 保存的治療

- 内視鏡時に進行性の出血がない場合は，絶食，補液，制酸剤（H_2受容体拮抗薬やPPI）の投与，粘膜保護剤の胃内投与を行う。

■ 内視鏡的治療（図3）

　補液や，必要に応じて輸血を行いながら緊急内視鏡検査を行い，止血を試みる[5]。内視鏡止血法は，クリップ止血，純エタノール局注法，高張性エピネフリン（hypertonic saline-epinephrine；HSE）局注法など，消化性潰瘍の止血に用いられる方法で，施設と術者が習熟している方法がよいが，裂創を修復するという意味で，クリップ法が一般的に行われる[6]（表1）。

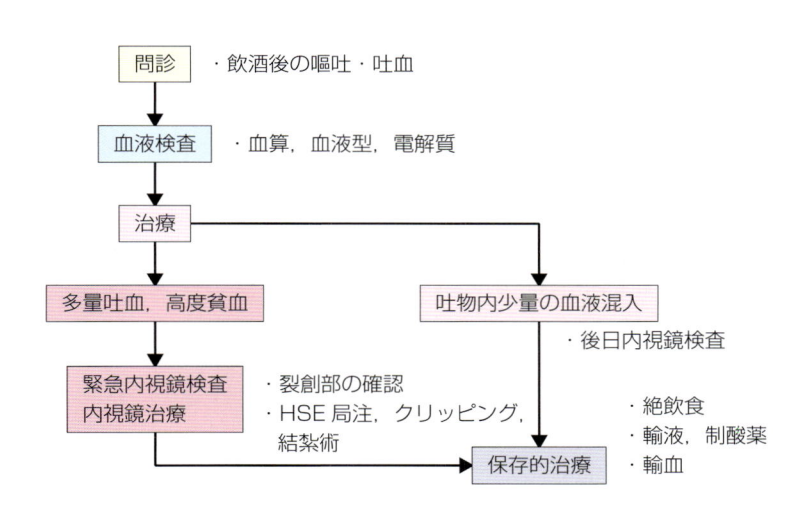

図3　診断・治療のフローチャート

表1　Mallory-Weiss症候群に対する内視鏡止血法の分類

機械的（結紮）止血法
・クリップ
・O-リング（輪ゴム）
局注法
・純エタノール
・HSE
・エトキシスクレロール
熱凝固法
・高周波
・レーザー
・マイクロ波
・ヒートプローブ

診断と治療に関する推奨

　頻回の嘔吐ののちに吐血をきたした患者を診た場合，本症を念頭に置くべきである。飲酒後である場合が多く，古典的な三徴（triad）は，飲酒，嘔吐，吐血とされるが，飲酒に関連しない症例もあるので注意を要する。痛みを伴わないのが特徴である。男性に圧倒的に多い。

　進行性の出血が疑われる場合は，緊急内視鏡止血術の適応となり，クリップによる止血術が簡便で広く行われる（図4）。

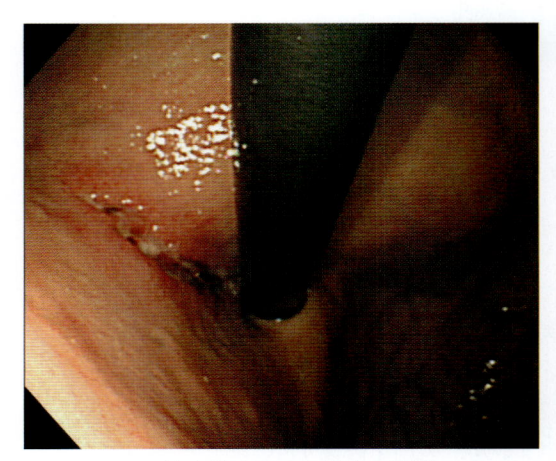

a：接合部直下の紡錘状の裂創 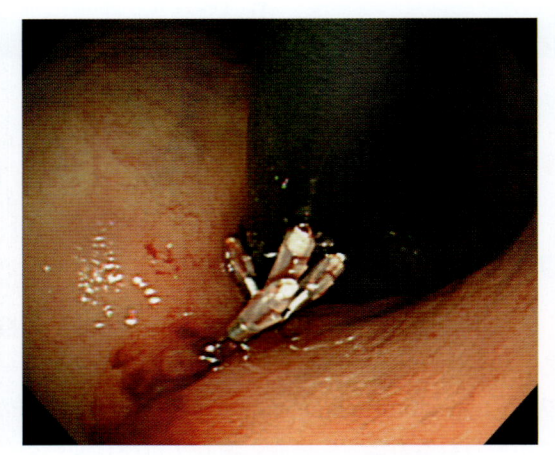　　　　　　b：クリップ4個を用いて止血した

図4　手術症例
（大分県厚生連鶴見病院　永井敬之博士より供与）

Key Reference

1) Mallory GK, et al: Hemorrhages from lacerations of the cardiac orifice of the stomach due to vomiting. Am J Med Sci 1929; 178: 506-15.
2) 平田牧三ほか：Mallory-Weiss症候群．自験例10例とその考察．Gastroenterol Endosc 1978; 20: 738.
3) 若林貴夫ほか：Mallory-Weiss症候群の出血に対する緊急内視鏡．消化器内視鏡 2006；18：1526-9.
4) 星原芳雄：Mallory-Weiss症候群．胃と腸 2005；40：545-8.
5) 谷田諭史ほか：Mallory-Weiss症候群が疑われる場合の対応．消化器内視鏡 2008；20：812-4.
6) 堀井城一朗ほか：Mallory-Weiss症候群．内科 2009；103：1249-53.

2 腹部疾患

食道静脈瘤からの出血

太田正之

> **ここがポイント**
> - 易出血性の食道静脈瘤の内視鏡所見は，F_2 以上と RC_2 以上である。
> - 呼吸・循環動態が安定している食道静脈瘤からの出血治療の第一選択は，内視鏡治療である。
> - 呼吸・循環動態が安定していない場合には，SB チューブの挿入を行い，ショック治療を行う。
> - 止血率は EVL と EIS は同等。EVL は EIS に比べ合併症率が低いが，再発率が高い。

疾患概念および定義

肝硬変症などの肝疾患により門脈圧が上昇し発達した食道静脈瘤からの出血をいう。

病態と分類（病態と病因の進行度）

■病因

門脈圧が $200mmH_2O$ 以上に上昇した状態を門脈圧亢進症といい，門脈圧の上昇に伴い側副血行路（シャント）が発達してくる。食道に生じた側副血行路を食道静脈瘤という。

門脈圧亢進症の病因は 90％ 以上が肝炎などによる肝硬変症であり，そのほか，特発性門脈圧亢進症，肝外門脈閉塞症，Budd-Chiari 症候群や骨髄線維症などの巨脾性疾患の場合もある。

■分類

食道静脈瘤は日本門脈圧亢進症学会の定める内視鏡記載基準によって分類される（表1）[1]。このなかで出血の予知に重要なものは形態（form）と発赤所見（red color sign）あり，日本消化器内視鏡学会のガイドラインでは F_2 以上ならびに RC_2 以上を易出血性の静脈瘤（risky varices）としている[2]。また記載基準のなかには出血所見（bleeding sign）の項目があり，活動性の出血や止血後の間もない時期の所見［赤色栓（red plug），白色栓（white plug）］も記載するようになっている。

症状

■吐血および下血

- 大量出血の場合には下血は黒色便にならない。

2 腹部疾患

- IVR の治療法に経皮的肝内門脈静脈シャント術（transjugular intrahepatic portosystemic shunt；TIPS）があり，海外では内視鏡的治療で止血困難な食道静脈瘤出血症例に行われている。わが国では TIPS は先進医療であり一部の施設のみで施行されている。
- バルーン下逆行性経静脈的塞栓術（balloon-occluded retrograde transvenous obliteration；B-RTO）は胃静脈瘤の治療法であり，食道静脈瘤には行われない。
- 食道静脈瘤出血に対する手術療法は救命率が低いため，肝機能が比較的良好で他の治療法がない場合に限って行うべきである。

診断と治療に関する推奨

　肝疾患の既往や静脈瘤の治療歴を有する吐下血症例では，食道静脈瘤出血を疑う。すぐにショックに対する治療を開始し，呼吸・循環動態の安定を図る。そして緊急内視鏡検査を行い，食道静脈瘤出血と診断した場合には，すぐに専門家にコンサルトし，内視鏡的止血術を行う。内視鏡的治療にて止血ができない場合には S-B チューブにて一時止血し再度内視鏡的止血を試みる。内視鏡的治療で止血困難な場合には，薬物治療，IVR，手術療法も考慮する。

Key Reference

1) 日本門脈圧亢進症学会編：門脈圧亢進症取扱い規約（第2版）．金原出版，東京，2004.
2) 小原勝敏ほか：食道・胃静脈瘤内視鏡治療ガイドライン．日本消化器内視鏡学会卒後教育委員会編：消化器内視鏡ガイドライン（第3版）．医学書院，東京，2006．p215-33.
3) Paquet KJ, et al: Endoscopic sclerosis and esophageal balloon tamponade in acute hemorrhage from esophagogastric varices: a prospective controlled randomized trial. Hepatology 1985; 5: 580-3.
4) Lo GH, et al: Injection sclerotherapy preceded by esophageal tamponade versus immediate sclerotherapy in arresting active variceal bleeding: a prospective randomized trial. Gastrointest Endosc 1992; 38: 421-4.
5) Gross M, et al: Meta-analysis: efficacy of therapeutic regimens in ongoing variceal bleeding. Endoscopy 2001; 33: 737-46.
6) Triantos CK, et al: An evaluation of emergency sclerotherapy of varices in randomized trials: looking the needle in the eye. Endoscopy 2006; 38: E74-90.
7) 太田正之ほか：食道胃静脈瘤に対する EVL が困難な症例への対応．消臨 2003；6：516-20.
8) 太田正之ほか：バルーンタンポナーデ法．小原勝敏ほか監：食道・胃静脈瘤（改訂第3版）．東京：日本メディカルセンター；2012.

2 腹部疾患

胃十二指腸潰瘍（吐血）

衛藤　剛

> **ここがポイント**
> - 胃・十二指腸潰瘍に伴う出血では，まず出血性ショックからの離脱の後，緊急内視鏡にて診断と治療を行う。
> - 出血を伴う潰瘍で有名なものとして，デュラフォイ潰瘍，急性胃粘膜病変，急性十二指腸粘膜病変がある。
> - 潰瘍からの出血状態を分類したものに Forrest の分類があり，噴出性の出血と湧出性の出血は内視鏡止血術の適応である。
> - 再出血率の高い病変は，2cm 以上の潰瘍，初回出血が動脈性，露出血管を有する場合である。

概念および定義

主に胃酸が要因となって生じる潰瘍のことである。胃や十二指腸壁の血管にまで潰瘍が浸食すると出血を生じる。

病態と分類

■ 胃潰瘍

主に，粘膜保護作用（防御因子）の低下によって生じる。惹起する要因はNSAIDs 長期使用，重症疾患によるストレス，H.Pylori 感染などである。

■ 十二指腸潰瘍

H.Pylori 保菌者が多く，比較的若年者に多い。H.Pylori が胃前庭部に潜伏しはじめ，持続的にガストリン分泌刺激が促され，胃酸分泌過多を生じることによって生じるとされている。

＊出血性を伴う潰瘍の中で，部位別に称されるものがある[1]。

①デュラフォイ潰瘍（Ulcère de Dieulafoy）

1898 年にフランスの外科医 Paul Georges Dieulafoy が報告した潰瘍。比較的小さな潰瘍であるが大出血を生じる。太い露出血管が小粘膜欠損部にみられるのが特徴であり，大出血の原因となる。

②急性胃粘膜病変（AGML：acute gastric mucosal lesion）

③急性十二指腸粘膜病変（ADML：acute duodenal mucosal lesion）

症状

■ 上腹部痛・心窩部痛

一般的に胃潰瘍では食後に腹痛が増悪することが多く，また十二指腸潰瘍では食前・空腹時に増悪することが多いとされている。

■ 黒色便・吐血

嘔吐により胃・十二指腸内に出血した血液が逆流してくれば「吐血」，そのまま便となって出てくる場合は血液が酸化されて黒色となり「黒色の便」として生じる。一方，食道静脈瘤・Mallory-Weiss 症候群などの上部消化管出血でも，同様の症状を呈する。

■ 腹部の激痛・腹膜刺激症状

たとえ出血していても胃潰瘍・十二指腸潰瘍の腹痛はそこまで強くない。発熱を伴うような強い腹痛がある場合は，胃潰瘍・十二指腸潰瘍の穿孔による腹膜刺激症状を考える。

検査法

■ 血液検査

出血があれば貧血（Hb・RBC 低下）が認められる。活動性の出血の場合，蛋白異化による BUN/Cr 比の上昇が認められる。

■ 内視鏡検査

胃潰瘍・十二指腸潰瘍の診断・治療においては，上部消化管内視鏡が基本である。他の消化管病変の精査・鑑別も含めて，一般的に行われる。同時に出血に対する治療も行える利点がある。

> ■ 知っておこう！
> 内視鏡は潰瘍に対して感度 92％で，潰瘍の原因として悪性疾患を除外することができる。

■ Forrest 分類[2]

潰瘍の出血状態を分類したもの（Walter Heldwein による改変版）。
active bleeding（活動性出血）
　　Ⅰa：spurting bleed（噴出性出血：図1）
　　Ⅰb：oozing bleed（漏出性出血：図2）
recent bleeding（最近の出血）
　　Ⅱa：non-bleeding visible vessel（出血のない露出血管：図3）
　　Ⅱb：adherent blood clot・black base（凝血塊の付着：図4・黒色潰瘍底：図5）
no bleeding（出血なし）
　　Ⅲ：Lesion without stigmata of recent bleeding（最近の出血所見のない病変）

胃十二指腸潰瘍（吐血）

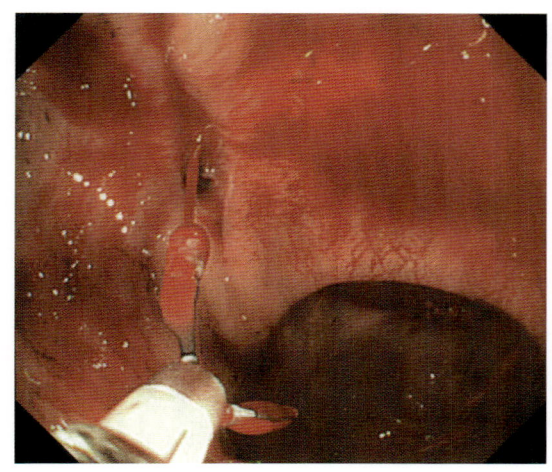

図1　噴出性出血

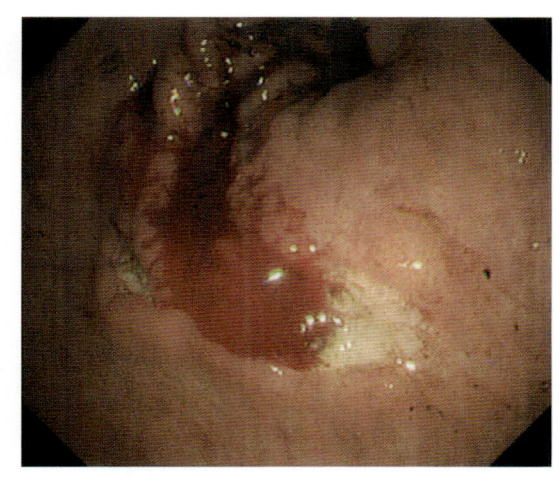

図2　漏出性出血

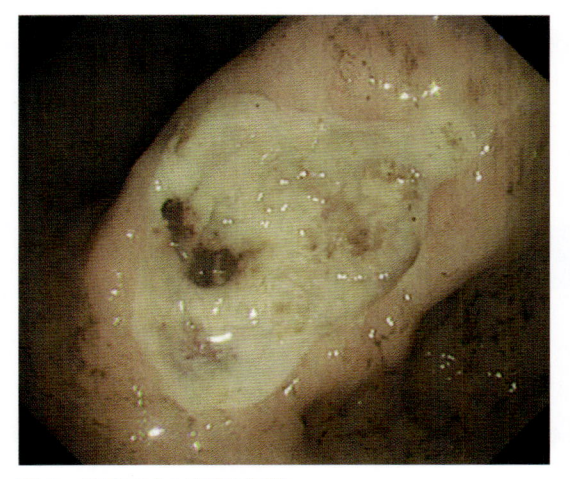

図3　出血のない露出血管

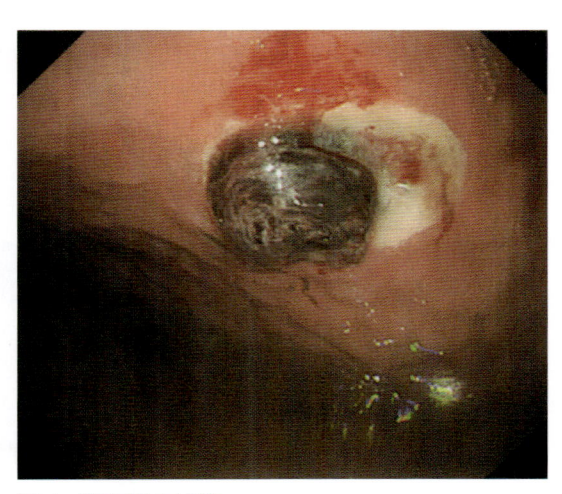

図4　凝血塊の付着

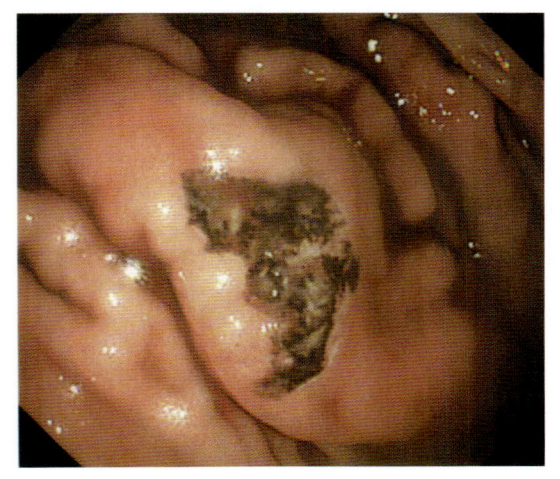

図5　黒色潰瘍底

■ 知っておこう！

　内視鏡所見に基づく再出血率は，Ⅰb：55％，Ⅱa：45％，Ⅱb：15〜35％，Ⅲ：5％である。
　再出血リスクの高い潰瘍は，潰瘍径＞2cmおよび動脈性出血である。

鑑別疾患

理学的所見，病歴から潰瘍出血を疑った場合，鑑別疾患として以下のものがある。
- 食道・胃静脈瘤
- Mallory-Weiss症候群
- 胃癌
- 食道潰瘍
- 吻合部潰瘍

なかでも，悪性疾患は念頭に置いておかなければならない。

緊急検査および処置を必要とする場合

緊急内視鏡検査を行うタイミングは，まず出血性ショックから離脱させた後に行うのが原則である。出血の程度はForrest分類に従い，噴出性の出血，湧出性の出血は内視鏡的止血法の積極的適応である。特に露出血管を有する症例では，再出血のリスクが高いので止血が必要となる。また，異なる出血状況に対応できる複数の方法を習得しておくべきである[3〜5]。

治療

■緊急治療

■出血性胃潰瘍・十二指腸潰瘍

潰瘍からの出血徴候を認める場合，以下の上部消化管内視鏡による内視鏡的止血術が行われる。
①クリップによる止血
②局所注入による止血
・エピネフリン添加高張食塩水（HSE：hypertonic saline-epinephrine）
・純エタノール
③高周波凝固による止血
④APC（argon plasma coagulation）による止血

内視鏡的に止血困難な症例では，腹部血管カテーテル検査によって出血血管の塞栓術（IVR）が施行されたり，手術（胃切開＋出血血管縫合止血術＋潰瘍縫縮術）が施行される場合もある。

> ■知っておこう！
> 内視鏡の早期実施は患者の94％以上で止血をもたらし，入院期間を短縮させる。

■薬物治療

外科治療が消化性潰瘍に対する治療の第一選択であったが，抗潰瘍薬の開発とともに消化性潰瘍の治療は内服治療が基本となっている。
- 胃酸分泌抑制薬［プロトンポンプ阻害薬（PPI），ヒスタミン H_2 受容体拮抗薬］
- 胃粘膜保護薬（アルギン酸ナトリウム）
- 制酸薬（炭酸カルシウム，炭酸水素ナトリウム）

■ *H.Pylori* 除菌

ヘリコバクター・ピロリを保有している場合，潰瘍の再発予防として除菌療法を行うことが推奨されている。

> ■知っておこう！
>
> 近年の研究では，活動性出血のある潰瘍患者に対する静注PPIの有効性が示されており，再出血のリスクおよび手術の必要性が減少している。

胃十二指腸潰瘍出血の診断と治療に関する推奨

- 吐血・下血は明らかな消化管出血を意味し，生命に関わる病態が含まれているので迅速な対応が必要とされる。まず，ショックの有無を確認し，採血，静脈路の確保を先行する。問診・理学所見より疾患を推測，速やかに緊急内視鏡検査を施行することが重要である。
- 患者や家族に対する十分なインフォームドコンセントが必須であり，特に呼吸や循環の急激な変化の可能性があることを説明しておく。内視鏡的に制御不能な出血の場合には，緊急IVRや手術への移行をためらわずに行う。

Key Reference

1) 赤星和也ほか：緊急内視鏡検査を必要とする上部消化管疾患（3）．胃・十二指腸潰瘍，AGML，Mallory-Weiss 症候群．臨床消化器内科 2005；20：539-45.
2) Heldwein W, et al: Is the Forrest classification an useful tool for planning endoscopic therapy of bleeding peptic ulcers? Endoscopy 1989; 21: 258-62.
3) 田辺　聡ほか：内視鏡止血ガイドライン．日本消化器内視鏡学会卒後教育委員会（編），消化器内視鏡ガイドライン第2版，医学書院，東京，2006, p188-205.
4) 熊井浩一郎：消化管出血に対する内視鏡的止血法の進歩．北島政樹ほか（編），最新消化器内視鏡治療，先端医療技術研究所，東京，2002, p6-10.
5) 日本消化器内視鏡学会リスクマネージメント委員会：治療内視鏡に関するリスクマネージメント．Gastroenterol Endosc 2005；47：2681-90.

2 腹部疾患

消化管アニサキス症

白水章夫

> **ここがポイント**
> - アニサキス症の原因となる魚介類は，サバ，アジ，イワシ，ニシン，タラ，イカ，サンマ，カツオなどである。
> - アニサキスは，劇症型（蜂窩織炎）と緩和型（肉芽腫）に分類される。全身性アナフィラキシーの原因にもなる。
> - アニサキスは，酢漬けや塩漬けでは死なず，冷凍にも強い（－20℃で24時間以上）。
> - イレウスを生じない限り，治療の第一選択は保存療法（2～3週で死滅）。

疾患概念および定義

アニサキスが寄生した魚介類を生食することにより，人体に経口的に感染し，消化管壁に穿入することで急激な消化器症状を伴って発症する。

病態と分類（病因と病態の進行度）

■病因

Anisakis亜科の線虫が人体に侵入して引き起こす病態で，1960年にヒトへ

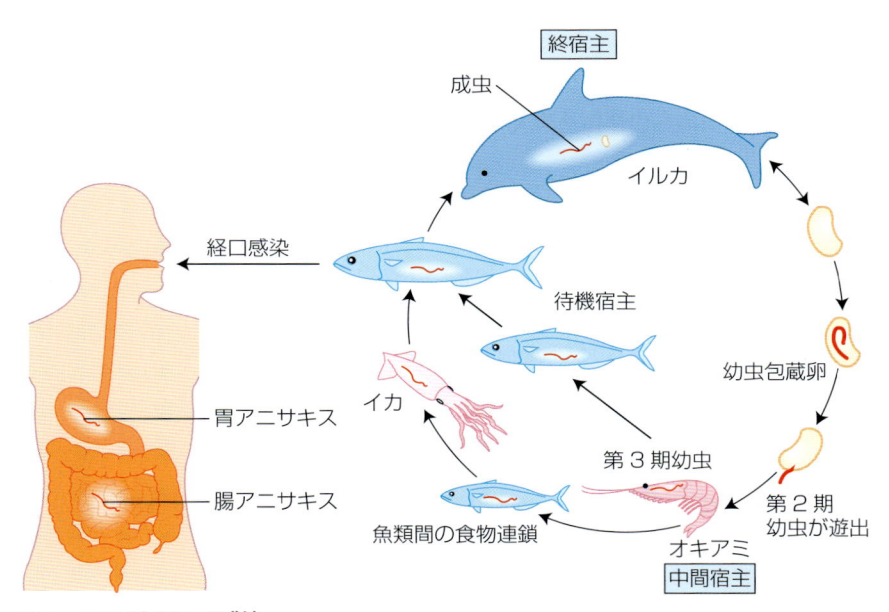

図1 アニサキスの感染
（上村 清ほか：寄生虫学テキスト（第2版）．文光堂，東京，2002．p148-51．より引用）

の感染例が報告された[1]。アニサキスはヒトを最終宿主とはせず，第Ⅲ期幼虫が体内に侵入する（**図1**）[2]。第Ⅲ期幼虫は人体に侵入後急速に発育して第Ⅳ期幼虫となるが，2〜3週間で自然に死滅する。

分類

臨床的には劇症型（蜂窩織炎）および緩和型（肉芽腫）に分類されるが，大部分は劇症型である。また，アニサキスは全身性アナフィラキシーの原因となることも知られており，虫体刺入によるⅠ型あるいはⅢ型アレルギー反応が考えられている[3]。

症状 [4]

- 明らかな生魚摂取の病歴とその後の急激な腹痛（高頻度で診断可能）。悪心・嘔吐を伴うことも多い。
- 吐血・下血はまれ（0.5%）。
- 無症状のこともある。
- 小腸アニサキス症（**表1**）[3]では腸閉塞症状を伴うこともある。

表1 腸アニサキス症の罹患部位・範囲とX線所見の特徴

		小腸アニサキス症 ($n=36$)	大腸アニサキス症 ($n=7$)
性別（男/女）		27/9	6/1
罹患部位	十二指腸	0（ 0%）	—
	空腸	8（ 22%）	—
	回腸	28（ 78%）	—
	上行結腸〜肝彎曲部	—	5（ 71%）
	横行結腸	—	2（ 29%）
	下行結腸〜直腸	—	0（ 0%）
罹患範囲	＜50cm	23（ 64%）	7（100%）
	≧50cm	13（ 36%）	0（ 0%）
X線所見	伸展不良	36（100%）	7（100%）
	拇指圧痕像	21（ 58%）	7（100%）
	鋸歯像	36（100%）	4（ 57%）
	口側腸管拡張	11（ 31%）	0（ 0%）
	虫体描出	12（ 33%）	4（ 57%）

（九州大学病態機能内科および関連施設：1983〜2001年，43例）
（松本主之：消化管アニサキス症．胃と腸 2002; 37: 429-36. より引用）

> ■ 知ってほしいデータ
>
> アニサキス症の原因となる魚介類は，サバ，アジ，イワシ，ニシン，タラ，イカ，サンマ，カツオ，カンパチなど160種類以上に及ぶ。そのなかでも最も多いのはサバとされている。関東から西日本ではサバ，イワシ，アジが多く，北海道から東北ではタラ，サケ，ホッケが多いとされている（頻度は不明）。
> アニサキス幼虫は酢漬けや塩漬けでは死なないので，注意が必要である。冷凍にも比較的強く，−20℃以下で24時間以上の処理が必要である。一方，アニサキス幼虫は熱に弱く，60℃以上で1分以上の処理で十分である。

検査法

■ 内視鏡検査：虫体の同定・摘出

粘膜の浮腫・びらん・出血を呈し，その付近に糸状で白色の虫体が胃壁に刺入しているのが観察される（図2）。胃体部大彎での刺入が最も多い。虫体が発見されず，粘膜下腫瘍様を呈する場合もある。

■ 抗アニサキス抗体の測定（IgG, IgA, IgE）：陽性率70〜80%

■ 一般血液検査：白血球とCRPの増加を認める。好酸球の増多やIgEの上昇を示さないことも多い

鑑別診断

- 胃・十二指腸潰瘍，消化管穿孔，急性胆嚢炎，スキルス胃癌
  - 腹部X線によるfree airの有無
  - 腹部超音波検査による胆嚢の腫大・壁肥厚，結石の有無
  - 上部消化管内視鏡検査
- 腸管型では炎症性腸疾患，虚血性腸炎，薬剤性腸炎，など

緊急検査および処置を必要とする場合

- 基本的に激しい腹痛を主訴とするため，緊急上部消化管内視鏡検査となることが多い。
- 腸アニサキス症で腸閉塞を発症した場合はイレウス管挿入などの処置が必要。

図2　内視鏡検査による虫体の同定

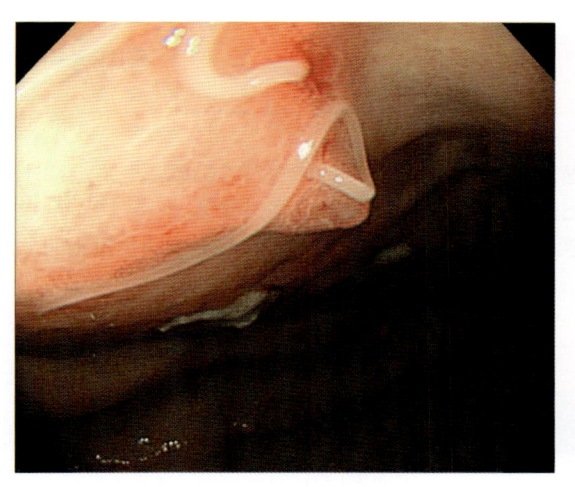

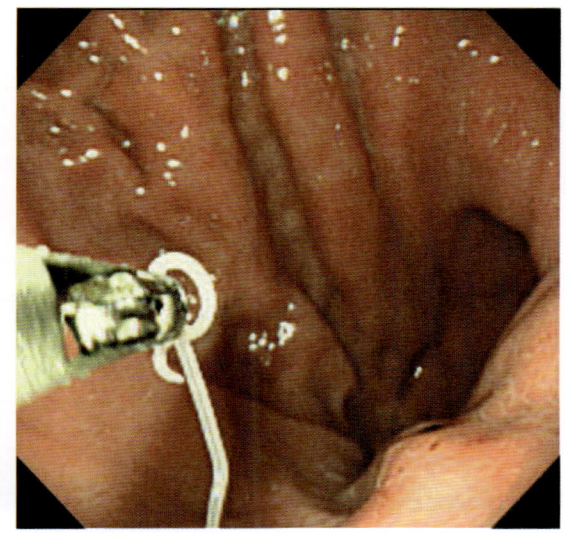

図3　虫体の摘出

治療

- 内視鏡的に鉗子を用いて虫体を摘出する（図3）。
- 腸アニサキス症で腸閉塞をきたさない場合：鎮痙薬（ブスコパン®，チアトン®など）の処方で保存的治療（2～3週間で自然に死滅するため）。
- 虫体の摘出が経過を改善するか否かの確実なエビデンスはない。

診断と治療に関する推奨

　free airや胆嚢炎のない急激に発症した腹痛では，生魚摂取の病歴を確実に聴取し，積極的に内視鏡検査を行うべきと思われる。

　腹痛を伴う粘膜下腫瘍では，アニサキス症を念頭に入れるべきである。

Key Reference

1) van Thiel PH, et al: A nematode parasitic to herring, causing acute abdominal syndromes in man. Trop Geogr Med 1960; 2: 97-113.
2) 上村　清ほか：寄生虫学テキスト（第2版）．文光堂，東京，2002．p148-51.
3) 松本主之：消化管アニサキス症．胃と腸 2002；37：429-36.
4) Ishikura H, et al: Anisakidae and anisakidosis. Prog Clin Parasitol 1993; 3: 43-102.

2 腹部疾患

下部消化管出血

石川浩一

> **ここがポイント**
> - 下部消化管出血には，顕出血と潜出血があり，潜出血では予兆因子が報告されている。
> - 下部消化管出血の鑑別診断として，上部消化管出血と内痔核からの出血を除外する。
> - 1回60mL以上の出血が腸管内に14時間以上停滞した場合に生じる黒色便は，上部消化管出血に多く下部消化管出血の鑑別に有用。
> - 緊急処置は，血行動態の安定と止血処置。

疾患概念および定義

消化管出血の原因となる病変が大腸に存在するものを下部消化管出血という。Vater乳頭より回腸末端からの出血は中部消化管出血とよばれる[1]。

病態と分類（病因と病態の進行度）

下血，血便といった肉眼的に明らかな異常としてとらえられる顕出血と，潜血反応で初めて判断できる程度の少量出血である潜出血に大別される[2,3]。

1. 顕出血
- 顕出血で急速に大量出血がある場合にはショック症状を呈し，迅速なショック対策および出血源の検索や止血治療が必須で救急医療の対象となる。
- 大量下血の部位診断はしばしば困難だが，大腸出血では重篤な出血に陥ることは少なく時間的余裕はあることが多い。自然に止血することも多い。

2. 潜出血
- 潜出血でも持続的に出血が続く場合には貧血症状が緩徐な経過で出現してく

表1 Strateらのリスク因子

因子	OR（95%CI）
心拍数 ≧ 100/分	3.67（1.78 - 7.57）
収縮期血圧 ≦ 115mmHg	3.45（1.54 - 7.72）
失神	2.82（1.06 - 7.46）
腹部圧痛所見なし	2.43（1.22 - 4.85）
初期評価4時間以内の出血	2.32（1.28 - 4.20）
アスピリン使用	2.07（1.12 - 3.82）
活動性の併存疾患 > 2	1.93（1.08 - 3.44）

（Strate LL, et al: Early predictors of severity in acute lower intestinal tract bleeding. Arch Intern Med 2003; 163: 838-43. より引用）

表2 Velayos FSらのリスク因子

因子	OR（95%CI）
初期のヘマトクリット（Ht）	6.3（2.2 - 16.7）
1時間後バイタルサイン異常	4.3（1.4 - 12.5）
初期の直腸指診での大量出血	3.9（1.2 - 13.2）

（Velayos FS, et al: Early predictors of severe lower gastrointestinal bleeding and adverse outcomes: a prospective study. Clin Gastroenterol Hepatol 2004; 2: 485-90. より引用）

るが，患者自身が認識していないことも少なくない。
- 予兆因子としては，Strate[4]（**表1**），Velayos ら[5]（**表2**）の報告がしばしば引用されている。

症状

- 下血（melena）
  血液が消化液で変化して，黒色やタール様となった便を排出する。口腔から直腸までの全消化管が出血源となりうる。
- 血便（hematochezia）
  消化液と反応する前に便とともに血液が排出される状態。糞便中に新鮮血が混入または便表面への付着，あるいは新鮮血そのものを排出する。
  粘血便（血液の混じる大腸粘液が排泄される状態）も含む。
- わが国では下血は血便をも包括した用語として使われている。
- 1回の黒色便をみるためには約60mLの血液が必要とされ，十二指腸以下の出血で黒色便になるためには，血液が腸管内に約14時間は停滞することが必要といわれている。大量出血の場合はいずれの部位からでも赤色便となる。
- 便の色調の評価として，患者の主観的な色調の判断よりも Objective color confirmation card の使用が，特に上部・下部消化管出血の鑑別に有用との報告がある（**図1**）。患者が1，2の色調を指摘したときには下部消化管出血の可能性が有意に高い。黒色便，タール便はそれぞれ4，5に相当する。
- 潜出血でも持続的に出血が続く場合には，顔面蒼白，易疲労感，全身倦怠感，動悸などの貧血症状が緩徐な経過で出現してくる。

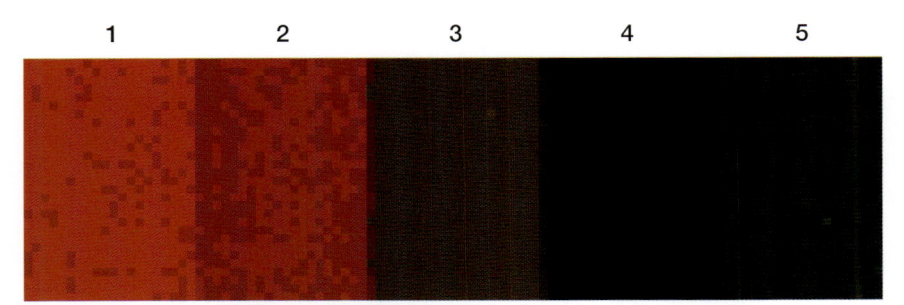

図1 Objective color confirmation card
（Zuckerman GR, et al: Acute lower intestinal bleeding: part I: clinical presentation and diagnosis. Gastrointest Endosc 1998; 48: 606-17. より引用）

検査法

critical でなければ病歴聴取と身体診察を行う。問診が非常に重要であり，服薬歴や併存疾患治療歴を十分に把握する。肛門指診を行うとともに便の性状をみる。色調で出血部位を想定する。
　血液検査（CBC，生化学，凝固，血液型，必要時クロスマッチまで）を行う。

2 腹部疾患

■検査法の選択

American College of Gastroenterology (ACG)やAmerican Society for Gastrointestinal Endoscopy (ASGE)[1]のアルゴリズムを基本としつつも，施設や医師によって異なるのが現状である．Scottish Intercollegiate Guidelines Network (SIGN) ガイドライン[2]では，大腸内視鏡検査あるいはMDCTが推奨されている．できるだけ早い時期に下部消化管内視鏡検査を施行することが望ましい．

直腸診肛門鏡にて直腸肛門疾患の検索の重要性も指摘されている．出血部位同定率は，大腸内視鏡60〜97％，シンチグラフィ41〜95％，血管造影40〜86％，MDCT 50〜100％とされている．検出可能な出血量は，シンチグラフィ0.1mL/分，血管造影0.5mL分，MDCT 0.2mL/分である．対象となる疾患が多種多様であることと，検査のタイミングや出血の状況に左右されることもあり，診断は必ずしも容易ではない．

出血後時間が経過すると診断困難となるので，できるだけ早期に検索を行うことが望ましい．前処置を十分に行ったうえでの大腸内視鏡検査は安全で有用である．Angiodysplasiaの1例を提示する（図2）．

■知ってほしいデータ

- 胃管挿入による上部消化管出血の否定
  胃管挿入は各種ガイドラインやアルゴリズムにはよく記載されているものの，あまり有用ではないというメタアナリシスがあり，感度42〜84％，陰性的中度61〜78％，陰性尤度比0.65〜0.2と報告されている[3]．

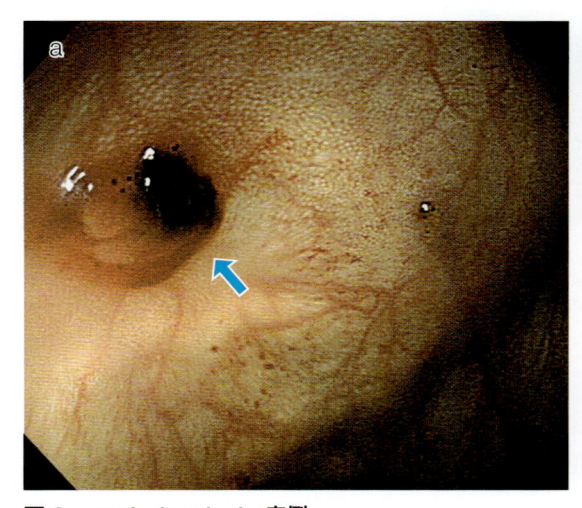

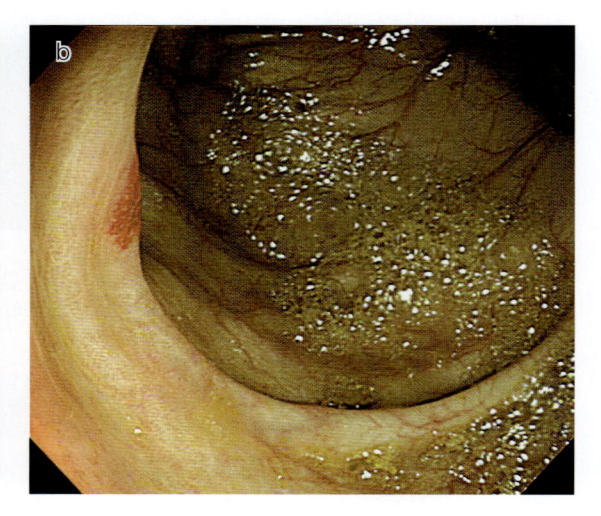

図2 angiodysplasia症例
78歳女性．血便と貧血あり．緊急大腸内視鏡検査を施行したところ，盲腸にoozingがありangiodysplasiaからの出血と診断(a)．絶食のみで止血した．17日後に再検時の所見(b)．

鑑別疾患

　上部消化管出血と内痔核からの出血は必ず除外する。critical な状態に陥りやすい病態は上部消化管出血性潰瘍病変と肝硬変に伴う食道・胃静脈瘤である。また，内痔核といえども，抗血栓薬服用患者や透析患者などでは大量出血をきたすことがある。

　鑑別を要する疾患と頻度，出血量を表3に示す。年齢で好発疾患が異なることを考慮するべきである。また，抗血栓薬使用患者，高齢者，併存疾患のある患者は重症化しやすいとの報告もある。

表3　下部消化管出血の原因，頻度，出血量

出血源	頻度	出血量
憩室	30～65%	多量
angiodysplasia	4～15%	不定
痔核	4～12%	少量
虚血性腸炎	4～11%	少量
その他の大腸炎	3～15%	少量
新生物	2～11%	少量
ポリペクトミー後	2～7%	不定
直腸潰瘍	0～8%	不定
Dieulafoy 潰瘍	まれ	多量
直腸静脈瘤	まれ	多量

（Rockey DC: Lower gastrointestinal bleeding. Gastroenterology 2006; 130: 165-71., Strate LL, et al: The role of colonoscopy and radiological procedures in the management of acute lower intestinal bleeding. Clin Gastroenterol Hepatol 2010; 8: 333-43; quiz e44. より引用）

緊急検査および処置を必要とする場合

- ショックの有無を把握し全身管理を行うことが第一である。心電図モニターを装着して厳重観察することが望ましい。血行動態の不安定な持続的活動性出血症例に対しては，出血性ショック時の対応を行う。すなわち，必要であればまず蘇生，血行動態安定化（2本以上の太いルート確保，急速輸液，輸血，酸素投与など）を最優先に行い，次に出血源の検索を進める。etiology までの確定は不要である。
- 予兆因子の評価
　先に述べた Strate ら，Velayos らの因子が参考となる。PT-INR＞1.5 の症例では新鮮凍結血漿やビタミン K などの投与を，また，血小板＜5万の症例では血小板輸血を，それぞれ行う。
- 止血処置
　大腸内視鏡下の止血術もしくは選択的血管造影下の塞栓術を第一選択とする。これらの処置でも止血不能の場合には緊急手術の適応となる。Farrell らは，

手術適応を以下のようにまとめている．
①蘇生処置後にもかかわらずショック・低血圧持続
②緊急内視鏡検査や画像診断で出血源の診断を得られない，6単位以上の輸血を要する持続的出血
③手術により治癒，もしくは永久的に止血可能な分節的消化管病変からの活動性出血
④緊急手術の禁忌となる併存疾患がなく，十分な生命予後を期待しうる症例

治療

■ 処方の中止

NSAIDs，抗血栓薬が処方されていれば中止とする．

■ 治療方針

血行動態の安定した顕出血症例，慢性間欠的出血症例，潜出血症例に対しては，まず出血源の同定，次に原因疾患の診断，病変に応じた止血方法の選択を行う．大部分の症例で大腸内視鏡による止血処置が可能である．電気凝固法，局注法，クリップ法などを状況に応じて使い分ける．

内視鏡的止血術が成功しても，再出血の可能性を常に念頭に置いて経過観察を行う．クリップを病変部あるいは近傍に打っておくと，緊急手術となったときに出血部位の同定に役立つ（**図3**）．

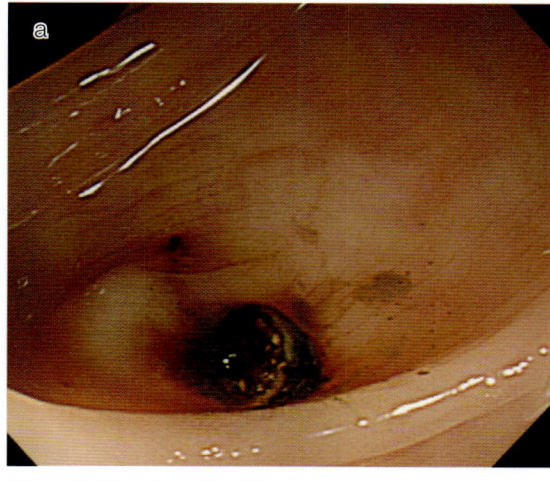

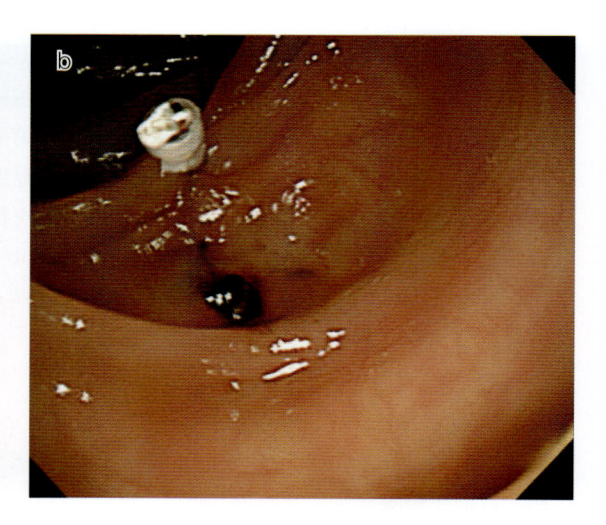

図3 術前クリッピング例
68歳男性．大量の血便と高度貧血の精査目的に当科紹介受診．大腸内視鏡検査にて，S状結腸に凝血塊の付着あり（a）．病変近傍にマーキングのためのクリッピングをした（b）．準緊急的に手術（腹腔鏡補助下S状結腸局所切除術）を行った．病理組織検査にてangiodysplasiaと診断された．

診断と治療に関する推奨

　ガイドラインはあるものの，上部消化管出血のような豊富なエビデンスはなく，各施設の状況に応じたアルゴリズムで診断・治療が進められているのが現状である。最も引用されているACGガイドラインのアルゴリズムを示す(**図4**)。

　ほとんどの症例で大腸内視鏡検査が第一選択になると考えられる。前処置として大量の下剤投与を行ったり，検査のタイミングとして12時間以内に検査を行ったりなど，いくつかの**trial**はあるものの，標準的な方法は定まっていない。また，エビデンスレベルの高いリスク分類も存在しない。

　今後，大規模な多施設共同研究が期待される。近年はMDCTの有用性が高まっており，血管造影検査やシンチグラフィ検査に取って代わる可能性も指摘されている。

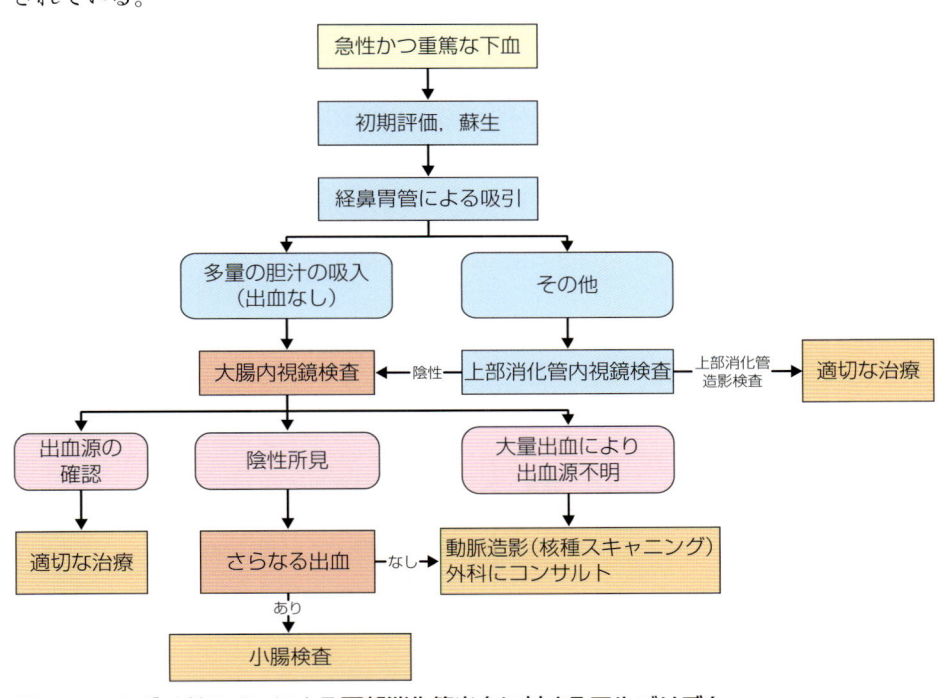

図4　ACGガイドラインによる下部消化管出血に対するアルゴリズム
(Zuccaro G Jr: Management of the adult patient with acute lower gastrointestinal bleeding. American College of Gastroenterology. Practice Parameters Committee. Am J Gastroenterol 1998; 93: 1202-8. より引用)

Key Reference

1) Eisen GM, et al: An annotated algorithmic approach to acute lower gastrointestinal bleeding. Gastrointest Endosc 2001; 53: 859-63.
2) Palmer K, et al: Management of acute gastrointestinal blood loss: summary of SIGN guidelines. BMJ 2008; 337: a1832.
3) Palamidessi N, et al: Nasogastric aspiration and lavage in emergency department patients with hematochezia or melena without hematemesis. Acad Emerg Med 2010; 17: 126-32.
4) Farrell JJ, et al: Review article: the management of lower gastrointestinal bleeding. Aliment Pharmacol Ther 2005; 21: 1281-98.

2 腹部疾患

消化管穿孔

森井雄治

> **ここがポイント**
> - 食道穿孔は，異物や医原性のほか，嘔吐に起因する特発性食道破裂により生じ，特発性食道破裂では手術になることが多い。
> - 胃十二指腸穿孔は，消化性潰瘍穿孔が多く，保存的に治癒可能な場合が多い。
> - 小腸穿孔は外傷性とイレウスに起因するものが多く，緊急手術になることが多い。
> - 大腸穿孔は，癌・宿便・憩室などの炎症・虚血・外傷・医原性で生じ，腹膜炎の限局の程度や全身状態で，手術適応を判断する。

疾患概念および定義

食道から直腸に至る消化管（**図1**）のいずれかの部位がなんらかの原因により穿孔することで，通常縦隔炎や胸膜炎あるいは腹膜炎を起こす。

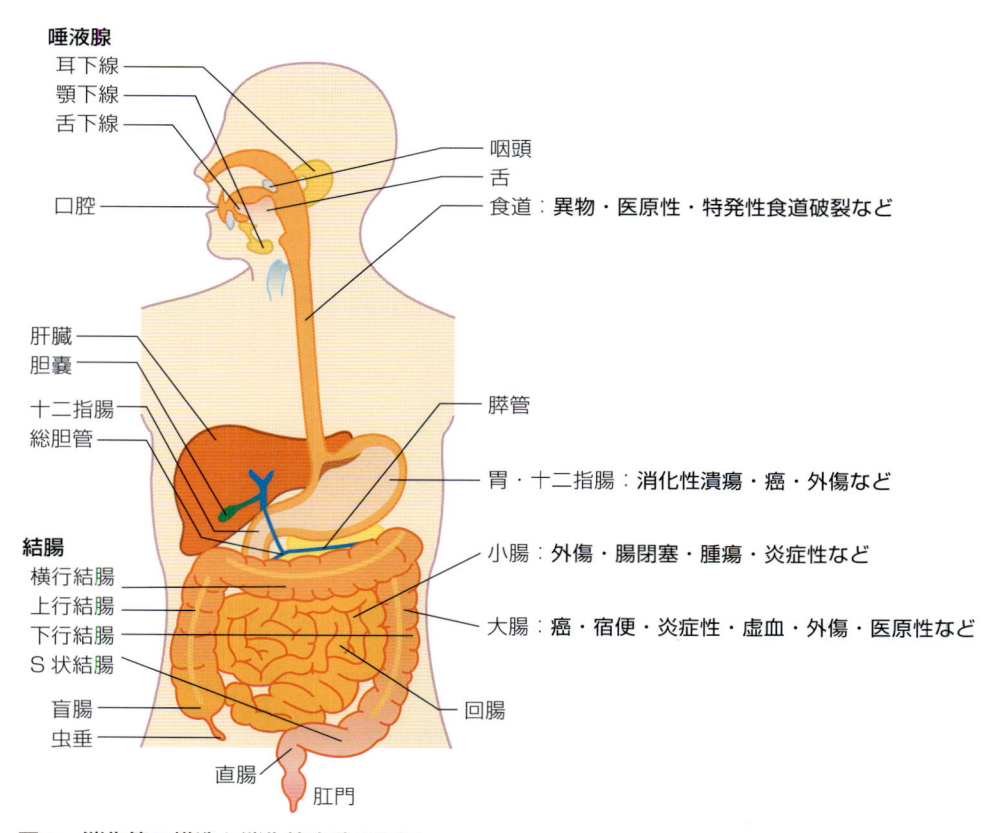

図1 消化管の構造と消化管穿孔の原因

病態と分類（病因と病態の進行度）

消化管穿孔は外傷性と非外傷性に大別される。

食道では異物や医原性の穿孔と，激しい嘔吐に伴う特発性食道破裂（Boerhaave症候群）がある。特発性食道破裂では嘔吐を契機に下部食道左壁が破れて左胸膜炎を起こすことが多い[1]。

> ■ 知ってほしいデータ
>
> 特発性食道破裂は4：1と男性に多く，下部食道の解剖学的特徴と嘔吐時に胃内圧が直接下部食道にかかるため，約60％において左壁が破れる。
> 画像所見に乏しい場合があり，嘔吐後の胸痛症状は本疾患を念頭に入れておく必要がある。

- 胃・十二指腸では消化性潰瘍による穿孔が多く，癌や外傷による穿孔もある。
- 小腸では外傷性や腸閉塞によるものが多く，潰瘍や炎症性のものもある。
- 大腸では癌や宿便による穿孔，また憩室炎など炎症性疾患からの穿孔および腸管壁の虚血による穿孔に加え，外傷や医原性のものがある。
- 腹腔内消化管の穿孔はいずれも腹膜炎を起こす。下部消化管では容易に敗血症性ショックを引き起こし，予後不良である[2]。

症状

- 食道穿孔では胸痛・背部痛（ときに腹痛）が主症状で，しばしば呼吸困難を伴う。
- 胃・十二指腸〜大腸の腹腔内消化管の穿孔は，激しい腹痛が主症状である。多くの場合が腹膜刺激症状，筋性防御を伴い，腸音の消失がみられる。

検査法

1．単純X線撮影
- 食道穿孔では縦隔気腫，気胸，胸水などを生じることが多い（図2）。
  ・縦隔拡大がみられることもある。
- 腹腔内の消化管では，多くの症例で腹腔内の遊離ガス（free air）がみられる。
  ・遊離ガス像は1〜2mLあれば立位胸部X線で現れる[3]。
  ・消化性潰瘍穿孔では65％に遊離ガスが認められる[3]。

2．CT
- CTでは微量のfree airや胸水・腹水の指摘が可能であり，正診率が最も高い[3,4]（図3）。
- 消化管穿孔を疑った場合には必須検査といえる。

2 腹部疾患

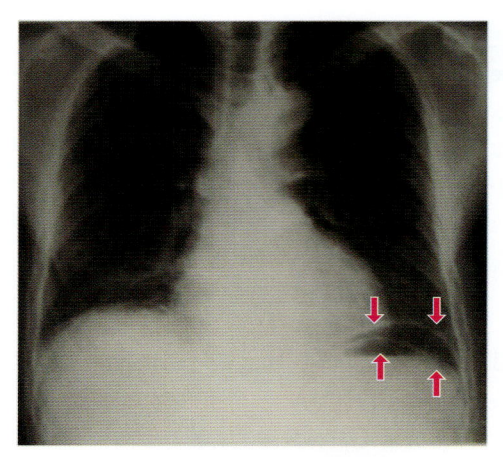

図2　胸部単純X線写真（腹腔内遊離ガス像）

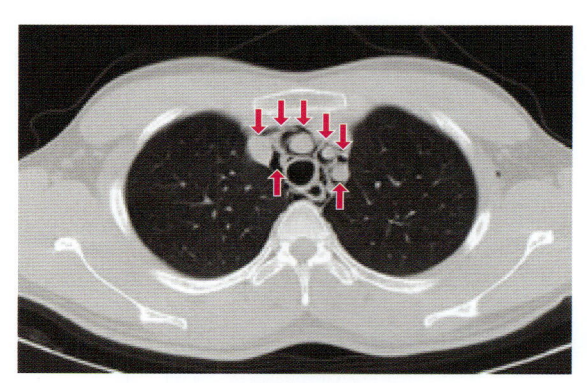

図3　胸部CT写真（縦隔気腫）

■ 知っておこう！

　消化管穿孔による free air のよくみられる部位としては，①肝臓の前面，②肝円索付近，③前腹壁直下，④ Morison 窩，⑤腸間膜間，などである。これらのうち，特に肝臓の前方のガス像はしばしば見逃すことがあるので注意が必要である。

3. 透視下消化管造影
- 水溶性造影剤（ガストログラフィン® など）を用いた管腔内造影で造影剤の漏出が認めれば，穿孔の部位がわかる。

4. 内視鏡検査
- 十二指腸潰瘍の穿孔を疑う場合，穿孔部の大きさと部位・狭窄の有無を確認する。保存的治療を行う場合に必要である。
- 気腹は状態を悪化させるため，なるべく送気を控えるようにする。

鑑別診断

突然の胸痛または腹痛をきたす疾患すべてが鑑別疾患にあげられる。
①虚血性心疾患（狭心症，心筋梗塞）
②気胸
③急性膵炎
④急性胆囊炎（急性胆管炎）
⑤急性虫垂炎
⑥大腸憩室炎
⑦大腸捻転症　など

緊急検査および処置を必要とする場合

- 消化管穿孔に対する処置としては感染・炎症に対する全身管理と穿孔部に対する局所管理に分かれるが，まず行うべき救急処置として輸液，抗菌薬による全身管理を行う。
- ショック状態あるいは高度の呼吸障害（急性肺障害）がみられるような場合は，昇圧薬の投与や気管挿管による呼吸管理が必要である。

治療

全身管理に引き続いて局所の管理が行われる。

1．食道

- 食道異物や医原性穿孔の場合は絶飲食，輸液，抗菌薬などによる保存的治療が可能なことが多い。
- 特発性食道破裂は重篤で，ほとんどの場合，外科的治療となる。
- 術式としては穿孔部のデブリードマン＋縫合閉鎖にさまざまな被覆術による補強が加えられることが多い。十分な縦隔・胸腔内の洗浄，ドレナージも重要である。
- 最近では鏡視下手術の報告もある。しかし，発症から24時間以上経過した場合は縫合不全の確率が高く，予後不良である[5, 6]。

2．胃・十二指腸

- 消化性潰瘍による穿孔では胃管挿入による持続吸引，絶飲食，プロトンポンプ阻害薬投与などによる保存的治療を行うことが多いが，報告では開腹術への移行が27％に認められる[7]。
- ただし，①発症から24時間以上経過しているとき，②腹膜炎が上腹部に限局しないとき，③腹水が多量にあるとき，④年齢が70歳以上であるとき，⑤重篤な併存疾患があるとき，⑥循環動態が安定しないとき，は初めから手術を考慮する。
- 術式は穿孔部単純閉鎖＋大網被覆術（あるいは体網充填術）＋腹腔内洗浄ド

レナージが主流である。腹腔鏡下手術も開腹手術と同等の手術成績が報告されている[8]。

3. 小腸
- 全身管理を行った後，早急に手術（穿孔部単純閉鎖もしくは小腸部分切除）を行う。

4. 大腸
- 細菌感染が強い場合は敗血症性ショックを伴うことが多く，予後不良である。特に穿孔性腹膜炎を起こした大腸癌は手術死亡や術後合併症の頻度が高い[9]。憩室の穿孔や医原性では保存的治療が可能な場合もある[10]。
- 手術は，病変部を切除し人工肛門を造設する Hartmann 手術を行うことが多い。

診断と治療に関する推奨

消化管穿孔と診断された場合は，原則手術を第一に考える。ただし，頻度の高い胃・十二指腸潰瘍穿孔においては年齢が70歳以下で，発症が24時間以内，かつ上腹部に痛みが限局している（腹水が少量の）場合は，保存的に治療が可能である。また，下部消化管穿孔においても腹膜炎が限局している場合は，保存的治療あるいは経皮的ドレナージなどで対応できることがあるので，その診断および判断が重要である。

消化管に穿孔がなくても腹腔内に遊離ガスが認められることもあり（特発性気腹症），この場合は多くの症例で保存的治療が可能である。

Key Reference

1) Duranceau A: Perforation of the esophagus. In: Sabiston DC, et al, eds: Sabiston's Textbook of Surgery 1997, 15th Ed. Philadelphia: WB Saunders; 1997. p759-67.
2) Zorcolo L, et al: Toward lowering morbidity, mortality, and stoma formation in emergency colorectal surgery: the role of specialization. Dis Colon Rectum 2003; 46: 1461-7.
3) Ghahremani GG: Radiologic evaluation of suspected gastrointestinal perforations. Radiol Clin North Am 1993; 31: 1219-34.
4) Stapakis JC, et al: Diagnosis of pneumoperitoneum: abdominal CT vs. upright chest film. J Comput Assist Tomogr 1992; 16: 713-6.
5) Abbas G, et al: Contemporaneous management of esophageal perforation. Surgery 2009; 146: 749-55.
6) Schmidt SC, et al: Management of esophageal perforations. Surg Endosc 2010; 24: 2809-13.
7) Crofts TJ, et al. A randomized trial of nonoperative treatment for perforated peptic ulcer. N Engl J Med 1989; 320: 970-3.
8) Lau WY, et al: A randomized study comparing laparoscopic versus open repair of perforated peptic ulcer using suture or sutureless technique. Ann Surg 1996; 224: 131-8.
9) Faiz O, et al: Nonelective excisional colorectal surgery in English National Health Service Trusts: a study of outcomes from Hospital Episode Statistics Data between 1996 and 2007. J Am Coll Surg 2010; 210: 390-401.
10) Nelson RS, et al: Clinical outcomes of complicated diverticulitis managed nonoperatively. Am J Surg 2008; 196: 969-72.

2 腹部疾患

胆石

赤木智徳

> **ここがポイント**
> - 胆石による疝痛発作の原因は，胆石による胆嚢管への胆汁流出阻害である。
> - 胆嚢疾患と診断する最も特異的な所見は，Murphy's sign である。
> - 胆嚢結石症の正診率の最も高い検査法は，腹部超音波検査である。
> - 治療に際して，落下結石による総胆管結石と胆石膵炎の併存の有無を考慮しなければならない。

疾患概要および定義

胆嚢管の流出部（頸部）が胆石により閉鎖され一過性の腹痛を発症，かつ胆嚢の器質的変化がないものをいう。胆嚢の器質変化（感染による炎症を伴う）を認めるものは除外。

病態と分類（病因と病態の進行度）

■病因

胆石による痛みは，食事をすることにより収縮して胆嚢内から胆汁を出そうとしたときに起こる（**図1**）。

■病態

疝痛発作は胆石発作と同義語として使用されている。一方，同じ胆石でも胆石発作を伴わないものがあり，無症状胆石と，鈍痛や違和感だけのものがある。胆嚢内の結石の大きさはさまざまで，胆嚢が収縮しても，胆嚢管への胆汁の流出を閉鎖しなければ胆石発作は起こらない。

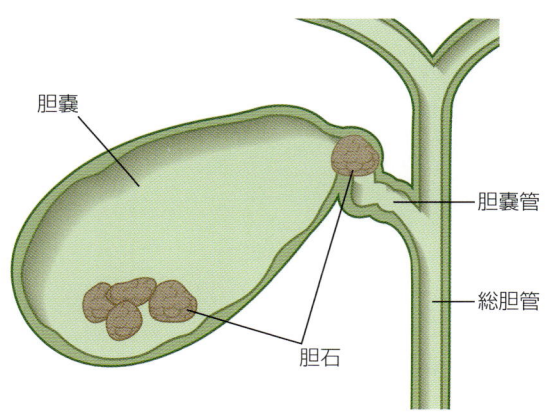

図1 胆石による痛み

症状

- 食後（30 分〜 3 時間）から始まる心窩部痛もしくは右季肋部痛（体性痛）。典型例は，胆嚢の収縮，Oddi 括約筋の弛緩による胆汁排出の促進，食品中の脂肪分の乳化を生じさせる cholecystokinin の分泌のピークである食後 3 時間に症状出現。
- 悪心・嘔吐を伴うこともある。

検査法

1．腹部超音波検査（図 2）

- 胆嚢結石症の正診率の最も高い検査法は，腹部超音波検査である[1]。
- 胆石発作を診断するためには，症状が持続している最中に，胆嚢頸部あるいは胆嚢管に嵌頓した結石（嵌頓の有無は体位変換による胆石の移動を確認）および緊満した胆嚢（壁肥厚は認めない）の所見を確認しなければならない。
- 吸気を突然止めて，右季肋部下の圧迫に伴う圧痛の急激な悪化を Murphy's sign といい，これは胆嚢の圧痛そのものである。sonographic Murphy's sign は Murphy's sign と同様に腹部の触診にて誘発され，触診のみよりさらに正診率が上がる。これは超音波画像を見ながら，患者が吸気時無呼吸のときに胆嚢を圧迫できるためである。

図 2　腹部超音波検査画像

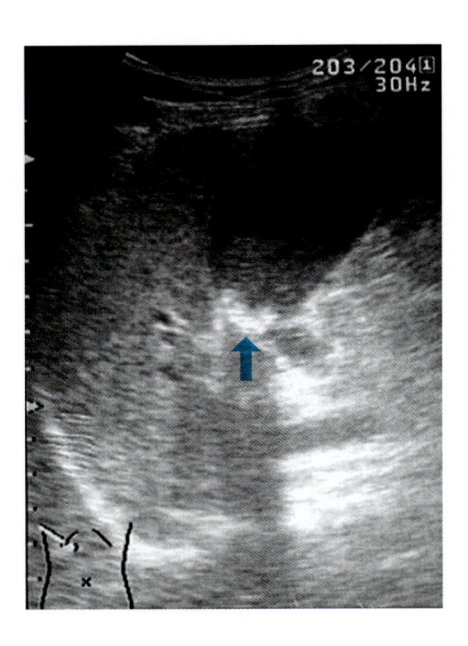

■ 知ってほしいデータ

Shea らによる systemic review によると，胆嚢結石検出における超音波検査の感度は 84%（95% CI；0.76 − 0.92），特異度は 99%（95% CI；0.97 − 1.00）である[1]。

2. 腹部 CT 検査
- 胆石の検出能は腹部超音波検査のほうが優れており，疑っている疾患が胆石発作であれば，救急外来で撮影する必要はない（腹部 CT の胆石の正診率 63％）。

鑑別診断

理学的所見，病歴から胆石発作を疑った場合，発熱と黄疸がないことを再確認する。
①消化性潰瘍（胃および十二指腸潰瘍）
②急性胃炎（十二指腸炎，acute gastric mucosal lesion；AGML）
③虚血性心疾患
④尿路系結石症

なかでも，見落とすと致命的となる疾患は虚血性心疾患である。

緊急検査および処置を必要とする場合

■ 落下結石による総胆管結石や胆石膵炎

胆石発作は，胆囊結石による疝痛発作である。これは，脂肪食の摂取による胆囊収縮が痛みの引き金となる。この収縮が胆囊結石を胆囊から排出しようとし，胆囊管を一時的に閉塞させる。食後数時間後より，胆囊が弛緩し症状が消失する。しかしながら，以下の病態も考慮しなければならない。
- 総胆管結石の併存。総胆管結石と診断されれば，バスケット鉗子や摘出鉗子を用いた内視鏡的採石，その後乳頭切開や乳頭バルーン拡張術を行う。
- 胆石膵炎も重要な鑑別疾患である。急性膵炎の主な原因は落下胆石とアルコール性である。落下胆石（microlithiasis を含む）は，急性膵炎の一番の原因で 35 〜 40％と報告されている[2]。
- 急性膵炎の原因疾患の診断について，Stimac らは血清および尿アミラーゼ，血清 AST，ALT，ALP，リパーゼ/アミラーゼ比を用いて，各項目をスコア 0 もしくは 1 に分類し総計スコア 4 を基準にし，スコア 4 以上が胆石膵炎，スコア 3 以下がアルコール膵炎とする鑑別が可能だと報告している。その感度 92％，特異度 94％である（**表1**）[3]。

治療

- 初期治療は診察時に有症状の場合，疼痛緩和を行う。
  【処方例】
  ブスコパン®（20mg）：1A 筋注もしくは静注
  ペンタジン®（15mg）：1A 筋注
- 第一選択は，腹腔鏡下胆囊摘出術である。

2 腹部疾患

表1 Stimacらによる急性膵炎の原因疾患

項目	p	感度(%)	特異度(%)	診断効率(%)	ROC曲線の閾値	閾値との関連	スコア
血清アミラーゼ	0.0001	78.76	81.25	79.31	450IU/L	>	1
ALAT	0.0001	74.34	84.38	76.55	70IU/L	>	1
ASAT	0.0003	61.95	81.25	66.21	60IU/L	>	1
ALP	0.0001	53.10	84.38	60.00	100IU/L	>	1
リパーゼ/アミラーゼ比	0.0001	90.27	84.38	88.97	2	<	1
平均赤血球容積	0.0001	81.42	65.63	77.93	96fL	<	1
尿アミラーゼ	0.0003	76.11	62.50	73.10	3,000IU/L	>	1

ALAT：アラニンアミノトランスフェラーゼ，ASAT：アスパラギン酸アミノトランスフェラーゼ，
ALP：アルカリホスファターゼ　　　　ROC：receiver operating characteristic
(Stimac D, et al: A scoring system for early differentiation of the etiology of acute pancreatitis. Scand J Gastroenterol 1998; 33: 209-11. より引用)

- 胆嚢結石術においては，胆石疝痛発作が1度でもあった場合は胆嚢摘出術が必要である[1, 2]。このような症例においては，2度目の疝痛発作の生じる確率が高いからである。National Cooperative Gallstone Studyによると，初回の疝痛発作から2年間の間に2度目の疝痛発作の生じる確率は約70%である[3]。
- 胆嚢摘出術の術式は，多くの国では腹腔鏡下に施行されている。米国では90%の胆嚢摘出術が腹腔鏡下に行われている[4]。腹腔鏡下胆嚢摘出術は胆嚢結石症に対する世界的な標準術式と考えられている。
- 腹腔鏡下胆嚢摘出術は，術後疼痛軽減，審美的利点，術後在院日数減少など，開腹術より有用である[5〜8]。
- その他の治療として胆石溶解療法がある。
- 経口溶解薬が効果を認める胆嚢結石は次のような結石である[9〜11]。このような胆嚢結石は，全体の10%にしかすぎない。
    - ①小結石（<1cm）
    - ②中等度の症状
    - ③良好な胆嚢機能
    - ④コレステロールリッチな結石
    - ⑤石灰化が少ない
- 代表的な薬剤として2種類の溶解薬（胆汁酸）があり，ケノデオキシコール酸（chenodeoxycholic acid）とウルソデオキシコール酸（UDCA）がコレステロール結石に対して用いられている。
    chenodeoxycholic acid：12〜24カ月の15mg/kgの内服により，上記適応基準に合致する症例の40〜60%に胆嚢結石の溶解がみられる[12, 13]。しかし，50%に下痢がみられ，また高コレステロール血症や血清アミノトランスフェラーゼ上昇などの副作用がある。
    UDCA：厳密に適応基準をクリアする症例に対して，50〜60%に胆嚢結石の溶解が認められ，メタアナリシスで37%の溶解率を示した[9]。本薬はchenodeoxycholic acidに比し，副作用としての下痢が少なく，血清コレステロール上昇などない[14]。

- 治療に対する効果はとても緩徐であり，平均で1mm/月で胆嚢結石サイズの減少がみられる程度であり，治療期間が2年以上要する。以上より，溶解療法ではなく，胆嚢摘出術が第一選択と考えられている。
- 入院は，胆石発作の場合必要はない。しかし，3時間以上持続する疼痛，発熱などがあり，他の鑑別疾患の可能性が否定できない場合は入院を要する。

診断と治療に関する推奨

　大多数の胆嚢結石症は無症状のまま経過する。食後（30分〜3時間）から始まる心窩部痛もしくは右季肋部痛のために受診し，胆石発作が疑われた場合には，腹部超音波検査にて確定診断を行う。

　症状が出現した場合，その原因はbiliary colicや胆石関連合併症によるものが多い。初回治療で，総胆管結石や落下結石による膵炎の併発のない場合は保存的加療を行う。

　胆嚢癌や胆石関連合併症の危険性のある症例には腹腔鏡下胆嚢摘出術を行う。他の腹部手術を行う際に同時に胆嚢摘出術を施行する場合もあるものの，無症状の胆嚢結石症例に対する予防的胆嚢摘出術の意義は少ない。

Key Reference

1) Shea JA, et al: Revised estimates of diagnostic test sensitivity and specificity in suspected biliary tract disease. Arch Intern Med 1994; 154: 2573-81.
2) Forsmark CE, et al: AGA Institute technical review on acute pancreatitis. Gastroenterology 2007; 132: 2022-44.
3) Stimac D, et al: A scoring system for early differentiation of the etiology of acute pancreatitis. Scand J Gastroenterol 1998; 33: 209-11.
4) Thistle JL, et al: The natural history of cholelithiasis: the National Cooperative Gallstone Study. Ann Intern Med 1984; 101: 171-5.
5) Schirmer BD, et al: Laparoscopic cholecystectomy. Treatment of choice for symptomatic cholelithiasis. Ann Surg 1991; 213: 665-76; discussion 677.
6) Rattner DW, et al: Factors associated with successful laparoscopic cholecystectomy for acute cholecystitis. Ann Surg 1993; 217: 233-6.
7) Johansson M, et al: Randomized clinical trial of open versus laparoscopic cholecystectomy in the treatment of acute cholecystitis. Br J Surg 2005; 92: 44-9.
8) Yamashita Y, et al; Surgical treatment of patients with acute cholecystitis: Tokyo Guidelines. J Hepatobiliary Pancreat Surg 2007; 14: 91-7.
9) Fromm H, et al: Bile acid dissolution therapy of gallbladder stones. Baillieres Clin Gastroenterol 1992; 6: 689-95.
10) Rubin RA, et al: Ursodiol for hepatobiliary disorders. Ann Intern Med 1994; 121: 207-18.
11) Tomida S, et al: Long-term ursodeoxycholic acid therapy is associated with reduced risk of biliary pain and acute cholecystitis in patients with gallbladder stones: a cohort analysys. Hepatology 1999; 30: 6-13.
12) Tangedahl T, et al: Drug and treatment efficacy of chenodeoxycholic acid in 97 patients with cholelithiasis and increased surgical risk. Dig Dis Sci 1983; 28: 545-51.
13) Maton PN, et al: Outcome of chenodeoxycholic acid (CDCA) treatment in 125 patients with radiolucent gallstones. Factors influencing efficacy, withdrawal, symptoms and side effects and post-dissolution recurrence. Medicine (Baltimore) 1982; 61: 86-97.
14) Tint GS, et al: Ursodeoxycholic acid: a safe and effective agent for dissolving cholesterol gallstones. Ann Intern Med 1982; 97: 351-6.

2 腹部疾患

胆嚢炎・胆管炎

荒巻政憲

> **ここがポイント**
> - 胆嚢炎における Murphy's sign の感度は 50〜60% であるが，特異度は 90% と高い。
> - 胆管炎では，発熱・黄疸・右上腹部痛（Charcot 3 徴）が特徴的所見であり，50〜70% の症例で認める。
> - 胆嚢炎や胆管炎において重症度分類で重症と判断されたものは，緊急の減圧処置を必要とする。
> - 胆嚢炎や胆管炎の原因として，悪性腫瘍の存在も考慮しておく。

疾患の概念

胆道流出路になんらかの器質的閉塞機転が生じ，さらに二次感染が加わった結果，発症する胆道の炎症。

疾患の定義

1. 胆嚢炎

胆嚢に生じた炎症性疾患。多くは結石に起因するが長期間の絶食，術後，外傷後などの腸管運動や胆嚢収縮が抑制された状態や感染性腸炎などにより惹起される。

2. 胆管炎

胆管内に急性炎症が発生した病態であり，その発生には，①胆管内で著明に増殖した細菌の存在，②細菌またはエンドトキシンが血流中に逆流するような胆管内圧の上昇，の 2 因子が関与している。

病態と分類（病因と病態の進行度）

1. 胆嚢炎

結石などにより胆嚢管の流出部（頸部）が閉塞し，胆汁がうっ滞して胆嚢内圧が上昇し，胆汁酸などの化学的刺激や循環障害が生じる。この状況下で腸内細菌が感染すると胆嚢炎が発症する。経時的変化により 3 期に分類できる。

a. 浮腫性胆嚢炎（edematous cholecystitis）

胆嚢壁の循環不全を主体とした胆嚢炎であり壁はうっ血，浮腫性になる。通常，発症から 2〜4 日以内である。この時点では粘膜は温存されている。

b. 壊死性胆嚢炎（necrotizing cholecystitis）

浸出液の貯留が増加し胆嚢内圧は上昇する。胆嚢壁は壊死・出血をきたす。細小動脈の血栓形成，閉塞による血行障害が原因。通常，発症から 5〜7 日にみられる。

c. 化膿性胆嚢炎 (suppurative cholecystitis)

化膿が始まった胆嚢炎。壁は肥厚し，胆嚢は収縮傾向を示す。発症から7〜10日にみられる。

2. 胆管炎

胆管結石，腫瘍による狭窄（胆管癌，膵癌など），良性狭窄（術後胆管狭窄，膵炎など）により胆管が閉塞し胆汁うっ滞が生じた際に，腸内細菌が十二指腸から逆行性感染するか経門脈性に感染し発症する。敗血症，エンドトキシン血症を併発しショック，多臓器不全を引き起こし重篤な症状を呈する。

症状

1. 胆嚢炎

- 発熱，嘔気，嘔吐に加え右上腹部（季肋部）痛，心窩部痛，右肩背部放散痛がみられる。軽度の黄疸を呈することがある。
- 典型的な症例では右季肋部に筋性防御を認め，腫大した胆嚢を触知する。
- Murphy's sign が特徴的である。Murphy's sign は胆嚢炎の診断に対する感度は50〜60％程度であり特異度は90％程度と高いが，高齢者では感度が低い。Murphy's sign とは炎症のある胆嚢を検者の手で触知すると痛みを訴えて呼吸を完全に行えない状態をいう。

2. 胆管炎

- 発熱，黄疸，右上腹部痛（Charcot 3徴）が特徴的所見であり，50〜70％の症例で認められる。さらに腹部の圧痛，嘔気，嘔吐を訴えることもある。
- 急性閉塞性化膿性胆管炎ではさらにショック，意識障害（Reynold 5徴）を認める。

検査法

1. 胆嚢炎

- 血液検査：白血球増多，核左方移動，CRP上昇などの炎症所見のほかに血清ALP，γ-GTP，AST，ALT，LDH，ビリルビン値の上昇などの軽度肝機能異常を認める。

胆嚢炎の画像検査は，多くの場合，超音波検査が第一選択となる。

①超音波検査（図1）

胆嚢腫大，胆嚢内 debris などの内部エコーの出現，胆嚢壁肥厚，壁の浮腫性変化を示す sonolucent layer，腫大した胆嚢直上を超音波プローベで圧迫した時の圧痛（sonographic Murphy's sign）などを認める。超音波検査による胆嚢炎の診断能は感度88％，特異度80％である。

②CT検査（図2）

胆嚢炎が疑われるが臨床所見，血液検査，超音波検査によって胆嚢炎の確定診断が困難な場合や局所合併症が疑われる場合にはCTを施行する。胆嚢炎の

CT所見は胆嚢腫大，胆嚢壁肥厚，壁の浮腫性変化，胆嚢周囲の液体貯留，胆嚢内ガス像などである。

胆嚢炎の重症度判定基準[1]
- 胆嚢炎のうち以下のいずれかを伴う場合は重症である。
    ① 黄疸
    ② 重篤な局所合併症：胆汁性腹膜炎，胆嚢周囲膿瘍，肝膿瘍
    ③ 胆嚢捻転症，気腫性胆嚢炎，壊死性胆嚢炎，化膿性胆嚢炎

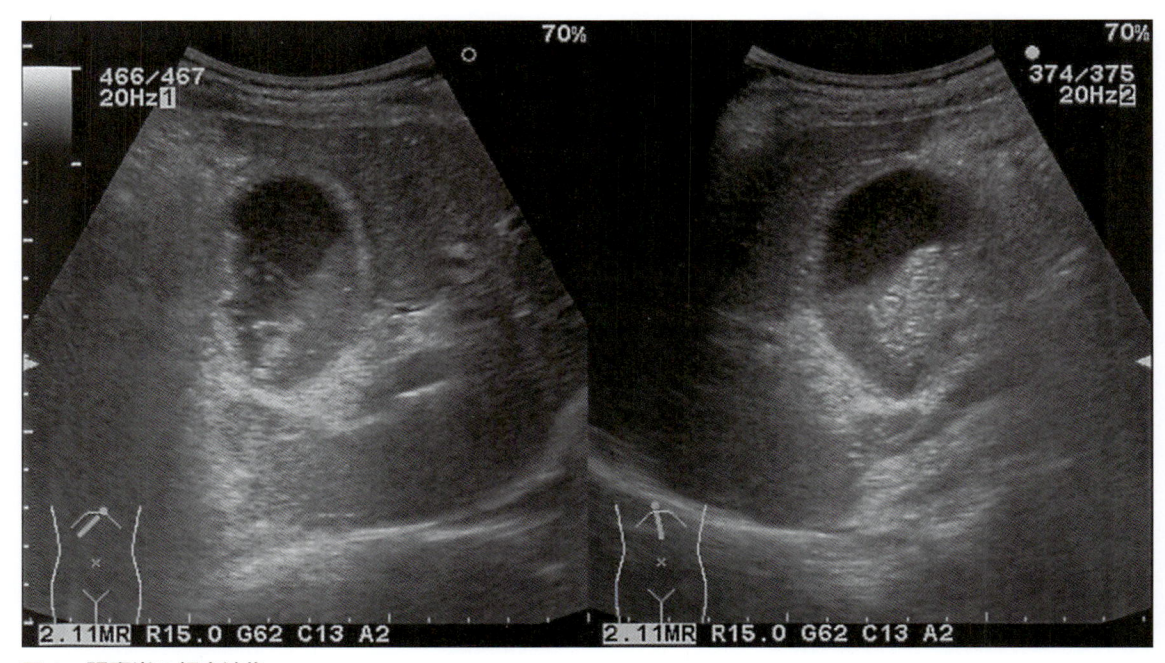

図1　胆嚢炎の超音波像
胆嚢腫大，胆嚢内 debris，胆嚢壁肥厚を認める。

図2　胆嚢炎のCT像
胆嚢頸部に結石が存在し胆嚢腫大，胆嚢壁肥厚，壁の浮腫性変化を認める。

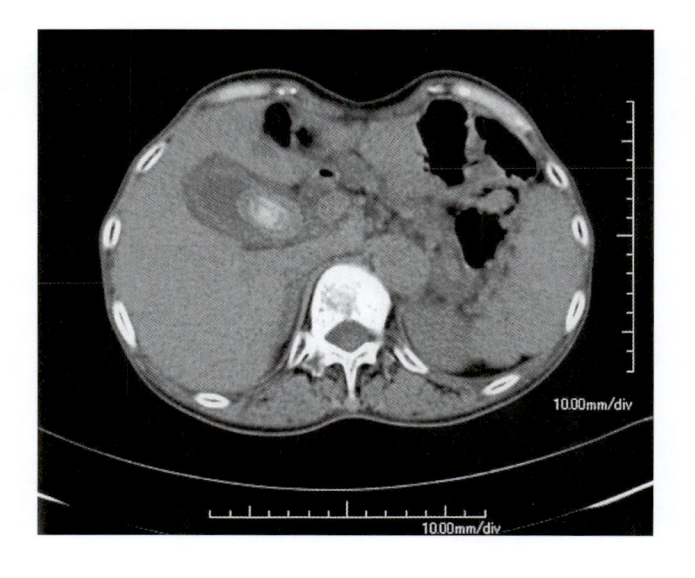

- 胆嚢炎のうち以下のいずれかを伴う場合は中等症である。
    - ①高度の炎症反応（白血球数＞ 14,000mm^3 または CRP ＞ 10mg/dL）
    - ②胆嚢周囲液体貯留
    - ③胆嚢壁の高度炎症性変化：胆嚢壁不整像，高度の胆嚢壁肥厚
- 軽症胆嚢炎
  胆嚢炎のうち中等症，重症の基準を満たさないものを軽症とする。

2. 胆管炎

- 血液検査：白血球増多，核左方移動，CRP 上昇などの胆道の炎症を示唆する所見や胆汁うっ滞を反映する血清ビリルビン，ALP，γ-GTP，AST，ALT 値の上昇，ときにアミラーゼの上昇がみられる。重症度の判定にはアルブミン，クレアチニン，尿素窒素，血小板数の測定が必要である。
- 胆汁感染の有無を画像所見により判定することができないため画像診断により胆管炎を診断することは困難である。
- 胆管炎における画像診断の意義は主として胆道閉塞の有無，ならびにその原因となる胆管結石や胆管狭窄などを証明することにある。

①超音波検査：胆管拡張，胆管内の結石，胆管壁肥厚，胆道気腫などが参考所見となるもののいずれも胆管炎に特異的ではない。

② CT 検査：胆管拡張，胆管内の結石，肝膿瘍などが認められたら胆管炎を考慮する。

③ MRCP 検査（**図 3**）：閉塞部位よりも上流の胆管まで描出でき，体位の制約を受けずに多方向からの観察も可能で胆管結石に関しては ERCP に匹敵する診断能を有する。ただし小結石の診断には限界がある。

胆管炎の重症度判定基準[1]

- 胆管炎のうち以下のいずれかを伴う場合は重症である。
    - ①ショック
    - ②菌血症
    - ③意識障害
    - ④急性腎不全

図 3　胆管炎の MRCP 像
胆管内に多数の結石が認められる。

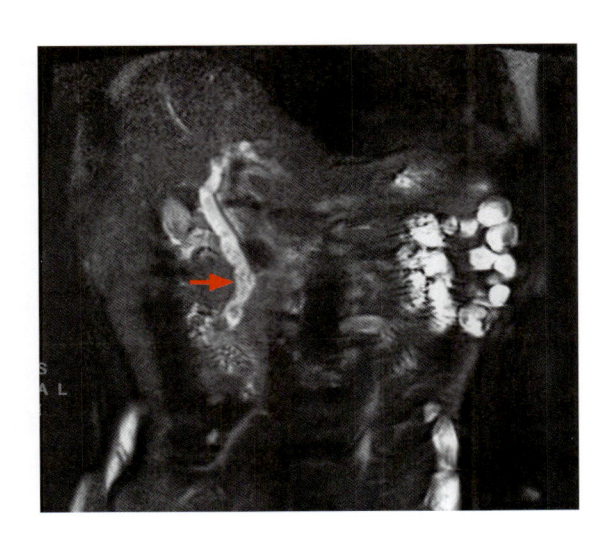

- 胆管炎のうち以下のいずれかを伴う場合は中等症とする。
    - ①黄疸（ビリルビン＞ 2.0mg/dL）
    - ②低アルブミン血症（アルブミン＜ 3.0g/dL）
    - ③腎機能障害（クレアチニン＞ 1.5mg/dL，尿素窒素＞ 20mg/dL）
    - ④血小板数減少（＜ 12万/mm^3）
    - ⑤39℃以上の高熱
- 胆管炎のうち重症，中等症の基準を満たさないものを軽症とする。

鑑別疾患

1．胆嚢炎

　右上腹部痛をきたす胃・十二指腸潰瘍，急性膵炎，急性虫垂炎，結腸憩室炎，腎盂腎炎，尿管結石を鑑別する必要がある。心窩部から前胸部痛を訴えている場合は心筋梗塞も念頭に置く。

2．胆管炎

　腹痛が明らかである場合の鑑別診断としては黄疸を伴う胆嚢炎，急性肝炎，上部消化管穿孔，腹痛が軽度な場合では肝膿瘍，横隔膜膿瘍，右膿胸などが鑑別となる。鑑別にあがれば検査で確定するのは困難ではないので，むしろ敗血症の原因疾患として胆管炎をあげることが重要である。

緊急検査および処置を必要とする場合

- 胆嚢炎，胆管炎とも重症度判定で重症と判断された場合には，緊急処置を要する。

治療

1．胆嚢炎の基本的な治療方針（図4）

- 胆嚢炎では原則として胆嚢摘出術(腹腔鏡下胆嚢摘出術が多く行われている)を前提とした初期治療として絶食，十分な輸液と電解質補正，鎮痛薬，抗菌薬投与を行う。
- 起因菌は主に *E.coli, Klebsiella, Enterococcus, Pseudomonas* などであり，胆汁移行が良好な第三世代セフェム系薬剤や広域抗菌スペクトラムと強力な抗菌力で嫌気性菌との混合感染にも有効なカルバペネム系薬剤がよく用いられる。
- 基本的には早期の胆嚢摘出術が望ましく，開腹下手術との無作為比較試験から腹腔鏡下手術が推奨されている[2]。
- 手術時期に関しては早期手術と待機手術の無作為比較試験より偶発症や開腹術への移行率で両者に差異はなく，入院期間短縮の観点より早期手術が推奨されている[3〜7]。心肺腎疾患などの合併症例，高齢者では緊急手術における合併症率，死亡率は高くなる。このような例では胆嚢ドレナージを施行し炎症

図4　胆嚢炎の診療フローチャート

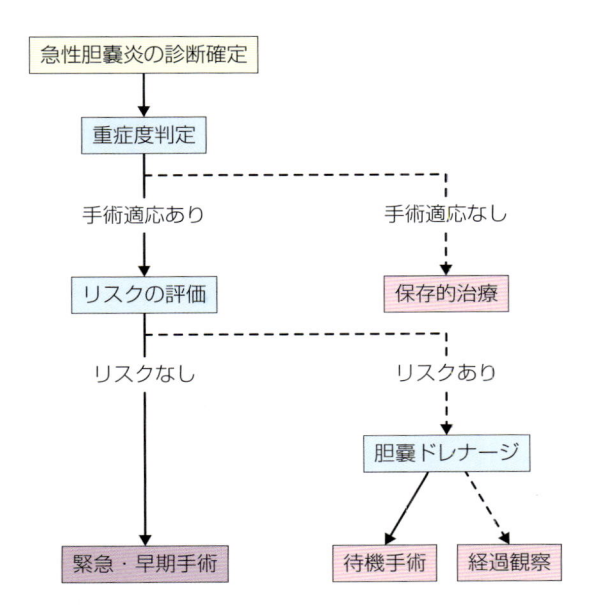

```
急性胆嚢炎の診断確定
        ↓
    重症度判定
    ↓        ↓
手術適応あり  手術適応なし
    ↓        ↓
リスクの評価  保存的治療
    ↓        ↓
リスクなし  リスクあり
    ↓        ↓
          胆嚢ドレナージ
    ↓      ↓      ↓
緊急・早期手術  待機手術  経過観察
```

（急性胆道炎の診療ガイドライン作成出版委員会，編：科学的根拠に基づく急性胆管炎・胆嚢炎の診療ガイドライン．医学図書出版，東京，2005．p1853．より引用一部改変）

および全身状態の改善の後，待機手術を行うことで死亡率を低下させることが可能である．ただし1回穿刺によるPTGBA（経皮経肝胆嚢吸引穿刺法）はPTGBD（経皮経肝胆嚢ドレナージ）に比べて成績が落ちると報告されている[8]．

2. 胆管炎の基本的な治療方針（図5）

- 胆管炎では原則として胆道ドレナージ術を前提とした初期治療（全身状態の改善，感染治療）を行うが，急変時に備え呼吸循環のモニタリング下の全身管理が重要である．
- 重症例（ショック，菌血症，意識障害，急性腎不全のいずれかを認める場合）では適切な臓器サポートや呼吸循環管理とともに緊急に胆道ドレナージを行う．
- 可能な限りnon-operative method が好ましい[9]とされており，内視鏡的ドレナージ（図6）が第一選択となる．胆管結石が原因の場合，ESTを追加して切石を行うこともある（図7）．
- 内視鏡的ドレナージが不能であった場合にはPTCD（図8）を行う．
- これらがいずれも不能であれば緊急手術を施行する．この際，胆嚢摘出は必須として総胆管は観察だけでなくC-tubeまたはT-tubeを留置することが望まれる．

診断と治療に関する推奨

1. 胆嚢炎

胆嚢炎の診断は臨床症状，血液検査所見および超音波検査を主体とした画像検査で行う．CTは重症度判定や合併病変の拾い上げに有用である．胆嚢炎に対する基本的治療法は緊急の胆嚢摘出術で腹腔鏡下胆嚢摘出術が第一選択として推奨されている．重症例，合併症をもつ例や高齢者など緊急手術を行えない場合には，適応に応じ胆嚢ドレナージを行うことで待機的に胆嚢摘出術を施行することが可能となる．

2. 胆管炎

　胆管炎は敗血症がその本質であり，高熱や悪寒戦慄，意識障害，ショックといった敗血症症状が前面に出ることも少なくない。診断がつき次第，初期治療を開始するとともに重症度判定を行い，重症度に応じた治療を行うことが原則となる。重症胆管炎では緊急胆管ドレナージが必須である。また軽症，中等症胆管炎であっても保存的治療による改善傾向が認められなければ可及的速やかに胆管ドレナージを行うべきである。

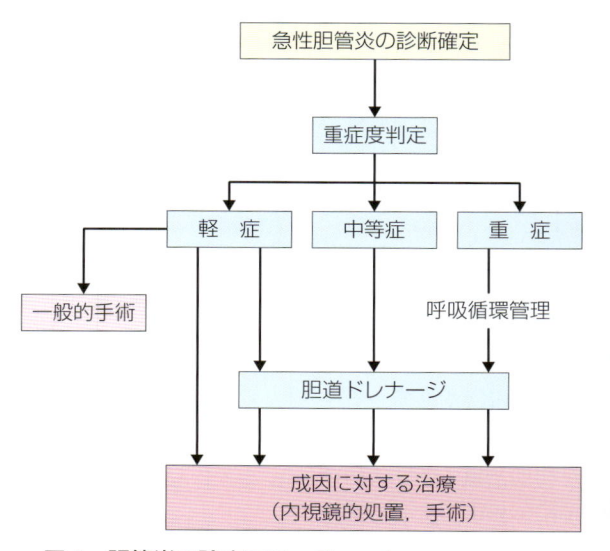

図5　胆管炎の診療フローチャート
（急性胆道炎の診療ガイドライン作成出版委員会，編：科学的根拠に基づく急性胆管炎・胆嚢炎の診療ガイドライン．医学図書出版，東京，2005．p1852．より引用一部改変）

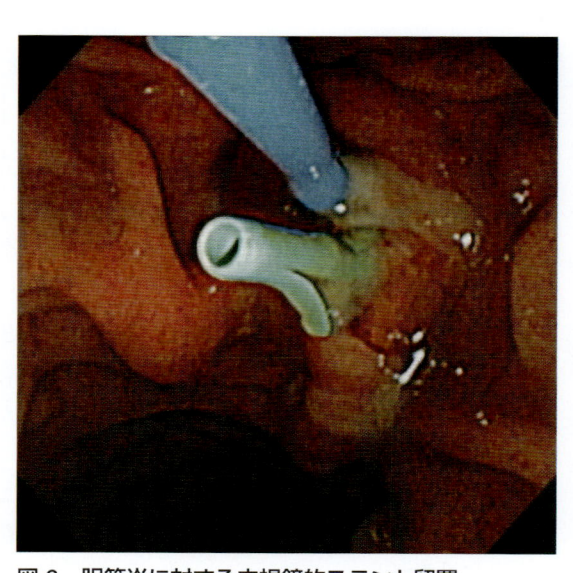

図6　胆管炎に対する内視鏡的ステント留置
ステント留置直後の内視鏡像である。感染胆汁の流出を認める。

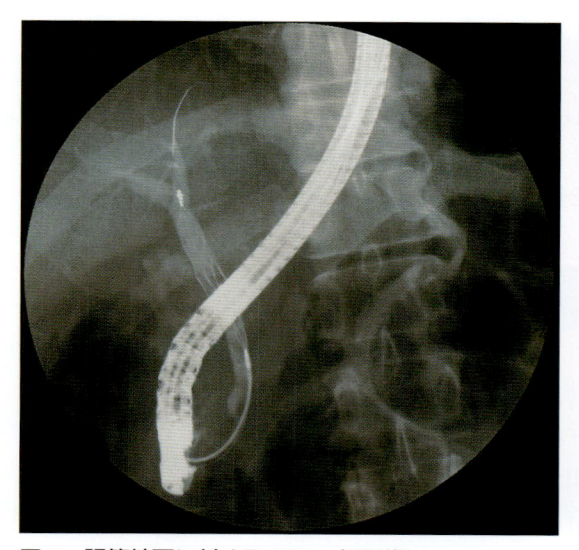

図7　胆管結石に対する EST，切石術
バスケットカテーテルを用いて胆管結石を除去したところ。

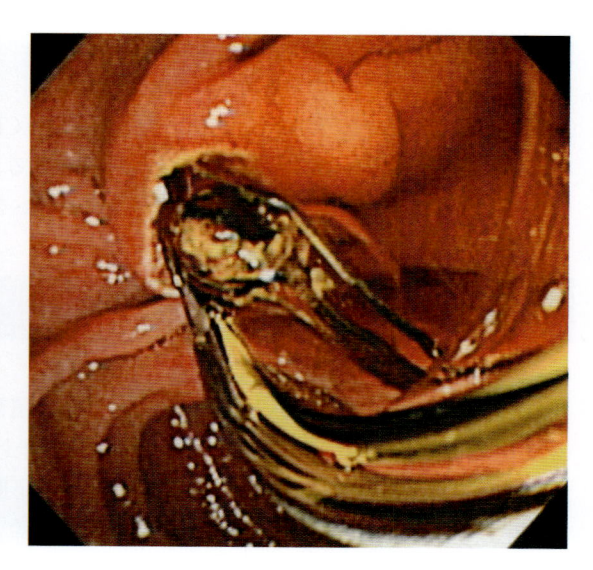

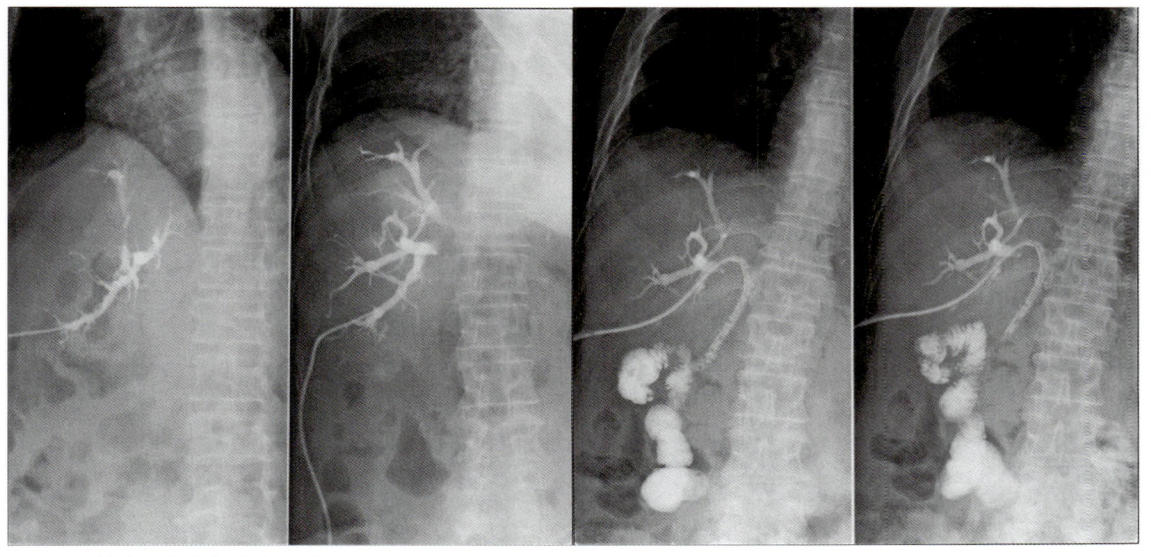

図 8　胆管空腸吻合部狭窄に対する PTCD
後区域胆管枝から穿刺，カテーテルを留置したところ。

> ■ 知ってほしいデータ
>
> 急性胆囊炎に胆囊癌が合併している頻度は 1 〜 1.5％であり，胆囊癌に急性胆囊炎が合併している頻度は 10 〜 30％である。

Key Reference

1) 急性胆道炎の診療ガイドライン作成出版委員会，編：科学的根拠に基づく急性胆管炎・胆囊炎の診療ガイドライン．医学図書出版，東京，2005．
2) Kiviluoto T, et al: Randomized trial of laparoscopic versus open cholecystectomy for acute and gangrenous cholecystitis. Lancet 1998; 351: 321-5.
3) Lo CM, et al: Prospective randomized study of early versus delayed laparoscopic cholecystectomy for acute cholecystitis. Ann Surg 1998; 227: 461-7.
4) Lai PB, et al: Randomized trial of early versus delayed laparoscopic cholecystectomy for acute cholecystitis. Br J Surg 1998 85: 764-7.
5) Chandler CF, et al: Prospective evaluation of early versus delayed laparoscopic cholecystectomy for treatment of acute cholecystitis. Am Surg 2000; 66: 896-900.
6) Papi C, et al: Timing of cholecystectomy for acute calculous cholecystitis: a meta-analysis. Am J Gastroenterol 2004; 99: 147-55.
7) Lee AY, et al: The timing of surgery for cholecystitis: a review of 202 consecutive patients at a large municipal hospital. Am J Surg 2008; 195: 467-70.
8) Ito K, et al: Percutaneous cholecystostomy versus gallbladder aspiration for acute cholecystitis: a prospective randomized controlled trial. AJR Am Roentgenol 2004; 183: 193-6.
9) Lai EC, et al: Emergency surgery for severe acute cholangitis. The high-risk patients. Ann Surg 1990; 211: 55-9.

2 腹部疾患

膵炎

松本敏文

> **ここがポイント**
> - 急性膵炎は急性腹症の2%を占め，消化管穿孔・腸間膜動脈閉塞・解離性動脈瘤などの急性腹症との鑑別が重要。
> - 急性膵炎の二大原因は，アルコールと胆石である。
> - 病態は自己消化であり，局所にとどまらずショックや多臓器障害を併発する。
> - 入院後，重症度判定をした後，初期治療として膵外分泌の抑制・十分な輸液・除痛を行う。

疾患概念および定義

膵炎は，なんらかの原因で膵消化酵素が活性化することにより膵自体の自己消化が本態となる疾患で，急性膵炎と慢性膵炎がある。

急性膵炎が緊急処置を必要とする。

病態と分類（病因と病態の進行度）

■ 急性膵炎

1. 病因

わが国ではアルコールと胆石が二大成因で，男性ではアルコール性膵炎，女性では胆石性膵炎の頻度が高い（**表1**）[1]。

2. 病態

まず毒素や感染などによりトリプシンが活性化する。トリプシンは組織の消化だけでなく血管作動性物質の遊離促進やエラスターゼなどの他の酵素を活性化する。

胆汁酸やアルコールは直接膵酵素を活性化する。活性化した膵酵素は蛋白分解，間質の浮腫，血管障害を引き起こす。血管作動性物質は血管透過性亢進に関与し，膵のみならず全身の浮腫を惹起する（**図1**）。

表1 膵炎の原因

● アルコール	● 脂質異常症	● 自己免疫性疾患
● 胆石	● 家族性・遺伝性	● 副甲状腺機能亢進症
● 特発性	● 妊娠	● 腎不全
● 医原性	● 外傷	● その他
内視鏡による，手術後，薬剤性	● 膵管・胆道の先天異常	

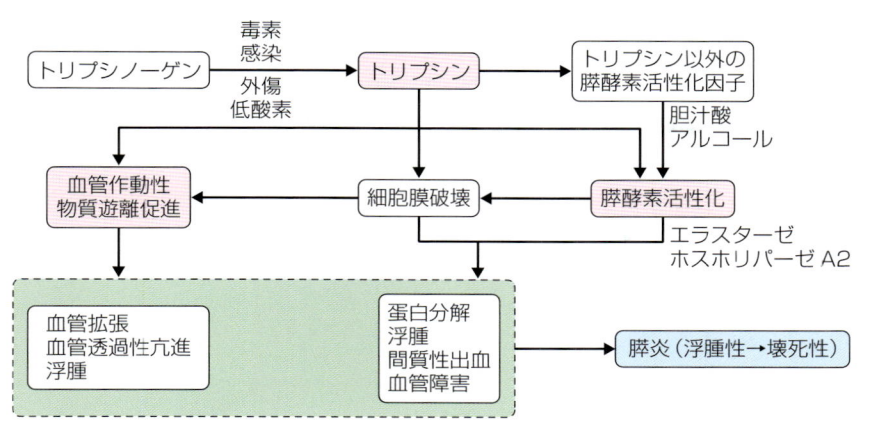

図1　膵炎の病態

■慢性膵炎

1．病因
　わが国ではアルコールが最大の成因で2007年受療患者の64.8%を占め，アルコール性膵炎の発症は飲酒量と関連していた[2]。
　大酒家であっても発症する割合は数%程度であるので，複数の成因が関与するとされる[3]。

2．病態
　持続的，反復的な膵腺房細胞の破壊や膵液の質的・量的変化，膵線維化に特徴づけられる。代償期，移行期，非代償期に大別され，代償期は膵機能が比較的保たれるが，非代償期になると外分泌・内分泌機能の低下により非可逆的に消化吸収障害や膵性糖尿病を起こす（**図2**）。

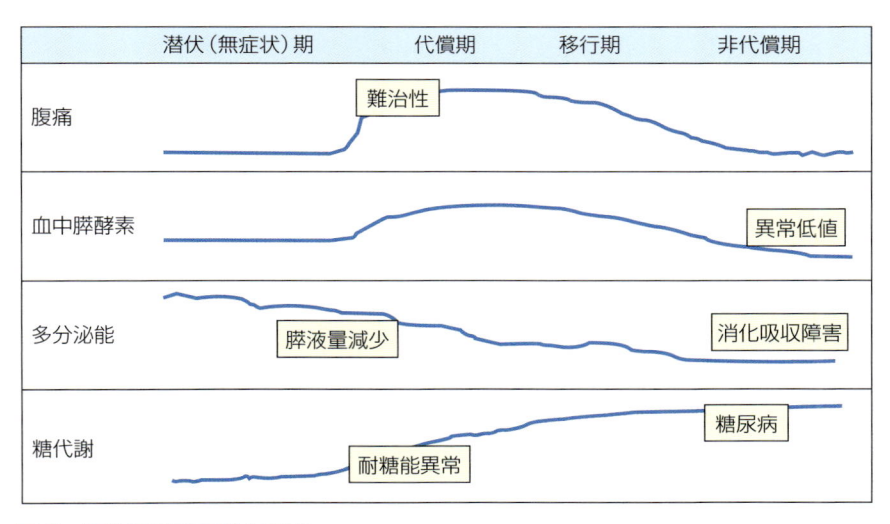

図2　慢性膵炎の病期と症状

慢性膵炎経過中に急性膵炎と同様な病態となることがあり，「慢性膵炎の急性増悪」といわれ，急性膵炎に準じた診断・治療を行う。

症状

- 膵炎の症状は「上腹部痛」であるが，急性膵炎では「急性の腹痛発作と圧痛」，慢性膵炎では「繰り返す痛み」が特徴的である。
- 急性膵炎の90％以上が腹痛を呈し圧痛は腹部全体が多く，しばしば背部への放散痛がみられる。腹痛が和らぐ膝を曲げて側臥位もしくは腹臥位になる姿勢（胸膝位）を取ることが多い。
- 急性膵炎の重症度と腹痛の程度は必ずしも相関しない。
- 悪心，嘔吐，脳神経症状，ショックなど多臓器不全徴候が重症度を示す所見となる。

検査法

- 膵炎に特徴的な血液検査所見はない。
- 急性膵炎の診断には臨床症状，血中・尿中膵酵素上昇，画像所見を基準に診断する（**表2**)[4]。
- 血中膵酵素測定
  アミラーゼ値は迅速性に富む検査であるが感度が低く，リパーゼ値のほうが感度は高く高値が持続する期間が長い[5]。p型アミラーゼ値はアミラーゼ値の特異度を改善するが，診断に対する有用性は不明である。
- 画像検査
  腹部超音波検査，CT検査で膵炎に伴う異常所見を認める[6]。
- 慢性膵炎では，膵外分泌障害や画像検査として超音波内視鏡検査，膵管造影検査なども併せて診断根拠とする[7]。

鑑別診断

- 急性腹症の約2％が急性膵炎である[8]。

表2 急性膵炎の診断基準

1. 上腹部に急性腹痛発作と圧痛がある
2. 血中または尿中に膵酵素の上昇がある
3. 超音波，CTまたはMRIで膵に急性膵炎に伴う異常所見がある
上記3項目中2項目以上を満たし，他の膵疾患および急性腹症を除外したものを急性膵炎と診断する。ただし，慢性膵炎の急性増悪は急性膵炎に含める。

（武田和憲ほか：急性膵炎の診断基準・重症度判定基準最終改訂案の検証．厚生労働科学研究補助金難治性膵疾患克服研究事業，難治性膵疾患に関する調査研究班，平成19年度総括・分担研究報告書，2008．より引用改変）

- 上腹部痛を呈する疾患はさまざまであり消化管疾患の頻度のほうが高いが，関連痛・放散痛は胆膵疾患に特有である．
- 鑑別診断として見逃してはならないのは，消化管穿孔，腸間膜動脈閉塞，解離性大動脈瘤などの緊急処置を要する急性腹症と虚血性心疾患である．

緊急検査および処置を必要とする場合

- 膵炎と診断した場合には，後述の基本的治療を開始しながら成因の検索と重症度判定をしなければならない（**表3**）[9]．
- 胆石性膵炎は緊急処置を要するので，早急に判断する必要がある[10]．
- 重症急性膵炎は症状出現後から頻脈，発熱，頻呼吸などの SIRS を呈することが多いので，適切な処置が可能な施設への搬送が推奨されている．

表3　急性膵炎の重症度判定基準

①予後因子（各1点）	1. BE≦-3mEq/L，またはショック（収縮期血圧≦80mmHg） 2. PaO_2≦60mmHg（room air），または呼吸不全（人工呼吸管理が必要） 3. BUN≧40mg/dL（or Cr≧2mg/dL），または乏尿（輸液後も1日尿量≦400mL） 4. LDH≧基準値上限の2倍 5. 血小板数≦10万/mm^3 6. 総Ca≦7.5mg/dL 7. CRP≧15mg/dL 8. SIRS診断基準における陽性項目≧3 9. 年齢≧70歳	
②造影CT grade	A　炎症の膵外進展度 　　前腎傍腔 　　結腸間膜根部 　　腎下極以遠	0点 1点 2点
	B　膵の造影不良域 　　膵区域を3つの区域に分け判定する 　　各区域に限局している場合，または膵の周辺のみの場合 　　2つの区域にかかる場合 　　2つの区域全体を占める，またはそれ以上の場合	0点 1点 2点
	A＋B 合計スコア 　　1点以下 　　2点 　　3点以上	grade 1 grade 2 grade 3

【重症の判定】
　①予後因子が3点以上，または②造影CT grade 2以上の場合に重症とする．

（武田和憲ほか：急性膵炎の診断基準・重症度判定基準最終改訂案の検証．厚生労働科学研究補助金難治性膵疾患克服研究事業，難治性膵疾患に関する調査研究班，平成19年度総括・分担研究報告書，2008．より引用改変）

治療

■ 基本的治療（三大初期治療）

1. 絶食による膵外分泌の抑制
2. 十分量の輸液
   炎症に伴う循環血液量の低下があるので細胞外液を用いて十分量を投与する。発症 48 時間以内は，血圧，尿量を維持しながら通常の 2 〜 4 倍量が必要となる。
3. 除痛
   中等症までの急性膵炎における持続する激しい痛みには，塩酸ブプレノフィン（初回 0.3mg 静注，その後 2.4mg/ 日持続静脈内投与）が有効である[11]。

■ 治療方針

- 急性膵炎と診断された場合には入院加療が原則である。
- 呼吸・循環モニタリングと初期治療を開始しつつ，重症度判定を行う。短期間で重症化することがあるので経時的に繰り返し重症度判定を行う。
- 海外では蛋白分解酵素阻害薬や予防的抗菌薬の投与は否定的であるが，わが国のガイドラインでは有効性が期待できるとして保険診療上も認められる。
- 重症例に対する予防的な広域スペクトラムの抗菌薬投与は，救命率改善が期待できる。

診断と治療に関する推奨

2008 年厚生労働省急性膵炎重症度判定基準[9]は有用で，48 時間以内に予後因子と造影 CT で重症度判定をする。

その重症度に応じて治療を開始するが，重症急性膵炎は集中治療の可能な適切な施設への搬送を検討する（図 3）。

■ 知ってほしいデータ

①重症度スコアは，Ranson スコア（1974 年）[12]，Glasgow スコア（1984 年）[13]や APACHE Ⅱ（1985 年）[14]などが海外で使用されているが，厚生労働省急性膵炎重症度判定基準（2008 年）[9]は，現在のわが国の急性膵炎事情に十分に沿っている。
②急性膵炎診療ガイドライン 2010 は，刊行時点でのエビデンスが網羅され，臨床指針が紹介されている[15]。

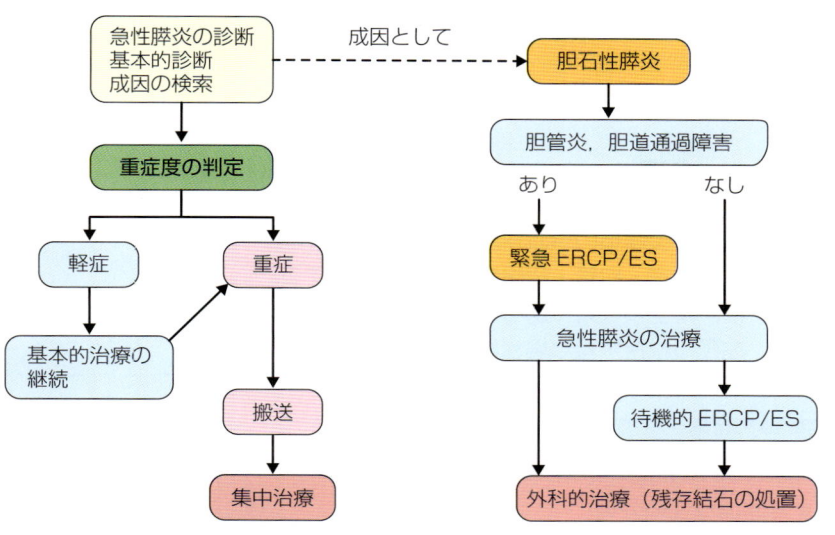

図3 急性膵炎の基本的診療
(急性膵炎診療ガイドライン 2010 改訂出版委員会編：急性膵炎診療ガイドライン 2010. より引用改変)

Key Reference

1) 大槻　眞ほか：急性膵炎疫学調査．厚生労働科学研究費補助金，難治性疾患克服研究事業，難治性膵疾患に関する調査研究，平成 16 年度総括・分括研究報告書．2005．p56-63.
2) 下瀬川　徹ほか：慢性膵炎の実態に関する全国調査．厚生労働科学研究費補助金，難治性疾患克服研究事業，難治性膵疾患に関する調査研究，平成 22 年度総合研究報告書．2011．p145-50.
3) DiMagno MJ, DiMagno EP: Chronic pancreatitis. Curr Opin Gastroenterol 2010; 26: 490-8.
4) 武田和憲ほか：重症度判定基準最終改訂案．厚生労働科学研究費補助金，難治性膵疾患克服研究事業，難治性膵疾患に関する調査研究，平成 17 年度総括・分括研究報告書．2006．p56-63.
5) Orebaugh SL: Normal amylase levels in the presentation of acute pancreatitis. Am J Emerg Med 1994; 12: 21-4.
6) Silverstein W, et al: Diagnostic imaging of acute pancreatitis: prospective study using CT and sonography. AJR Am J Roentgenol 1981; 137: 497-502.
7) 厚生労働省難治性膵疾患に関する調査研究班ほか：慢性膵炎臨床診断基準 2009．膵臓 2009；24：645-46.
8) Brewer BJ, et al: Abdominal pain. An analysis of 1,000 consecutive cases in a University Hospital emergency room. Am J Surg 1976; 131: 219-23.
9) 武田和憲ほか：急性膵炎重症度判定基準最終改訂案の検証．厚生労働科学研究費補助金，難治性疾患克服研究事業，難治性膵疾患に関する調査研究，平成 19 年度総括・分括研究報告書．2008．p29-33.
10) Heinrich S, et al: Evidenced-based treatment of acute pancreatitis; a look at established paradigms. Ann Surg 2006; 243: 154-68.
11) Jakobs R, et al: Buprenorphine or procaine for pain relief in acute panreatitis. A prospective randomizes study. Scand J Gastroenterol 2000; 35: 1319-23.
12) Ranson JH, et al: Prognostic signs and the role of operative management in acute pancreatitis. Surg Gynecol Obstet 1974; 139: 69-81.
13) Blamey Sl, et al: Prognostic factors in acute pancreatitis. Gut 1984; 25: 1340-6.
14) Knaus WA, et al: APACHE Ⅱ : a severity of disease classification system. Crit Care Med 1985; 13: 818-29.
15) 急性膵炎診療ガイドライン 2010 改訂出版委員会編：急性膵炎診療ガイドライン 2010（第 3 版）．金原出版，東京，2010.

2 腹部疾患

鈍的腹部外傷

川野克則

ここがポイント
- 鈍的腹部外傷において，腹腔内出血と腹膜炎の処置が重要。
- 損傷臓器としては，実質臓器・管腔臓器・血管・横隔膜や腹壁を考慮する。
- 腹腔内出血や液体貯留の検査には，超音波検査による FAST が重要。
- 呼吸困難・多発外傷・腹膜炎・血圧の維持困難な場合には，専門施設へ転送する。

疾患概念および定義

腹部に加わった鈍的外力による非開放性の外傷。

一般に腹部外傷は刺創・銃創などの鋭的外傷と，事故や打撲による鈍的外傷に分けられ，75％以上が鈍的外傷である。

病態と分類（病因と病態の進行度）

■病因

受傷機転は交通事故（約80％），労働災害，転倒・転落事故，スポーツ外傷，喧嘩など。

■病態

①腹腔内出血（実質臓器損傷または血管損傷による）と，②腹膜炎（消化管穿孔または膵損傷による消化液漏出に伴う）がポイント。

損傷臓器別では，①実質臓器（肝臓，脾臓，膵臓，腎臓），②管腔臓器（小腸，大腸，十二指腸，胃，胆管，膀胱，尿管），③血管（腹部大動脈，下大静脈，肝静脈，腸間膜動静脈），④横隔膜，腹壁などに大別される。

臓器損傷分類は**表1**のとおり。

■知ってほしいデータ

シートベルト外傷による腸管，腸間膜損傷は増加の傾向。

交通事故，転落事故では頭部・胸部外傷など腹部以外の損傷や骨折の合併も多い。鈍的腹部外傷の59％に他の部位の外傷を合併する[1]。

症状

- 損傷部位，程度，合併損傷の有無により多様。

- 主な症状は，①腹部表面の打撲による疼痛や圧痛，②腹腔内出血に伴うショック症状や貧血，③消化管穿孔に伴う腹膜刺激症状など。
- 実質臓器損傷

  肝・脾損傷では腹腔内出血の頻度が高く，ショック状態に陥りやすい。

  肝損傷では，出血とともに胆汁漏出による腹膜炎を合併することがある。

  腹腔内出血があっても，血液が大量に貯留するまで腹部膨隆は出現しないため注意。

  腎損傷では肉眼的血尿が多くみられるが，Gerota 筋膜に覆われているため，肝・脾に比べると大出血に至る頻度は低い。
- 消化管損傷

  消化液の漏出による腹膜刺激症状（腹壁緊張，筋性防御，発熱）を示す。

  腹膜炎を発症すると腸管麻痺をきたし，腸雑音が減弱または消失するが，早期には正常で，受傷後数時間を経て症状が出現する場合が多いため注意が必要。

■ 知っておこう！

腹部外傷時の腸管・腸間膜損傷は腹壁と腰椎に挟まれる部位，および固定が強い部位（Treitz 靱帯近傍の空腸，回盲部）に多い[2]。

表1　日本外傷学会臓器損傷分類 2008（抜粋）

	Ⅰ型	Ⅱ型	Ⅲ型
肝	被膜下損傷　a. 被膜下血腫 　　　　　　b. 実質内血腫	表在性損傷 （創の深さが 3cm 未満）	深在性損傷　a. 単純深在性損傷 　　　　　　b. 複雑深在性損傷
脾	被膜下損傷　a. 被膜下血腫 　　　　　　b. 実質内血腫	表在性損傷 （実質の 1/2 の深さ未満）	深在性損傷　a. 単純深在性損傷 　　　　　　b. 複雑深在性損傷
膵	被膜下損傷	表在性損傷 （実質の 1/2 の深さ未満）	深在性損傷　a. 単純深在性損傷 　　　　　　b. 複雑深在性損傷
腎	被膜下損傷　a. 被膜下血腫 　　　　　　b. 実質内血腫	表在性損傷 （実質の 1/2 の深さ未満）	深在性損傷　a. 単純深在性損傷 　　　　　　b. 複雑深在性損傷
消化管	非全層性損傷　a. 漿膜筋層裂傷 　　　　　　　b. 壁内血腫	全層性損傷　a. 穿孔 　　　　　　b. 離断	
間膜・小網・大網	非血管損傷	血管損傷 　　a. 腸間膜内血腫 　　b. 遊離腹腔内出血	
横隔膜	挫傷	非全層性裂傷	全層性裂傷　a. 横隔膜ヘルニア（−） 　　　　　　b. 横隔膜ヘルニア（＋）

検査法

- 意識障害の有無，バイタルサインのチェック，理学所見とともに，受傷機転，受傷部位をできる限り詳細に聴取することが診断に重要。
- 血液検査により貧血の有無，炎症反応，AST，ALT，血清アミラーゼなどを調べるが，腹腔内出血があっても直後に貧血所見を示さないことがあり，経時的変化をみる必要がある。
- 検尿による血尿は尿管，膀胱損傷を示唆し，骨盤骨折，後腹膜血腫を合併していることが多く注意が必要。
- 画像検査は超音波検査→（X線検査）→CT検査。
- 超音波検査によるFAST（focused assessment with sonography for trauma）は血行動態が不安定な症例でも短時間に実施可能。心嚢，左右肋間，Morison窩，脾臓周囲，Douglas窩の6カ所のチェックを行い，腹腔内出血，液体貯留の有無を調べる。大量腹腔内出血例の82〜90％でMorison窩に液体貯留を認める[3]。
- 必要に応じて穿刺し，消化液漏出がないか観察。皮下気腫の合併例では描出が不良。
- 腹部X線検査では肋骨，胸腰椎，骨盤骨折の有無，free-airの有無をチェック。
- バイタルが安定していれば腹部CT検査。臓器損傷や腹腔内出血が疑われる場合は造影CTを実施（**図1**）。
- 最近のmultidetector CT（MDCT）では消化管穿孔例の95％以上でfree-airを検出でき，軸位断，冠状断および炎症所見などの間接所見を併せて評価すると，90％の症例で穿孔部位の診断が可能[4]。
- これらの画像検査（特にFAST）は，バイタルサインが比較的安定している場合でも間隔を置いて繰り返すことが重要。反復して検査することで，出血量が増加していないか評価する。
- 診断的腹腔洗浄法（diagnostic peritoneal lavage；DPL）は腹腔内出血，腸管損傷の診断として過去に行われてきたが，現在は超音波・CT検査ができない場合に限られるようになった[5]。腹部手術の既往がある場合DPLは禁忌。

図1　肝損傷（自験例）
肝S4〜8の挫滅・梗塞巣，肝周囲の血性腹水を認める（Ⅲb型損傷）。
泥酔状態で自動車に轢かれ受傷。

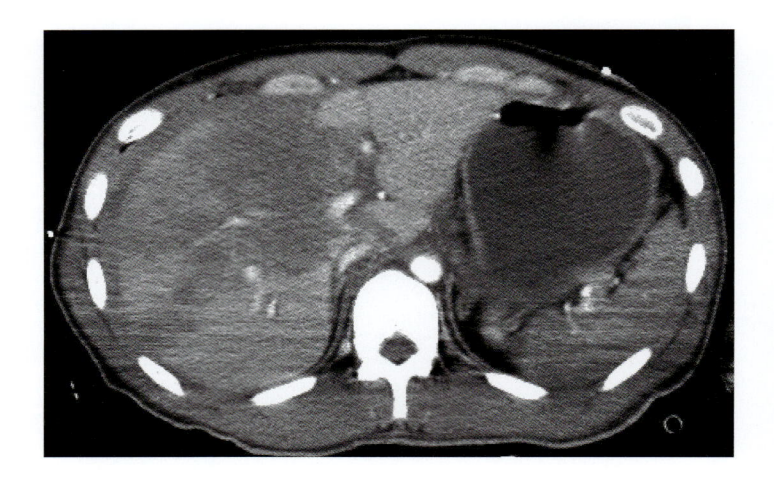

■ 診断上の注意！

1. 腹部または胸部の外傷でＸ線上，下部肋骨骨折を認める症例では，腹腔内臓器損傷の合併について必ず検査を行う。骨折部が右であれば肝臓，左であれば脾臓，背部であれば腎臓，膵臓の損傷を疑って精査する。
2. 小児は腹部が柔軟なうえ，肝臓・脾臓は相対的に大きく，下部肋骨に完全には覆われないため，外傷による損傷頻度が高いことに注意。
3. 次のような症例では腹膜刺激症状がはっきりしないため注意が必要。①頭部外傷合併による意識障害，②脊髄損傷の合併，③飲酒や服薬による意識レベル低下，④精神疾患または認知症，⑤骨折などによる腹部以外の痛みが強い場合。

緊急検査および処置を必要とする場合

- 鈍的腹部外傷では，体表の損傷が軽微でも内臓損傷を伴うことが多いのが特徴であり，表面上，重篤感に乏しい症例においてもバイタルサインをみながら迅速に検査を進めることが重要。
- 一般医療機関では，初診時，または輸液による初期治療・検査の後，以下の場合は，早急に高次救命救急病院または専門施設へ転送する。
①呼吸困難を伴う，②多発外傷，③腹膜炎症状が明らかで緊急手術を要する，④輸液を行っても血圧が100mmHg以下に下降する場合。

治療

- 鈍的腹部外傷では腹腔内の複数の臓器損傷を認めることがあるものの，治療の基本は単独臓器損傷の場合と同様。
- 多発外傷を合併していることも多いため，全身状態，出血傾向なども考慮して，①輸液・輸血のみの保存的治療，②経カテーテル的動脈塞栓術（transcatheter arterial embolization；TAE），③手術治療を選択する。
- 検査と治療のアルゴリズムを示す（図2）。
- 消化管損傷がなく，実質臓器損傷でも大量出血がなくて血行動態が安定している場合は非手術的治療が選択される[6〜8]。保存的治療での成績向上は，治療選択に際しての診断技術の進歩によるところが大きい。
- 肝損傷・脾損傷・腎損傷による出血に対するTAEの選択基準は，①血行動態が比較的安定，②腹膜刺激症状がない，③腹腔内の他の重要臓器損傷がない，④手術治療体制が整っていること（図3）。
- 門脈・肝静脈損傷を伴う肝損傷はTAEの適応外，動静脈瘻を伴う脾損傷での治療成績は不良である[9]。
- 持続する出血，消化管穿孔，膵損傷を伴う場合は開腹手術の対象。
- 重症患者で完全な止血処置を行う時間的余裕がない場合や，止血困難な場合は，ガーゼパッキングなどを行った後に再手術を行う，ダメージコントロールも一選択枝。

2 腹部疾患

下痢・感染性腸炎

板東登志雄

> **ここがポイント**
> - 下痢は，急性下痢症と慢性下痢症（3週間以上）に分けられる。
> - 急性下痢症の90％以上が，細菌やウイルスが原因。
> - 原因細菌は，夏季にはカンピロバクター，サルモネラ，病原性大腸菌，腸炎ビブリオ，秋から春は，ノロウイルスやロタウイルス。
> - 治療は，脱水症状の補正と腸管の安静と，場合によっては抗菌薬。

疾患概念および定義

一般的に下痢とは，便中の水分量が増加し，軟便，泥状便，水様便をきたす状態で，そのほかに排便回数の明らかな増加，24時間の便重量が250gを超える状態を指す。

病態生理の観点から下痢を**表1**のように分類して検討することにより，系統的な診断から適切な治療法の選択が可能となる[1]。

病態と分類（病因と病態の進行度）

下痢は急性下痢症と慢性下痢症（一般に3週間以上持続するもの，原因として非感染性が大部分を占める）に分けられるが，外科外来で遭遇する救急処置を要するような急性下痢症の90％以上が細菌やウイルスによる感染症が原因といわれている（感染性腸炎）。

感染症以外には中毒性，食事性，その他の原因が関与している。急性下痢症の原因を**表2**に示す[1]。

表1 病態生理からみた下痢の分類

分泌性下痢	・ホルモン産生腫瘍 ・アミロイドーシス	浸透圧性下痢	・吸収不良症候群 ・蛋白漏出性胃腸症 ・短腸症候群
滲出性・炎症性下痢	・感染性腸炎 ・炎症性腸疾患 ・放射線性大腸炎 ・好酸球性胃腸炎	脂肪性下痢	・膵外分泌機能不全 ・粘膜吸収不良 （セリアック，スプルーなど）
		腸管運動障害性下痢	・過敏性腸症候群 ・糖尿病性ニューロパチー

（櫻庭裕丈ほか：症状からアプローチするプライマリーケア 下痢．日医雑誌 2011；140：S100-5．より引用改変）

表2 急性下痢症の原因

感染性	ウイルス性	● ノロウイルス ● ロタウイルス ● アデノウイルス ● 肝炎ウイルス ● バルボウイルス様病原体 ● サイトメガロウイルス ● その他
	細菌性	● サルモネラ ● 細菌性赤痢 ● コレラ菌 ● 病原性大腸菌 ● エルシニア ● カンピロバクター ● ビブリオ菌 ● 腸チフス・パラチフス
	原虫性	● クリプトスポリジウム ● ジアルジア ● 回虫 ● 鞭虫
中毒	抗菌薬に起因	● Clostridium difficile ● 耐性ブドウ球菌(MRSA)
	毒素産生菌	● ブドウ球菌 ● ウェルシュ菌 ● 大腸菌 ● ボツリヌス菌 ● セレウス菌
	有毒性化学物質	● ヒ素 ● 鉛 ● 水銀 ● 毒キノコ
食事		● 刺激性物質 ● アルコール ● 薬物 ● 食物アレルギー ● 非特異的植物不耐
その他		● 心因性 ● 虚血性大腸炎 ● 腸間膜動脈・静脈血栓症

(櫻庭裕丈ほか:症状からアプローチするプライマリーケア 下痢. 日医雑誌 2011;140:S100-5. より引用改変)

■ 知ってほしいデータ

感染性腸炎の原因のすべては食中毒の原因でもある。厚労省の統計によると,2010年の食中毒の発生件数は1,254件,患者数は25,972人で,原因別ではノロウイルス13,904人(53.5%),サルモネラ菌2,476人(9.5%),カンピロバクター2,092人(8.1%),腸管出血性大腸菌を含む病原大腸菌1,406人(5.4%)の順に多かった[2]。

症状

- 感染性腸炎の臨床症状は,腹痛,下痢,発熱,悪心嘔吐などであるが,重症化すると血性下痢(血便)や全身症状を伴うようになる。
- 急性の感染性腸炎の多くは,診療当日に診断され,整腸薬や止痢薬が処方され,細菌性腸炎が疑われる場合には抗菌薬が開始されて数日で改善するものがほとんどである。これら急性の散発性の下痢症の原因は細菌性とウイルス性が大部分を占める。
- 夏季にはカンピロバクター,サルモネラ,病原性大腸菌,腸炎ビブリオなどの細菌性腸炎が多く,秋から春にかけてはノロウイルスやロタウイルスなどのウイルス性腸炎が多発する。

2 腹部疾患

- 代表的な細菌性およびウイルス性感染性腸炎の臨床的特徴を**表3，4**に示す[3,4]。
- 小児や高齢者をはじめとする易感染性宿主では症状が重篤化しやすく，肝疾患や糖尿病，心疾患の合併などがさらなる危険因子となる．サルモネラ菌による敗血症や腸管出血性大腸菌による溶血性尿毒症症候群が重症化の典型例である．

表3　細菌性腸炎の臨床的特徴

原因病原体	サルモネラ	カンピロバクター	腸炎ビブリオ	黄色ブドウ球菌
感染原因	鶏卵，鶏肉，牛乳，アイスクリーム，ペット（ミドリガメ，イヌ，ネコ）	食用肉（特に鶏肉）	生の魚介類	調理人の化膿創，おにぎり，玉子焼き，シュークリーム
好発季節	夏季（7〜9月）	春から初夏（4〜7月）	夏季（8〜9月）	
潜伏期間	10〜24時間	2〜5日	8〜20時間	3〜6時間
症状	下痢（ときに血便），発熱，腹痛，嘔吐	腐敗臭の水様便（ときに血便），腹痛，嘔吐	下痢（ときに血便），発熱，腹痛，嘔吐	嘔吐，下痢，発熱なし（毒素型）
診断	便または生検組織の細菌培養	便または生検組織の細菌培養（PCR法）	便または生検組織の細菌培養	原因食物，吐物または血清，糞便からのエンテロトキシン検出
治療	ニューキノロン薬，ホスホマイシン，アンピシリン	マクロライド薬，ホスホマイシン	対症療法（ニューキノロン薬）	対症療法
備考	多剤耐性菌が増加，食中毒のなかで最も多い	ニューキノロン薬に耐性あり，胆嚢炎・髄膜炎・Guillain-Barré症候群の合併あり	潜伏期が短いほど重篤	

（小林広幸ほか：細菌感染と腸炎—細菌性食中毒．臨消内科 2004；19：1115-22．より引用改変）

表4　ウイルス性腸炎の臨床的特徴

原因病原体	ノロウイルス	ロタウイルス
罹患年齢	乳幼児，学童，成人	主として乳幼児
感染経路	糞便−口（飛沫）	糞便−口（飛沫）
潜伏期間	1〜2日	1〜3日
症状の持続期間	1〜2日	5〜8日
症状	嘔吐，下痢，腹痛，感冒様症状	嘔吐，下痢（白色水様），発熱，脱水
備考	冬〜春，散発的〜家庭内〜地域流行（食中毒）	冬季後半に散発的に発症

（牛島廣治ほか：ウイルス感染と腸炎（1）ウイルス性下痢症．臨消内科 2004；19：1129-34．より引用改変）

診断

- 感染性腸炎の診断に際しては，発症の仕方，便の性状，発症前の食事内容，海外渡航歴や帰国者との接触，周囲に同様の症状を呈する者の有無，薬の服用歴，ペット飼育の有無など詳細な病歴聴取が必要である。
- 原因の鑑別には有用ではないが，重症例では全身状態，炎症の程度の把握のために血液生化学検査を行う。
- 細菌性腸炎が疑われる場合には，抗菌薬の投与前に便培養検査を行うのが原則である。多くの症例では培養結果が判明するまでに腸炎は軽快に向かっていることが多いが，腸炎遷延例ではその後の抗菌薬選択に有用である。
- 血性下痢を伴う症例では大腸内視鏡検査を行い，炎症性腸疾患（潰瘍性大腸炎，クローン病）や虚血性大腸炎との鑑別を行う。
- 特徴的な内視鏡所見やその分布から，感染性腸炎の原因菌を推定できる場合がある（カンピロバクターでの回盲弁の腫大や潰瘍，腸管出血性大腸菌での深部大腸の強い発赤やびらんなど）。
- 便培養検査で病原体が陰性であっても，腸粘膜組織の病原体検査（顕鏡，培養）で陽性所見が得られる場合（アメーバ赤痢，結核，糞線虫など）があり有用な検査手技である。また，血清抗体の検索によって原因菌やウイルス，原虫などを証明できるものもある[5]。

■ 確定診断

1. **糞便，血液培養による菌検出**
2. **糞便中の抗原検出**
- 腸管出血性大腸菌の O157 抗原またはベロ毒素
- 偽膜性腸炎における *C. difficile*（クロストリジウム・ディフィシル）の毒素（toxin A, B）
- ロタウイルス抗原
- 腸管アデノウイルス抗原
3. **血清抗体価の上昇**
- ベロ毒素ないし O157 のリポ多糖類に対する抗体
- アメーバ赤痢（腸アメーバ症）

鑑別疾患

虚血性腸炎
- カンピロバクター，サルモネラ，腸管出血性大腸菌などでも血便をきたす縦走潰瘍を形成，しかし好発部位が異なる。

薬剤性腸炎（出血性腸炎，偽膜性腸炎，NSAIDs 腸炎）
- 発症前の服薬歴聴取が重要。

炎症性腸疾患（潰瘍性大腸炎，クローン病）
大腸憩室症

治療

■ ウイルス性腸炎

- 各ウイルスに特有な治療法はなく対症療法が主である。発熱の程度，摂食状況を確認して脱水などの全身状態を的確に判断する必要がある。
- 経口摂取困難例，高度脱水例では入院させ絶食により腸管の安静を保ち，点滴で脱水を補正する必要があることはいうまでもない。

■ 軽症例

- 強力な止痢薬や鎮痙薬の使用は避け，整腸薬を投与する。
  【処方例】
  下記のいずれかの整腸薬を用いる。抗菌薬併用時には，抗菌薬に耐性をもつ製剤を用いる。
  ・ビオフェルミン® 散：3g，分3
  ・ビオフェルミンR® 散：3g，分3（抗菌薬には耐性）
  ・ミヤBM® 錠（20mg）：3〜6T，分3
  【処方例】
  止痢薬は感染性腸炎において病原体の排泄を遅延させる恐れがあるため，強いものは用いないのが原則である。下痢の程度によっては下記の止痢薬を適宜用いる。
  ・タンナルビン® 粉末：2〜4g，分3
  ・フェロベリン®：6T，分3
- 腹痛が顕著な症例では抗コリン薬や抗ムスカリン薬の投与を考慮するが，細菌性腸炎が明らかな症例では用いないのが原則である。
- 抗菌薬の投与については，原因病原体により選択するが（**表3** 参照），エンピリックな使用については，ニューキノロン薬やホスミシンをできるだけ早期に短期間だけ使用する。
  【処方例】
  ・クラビット®（500mg）：1T，分1
  ・オゼックス®（150mg）：3T，分3
  ・ホスミシン®（500mg）：4〜6T，分2〜3
  カンピロバクターではニューキノロン薬に対する耐性菌の問題があり，マクロライド薬を選択する。
  【処方例】
  ・クラリス®（200mg）：2T，分2

診断と治療に関する推奨

　下痢，腹痛，嘔気嘔吐，発熱などの症状で受診し，感染性腸炎が疑われた際には原因を推察できるような要領を得た問診が重要である．重症例や難治例の根本的な治療には便の培養による原因病原体の同定がきわめて重要であり，その際には抗菌薬投与前に検体を採取する必要がある．血便を伴う場合には大腸内視鏡検査の適応となることが多く，感染性腸炎の各疾患の特徴を念頭に置いて，内視鏡下の粘膜生検と併せた診断が有用である．

　血清抗体の検索により細菌，ウイルス，原虫などを証明できるものもあり，可能性のある病因，病原体を鑑別にあげながら検索を進めることが肝要である．

Key Reference

1) 櫻庭裕丈ほか：症状からアプローチするプライマリーケア 下痢．日医雑誌 2011；140：S100-5．
2) 厚生労働省：食中毒に関する情報．(http://www.mhlw.go.jp/topics/syokuchu/index.html)
3) 小林広幸ほか：細菌感染と腸炎—細菌性食中毒．臨消内科 2004；19：1115-22．
4) 牛島廣治ほか：ウイルス感染と腸炎 (1) ウイルス性下痢症．臨消内科 2004；19：1129-34．
5) 相楽裕子ほか：感染症の診断・治療ガイドライン 2004，感染性胃腸炎．日医雑誌 2004；132：232-5．

2 腹部疾患

腹部血管系が原因の腹痛

柴田浩平

> **ここがポイント**
> - 血管の閉塞性の原因疾患には，腹部大動脈瘤，腸間膜血行不全，動脈炎がある。
> - 腸間膜血行障害のなかで，閉塞性は上腸間膜動脈閉塞症と上腸間膜静脈血栓症，非閉塞性は非閉塞性腸管虚血症，虚血性腸炎，腹部アンギーナがある。
> - 動脈瘤の治療適応は，5cm以上の腹部大動脈瘤と3cm以上の腸骨動脈瘤。
> - 急性腸間膜血行不全の致死率は，50〜80%。

疾患概念および定義

腹部の動脈または静脈の疾患が原因となって起きる腹痛。

病態と分類（病因と病態の進行度）

血管内過粘稠，動脈硬化，塞栓症，血栓症，遷延性虚血，血管炎などが原因となり，動脈または静脈の血流障害または遮断を引き起こす。障害が起きる部位や原因によって，以下のように分類される。

a．腹部大動脈瘤

動脈瘤とは，動脈径が正常の1.5倍以上に恒常的に拡張した状態[1]。老化，動脈硬化，炎症，外傷，先天的な異常，中膜の変性などの結果として起こる。破裂，過膨張，解離，穿通（動脈腸管瘻など），壁内血腫などを引き起こす。

b．腸間膜血行不全

腸間膜動静脈の閉塞・狭窄による小腸や大腸の循環障害。

◆閉塞性

①上腸間膜動脈閉塞症
- 塞栓症と血栓症がある（**図1**）。腸間膜血行不全の50%[2]。
- 塞栓症は閉塞症の50%を占め[2]，心臓弁膜症や不整脈などの心疾患に由来する。腫瘍塞栓やコレステリン塞栓により発症する場合もある。上腸間膜動脈末梢での閉塞がみられる。
- 一方，血栓症は閉塞症の25%を占め[2]，動脈硬化性疾患を基礎にもつ高齢者に多く，腸間膜動脈の慢性狭窄に生じた二次血栓症である。上腸間膜動脈起始部での閉塞がみられる。

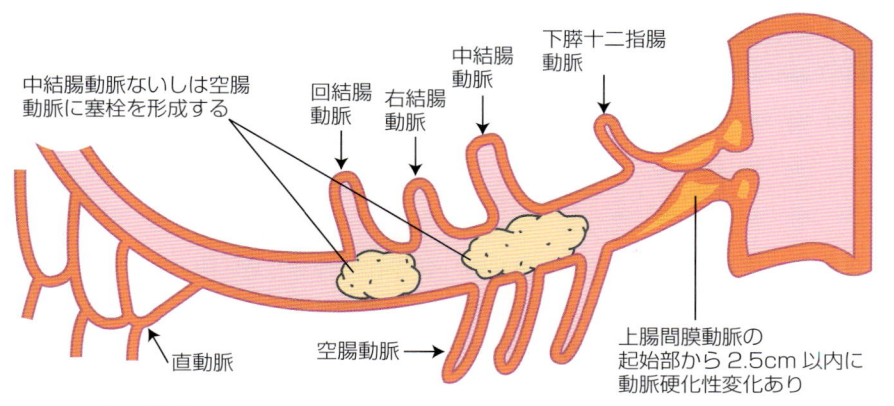

図1 上腸間膜閉塞症の血栓・塞栓の発症部位
(Townsend CM, et al: Sabiston Textbook of Surgery: The Biological Basis of Modern Surgical Practice. 6th ed. Philadelphia: Saunders; 2007. p1974. より引用改変)

②上腸間膜静脈血栓症
- 特発性と二次性がある。腸間膜血行不全の5～15％[2]。
- 二次性には外傷，手術侵襲，膵炎，炎症性腸疾患，腹膜炎，腹腔内膿瘍，門脈圧亢進症や心不全による血液うっ滞，先天性凝固亢進症，抗リン脂質抗体症候群，癌，経口避妊薬使用などの凝固能亢進状態があげられる。

◆非閉塞性
①非閉塞性腸管虚血症（non-occlusive mesenteric ischemia；NOMI）
- 腸間膜血行不全の20～30％[2]。器質的な血管閉塞はなく主幹動脈が開存しているにもかかわらず，腸管の虚血をきたし腸管壊死にも至る予後不良な疾患である。
- 心不全，脱水，維持透析などが誘引となり，末梢辺縁動脈の攣縮を引き起こし，腸管虚血となる。透析患者，ジギタリスや利尿薬，カテコラミン内服中の患者はハイリスクである。

②虚血性腸炎
- 一過性の非閉塞性動脈虚血による腸炎。動脈硬化，心不全，血管炎，腹部大動脈手術，便秘などが原因となる[3]。

③腹部アンギーナ（慢性腸間膜虚血）
- 腸間膜血管根部の動脈硬化性慢性虚血が原因となって，食後早期に間欠的な腹痛（疝痛）を起こす。

c．動脈炎
- 結節性多発動脈炎（65％に腹痛あり）や高安病など。頻度はまれである[3]。

症状

- 理学所見の乏しい激しい腹痛が特徴的であり[4]，症状から疾患部位を特定することは困難である場合が多い[3]。
- 腹部大動脈瘤破裂では，鼠径部から脇腹および腰への放散する強度の腹痛がある[5]。
- 上腸間膜動脈閉塞症の場合，発症後2～3時間は腹膜刺激症状を伴わない激しい腹痛が特徴的で，病状の進行とともに腹満，筋性防御などの腹膜刺激症状，アシドーシス，出血，循環不全など重篤な症状が出現する[3,4]。
- 虚血性腸炎は，腹痛，下血（新鮮血），下痢が主症状である[3]。

検査法

①腹部造影CT
- 血管疾患を診断するために，第一選択の検査である[3]。マルチスライスCTによる3D-angiograhy，maximum intensity projection (MIP) により，動脈瘤や腸間膜血行不全の位置，程度などが詳細に診断可能できるようになった[3,4]。

②腹部エコー
- 腹部大動脈瘤の存在は，ほぼ100％診断可能である[5]。腸間膜血行不全の診断感度は低い[3]。

③腹部血管造影
- 動脈瘤に対するステント治療や腸間膜血行不全に対する投薬など，治療を念頭に施行されることが多い[2,3]。

④下部消化管内視鏡
- 下血を伴う腹痛患者には，必ず内視鏡検査を行う。虚血性腸炎の場合の多くは，左結腸を中心に特有の発赤，浮腫，出血を認める。

鑑別疾患

- 腹部大動脈瘤との鑑別
  腰背部痛を伴う疾患が対象となる。狭心症・急性心筋梗塞，急性肺塞栓症，大動脈瘤破裂，胆嚢炎・尿路結石・腎盂腎炎・膵炎・膵癌など。特に狭心症・急性心筋梗塞との鑑別は重要で，解離の続発症としての心筋梗塞もある[6]。Stanford B型大動脈解離（**図2**）により，腸間膜血行不全（上腸間膜動脈解離）を併発する場合もある[7]。
- 腸間膜血行不全との鑑別
  胃・十二指腸潰瘍の穿孔，特発性大腸穿孔，悪性腫瘍による穿孔，虫垂炎，大腸憩室炎，胆嚢炎，膵炎，肝膿瘍破裂など腹膜炎を呈する疾患。

A 型　　　　　　　　　　　　B 型

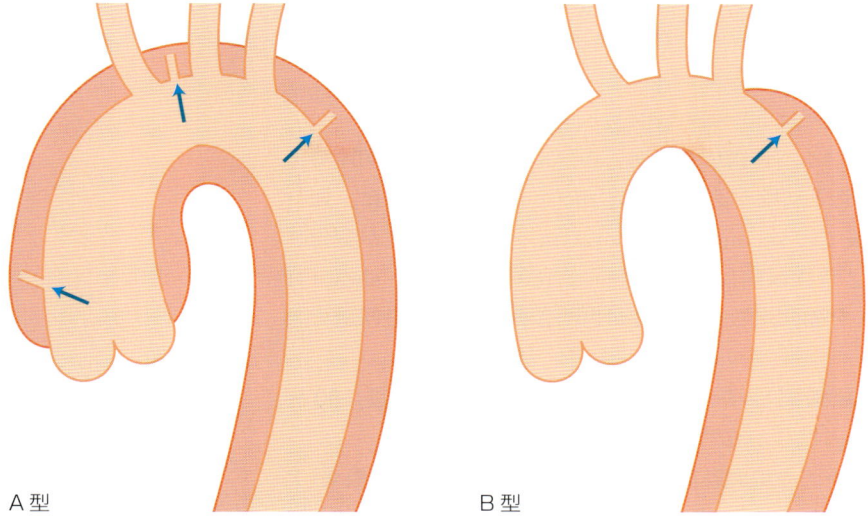

図 2　Stanford 分類
A 型：上行大動脈から下行大動脈に起こったもの
B 型：下行大動脈にのみに起こったもの
矢印：解離部

- 虚血性腸炎との鑑別
  大腸癌，炎症性腸疾患，出血性大腸炎，痔疾など消化管出血を伴う疾患。

緊急検査および処置を必要とする場合

- 大動脈瘤破裂
- 大動脈解離
- 上腸間膜動脈閉鎖症
- 非閉塞性腸間膜虚血
- 虚血性腸炎

治療

■大動脈疾患

- 腹痛を生じた時点で，破裂や解離など致命的な変化を伴っている場合が多い。腹部大動脈瘤破裂例の手術死亡率は 50％以上である[8]。近年は未然に破裂を防ぐべく，血管造影下に人工血管を大動脈瘤内に挿入するステントグラフト内挿術が行われるようになっている。5cm 以上の腹部大動脈瘤，3cm 以上の腸骨動脈瘤は治療適応であり，症状が出る前に加療するのが望ましい[9]。
- Stanford B 型大動脈解離により臓器虚血を伴う場合も，緊急手術の適応である。

■腸間膜血行不全

急性腸間膜血行不全の致死率は 50 〜 80％以上といわれている[10]。

- 外科治療は，血栓除去やバイパス術による血行再建術，壊死腸管の切除である[2〜4, 10]。温存可能な腸管と切除が必要な腸管切除を見定めるために，血行再建術後 24 〜 48 時間後での second look operation を行う有用性が報告されている[3, 4]。発症後 12 時間以内にウロキナーゼ（60 万単位 one shot ＋ 1 〜 2 日間追加持続投与）を動注すると，血流が再開され腸管壊死を回避できる場合もある[11]。
- NOMI の場合は，血管拡張薬パパベリン（50mg，2 分間の静注後，30 〜 60mg/ 時間で点滴投与）の投与が有効である[3, 10]。
- 腸間膜動脈閉鎖症の再発予防や腸間膜静脈血栓症に対しては，抗血小板薬（アスピリン）や抗凝固薬を投与する[3]。抗凝固療法は通常ヘパリンを用いて導入し（ACT：活性化凝固時間を 160 〜 200 秒程度），ワルファリン（PT-INR を 2.0 〜 3.0 程度）で維持する[12]。

■虚血性腸炎

絶食・補液の保存的治療で 48 時間以内に軽快する場合がほとんどである[3]。腸管壊死や狭窄に発展する場合は，手術が必要となる[2, 3]。

■腹部アンギーナ（慢性腸間膜虚血）

バイパス術（腹部大動脈・外腸骨動脈−上腸間膜動脈など）が，血管内ステントより術後血行開存率が優れている[3]。

診断と治療に関する推奨

腹部血管疾患は，一般に高齢の男性に多い。腹膜刺激所見のない腹痛患者が来た場合に，見逃してはいけない命にかかわる疾患である。造影 CT により血管病変の部位と程度を把握して，動脈瘤切除や血栓除去など血管に対する処置と，壊死腸管の切除を行う。血管外科・消化器外科などの専門医による迅速かつ的確な診断が，生命予後を左右する。

■知っておこう！

重篤感のある腹痛患者が来院した際，腹部血管疾患を念頭に置いて診療を行う。造影 CT を積極的に行う。自院で対処困難であれば，早急に専門病院に搬送する。

Key Reference

1) Green RM, et al: Peripheral arterial disease. In: Schwartz SI (ed): Principles of Surgery, 6th ed. New York: McGraw-Hill; 1994. p925-63.
2) Sreenarasimhaiah J: Diagnosis and management of intestinal ischaemic disorders. BMJ 2003; 326: 1372-75.
3) Renner P, et al: Intestinal ischemia: current treatment concepts. Langenbecks Arch Surg 2011; 396: 3-11.
4) 重松　宏ほか：循環器病の診断と治療に関するガイドライン（2005-2008年度合同研究班報告）末梢閉塞性動脈疾患の治療ガイドライン．Circ J 2009; 73: 1507-69.
5) Walker JS, et al: Vascular abdominal emergencies. Emerg Med Clin North Am 1996; 14: 571-92.
6) Camaro C, et al: Acute myocardial infarction with cardiogenic shock in a patient with acute aortic dissection. Am J Emerg Med 2009; 27: 899. e3-6.
7) 奥村　悟ほか：Stanford B型急性大動脈解離に合併した上腸間膜動脈解離の1治験例．日心臓血管外会誌 2005; 34: 59-62.
8) Dardik A, et al: Surgical repair of ruptured abdominal aortic aneurysms in the state of Maryland: factors influencing outcome among 527 recent cases. J Vasc Surg 1998; 28: 413-21.
9) 高本眞一ほか：大動脈瘤・大動脈解離診療ガイドライン（2006年改訂版）．Circulation J 2006; 70: 1647-77.
10) Yasuhara H, et al: Acute mesenteric ischemia: the challenge of gastroenterology. Surg Today 2005; 35: 185-95.
11) 宗岡克樹ほか：急性上腸間膜動脈閉塞症に対するウロキナーゼ動注療法：2症例の報告．日消外会誌 2001; 34: 495-9.
12) 錦織直人ほか：特発性上腸間膜静脈血栓症に対し血栓溶解療法が著効した1例．日消外会誌 2008; 41: 117-22.

2 腹部疾患

尿路結石症

小川　聡

ここがポイント

- 尿路結石の閉塞部位は，腎盂尿管移行部，骨盤稜や腸骨動静脈との交差部，尿管膀胱移行部の3カ所で95％が上部。
- 夜間や早朝に生じる激烈な側腹痛だが，腹膜刺激症状はない。
- 尿路結石の診断は，尿検査，腹部超音波検査，KUBであるものの，ほかの疾患の鑑別のためCT検査が必要なときもある。
- 再発率が高く，飲水指導，食事指導，服薬指導が重要。

疾患概念および定義

尿路結石症とは，腎臓から尿道までの尿路に結石が生じるもの，またはその結石による症状をいう。

病態と分類（病因と病態の進行度）

■ 病因

尿路結石は主に腎臓で尿中のカルシウムなどが飽和状態となり，結晶が析出・凝集し形成される。

原因は尿流停滞，尿路感染症，代謝異常，薬剤性などがあるが，不明なことも多い。この結石が腎臓から尿管を下降し，尿路の閉塞が起きると急激な腎盂内圧の上昇により疝痛発作が生じる。

■ 病態

結石の存在部位と構成成分により以下のように分類される。

a. 存在部位による分類（図1）[1]
　　上部尿路結石（95％）：腎臓（腎）結石，尿管結石
　　下部尿路結石（5％）：膀胱結石，尿道結石
b. 結石を構成する成分による分類[2]
　　カルシウム結石（シュウ酸結石，リン酸結石，混在型：80％）
　　感染結石（リン酸マグネシウムアンモニウム結石など：7％）
　　尿酸結石（5％）
　　シスチン結石（1％）

症状

疝痛発作（突然に生じる激しい痛み），血尿，結石の排出が三徴。

■ 閉塞部位（尿路の解剖学的狭窄部位）と症状の関係（図1）

腎盂尿管移行部 → CVA tenderness（図2）
骨盤稜や腸骨動静脈と交差する部位 → 背中～側腹部～下腹部
尿管膀胱移行部 → 下腹部～陰部（放散痛），頻尿や残尿感

＜存在部位による分類＞　　＜解剖学的狭窄部位＞

上部尿路結石（95％）
・腎
・尿路

下部尿路結石（5％）
・膀胱

腎盂尿管移行部
骨盤稜や腸骨動静脈と交差する部位
尿管膀胱移行部

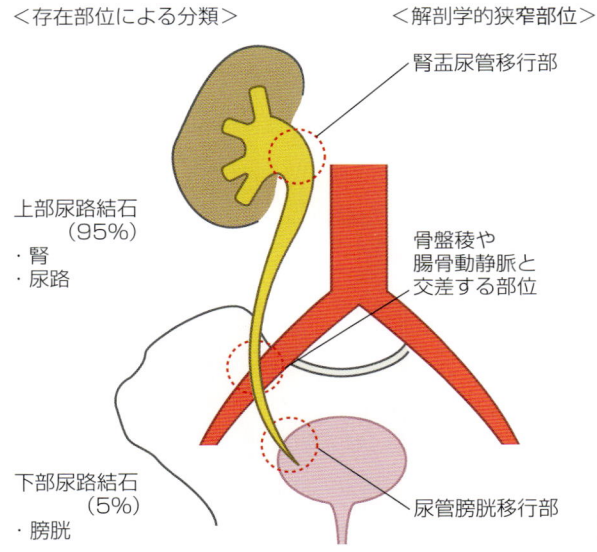

図1　結石の存在部位と尿路の解剖学的狭窄部位（解剖学的特徴）
腎盂尿管移行部（UPJ）
骨盤稜や腸骨動静脈と交差する部位
尿管膀胱移行部（UVJ）：最も狭い

CVA tenderness (Cost Vertebral Angle)

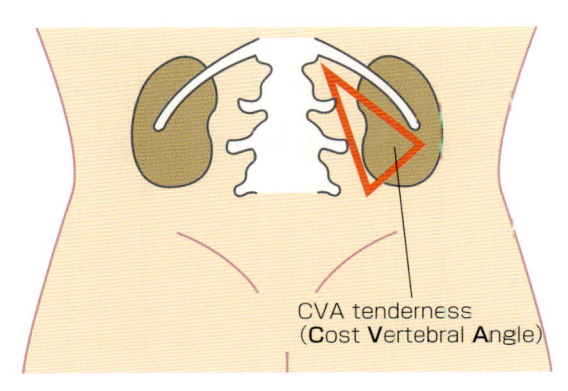

図2　Cost Vertebral Angle（CVA）
背部の脊柱と第12肋骨を2辺とする三角形の直下に腎臓がある。この部位を叩くと痛みが生じることをCVA tendernessという。

■ 症状の特徴

- 夜間や早朝に起きることが多く，通常，3～4時間持続する。
- 悪心や嘔吐を伴うことも多い。
- 激烈な症状にもかかわらず，腹膜刺激症状がほとんどみられない。
- 腎盂腎炎などの尿路感染症を併発すると38～40℃の発熱を伴う。

検査法

■ 尿路結石症の初期評価

①尿検査

　15％程度に尿潜血陰性例あり，診断に必須ではない（血液検査：カルシウム，リン，尿酸など）。

②腎尿管膀胱部単純X線撮影（kidney ureter bladder；KUB）

　90％以上はX線非透過性結石であり，診断に有用である（図3a）。

③腹部超音波検査（ultrasonography；US）

　水腎症の診断率は高い。

- 結石の存在診断に関してKUBは約72％，超音波検査では34％の正診率であり，水腎症の有無に関しては超音波での正診率は91％[3]。すなわちKUBと超音波検査は相補的であり，この両方を初期診断として行うことが推奨される。
- 尿検査，末梢血液検査，CRP，血液生化学検査も，単独で施行された場合には診断的価値が下がる。各々の検査が相補的であるといえる。

■ 結石性状および閉塞状態の評価

①腹部CT検査

　放射線透過性結石，微小結石の存在診断および腎実質の評価に有用である（図3，【知っておこう！】参照）。

②排泄性尿路造影

　上部尿路の通過障害や尿路奇形などを診断するのに重要な検査である（図4）。

　救急外来で行われることは少ないが，造影CT検査後にKUBを行うと造影剤が尿中に排泄され，尿路造影と同様の情報が得られる。

■ 知っておこう！

　各種検査の感度と特異度は（表1）に示す[4]。尿路結石に対する診断においては，尿検査，腹部US検査，KUBを施行すれば十分である。しかし，多くの場合，患者は急性腹症として来院し，激烈な痛みを訴えている。急性腹症を鑑別するうえでも，可能であればCT検査を躊躇すべきではない。

表1　尿路結石症に対する各種検査の感度と特異度

	感度（％）	特異度（％）
尿検査（潜血）	80	35
KUB	58	74
腹部US検査	74	95
腹部CT検査	95	98

（Tintinalli JE, et al (eds): Emergency Medicine: A Comprehensive Study Guide. 6th ed. New York: McGraw-Hill; 2004. より改変）

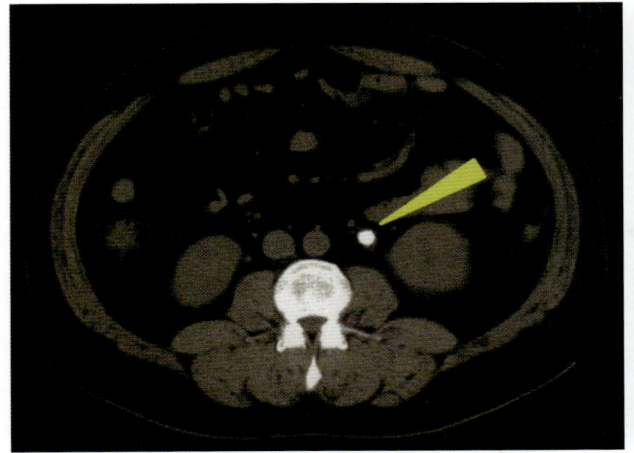

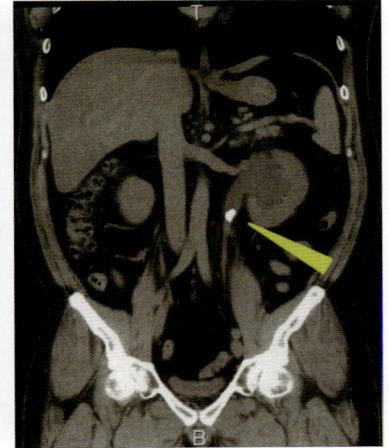

a：腎盂尿管移行部

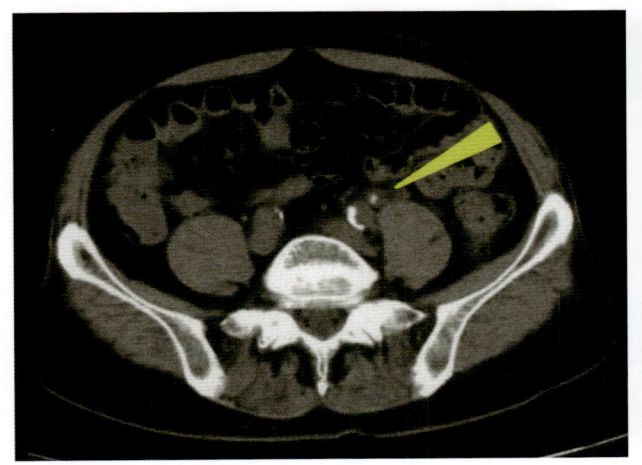

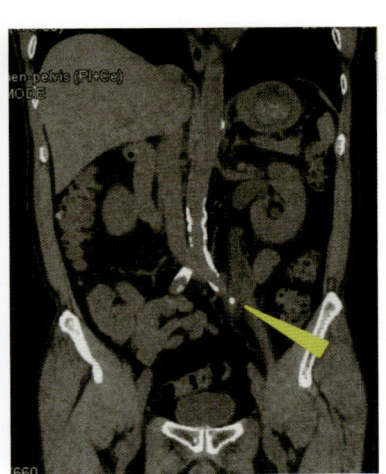

b：腸骨動脈交差部

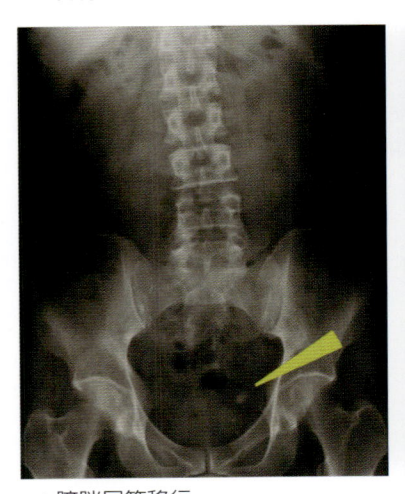

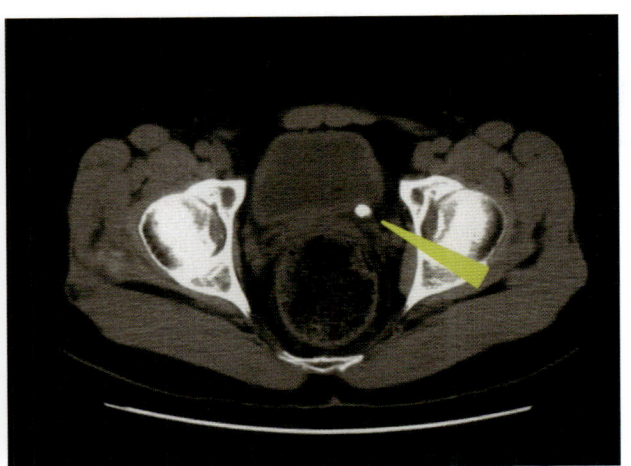

c：膀胱尿管移行

図3　症例提示
CT検査は感度と特異度が95％を超え，診断に有用である．また，閉塞の状態も同時に把握できる．

2 腹部疾患

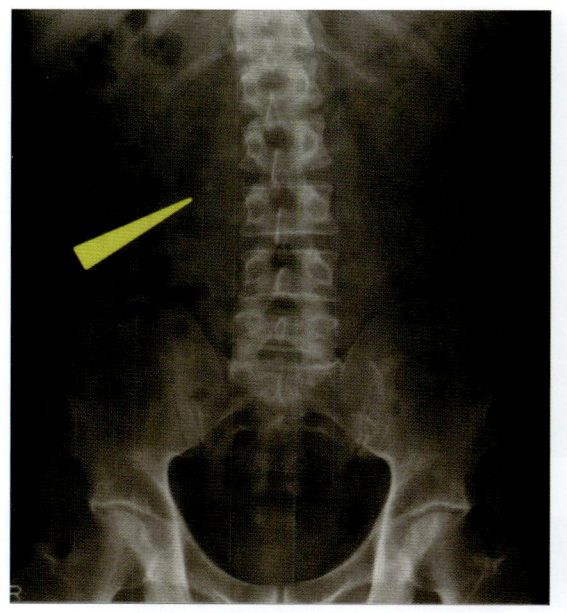

図4　排泄性尿路造影
造影前　　　　　　　　　　　15分後
結石による尿路の閉塞と腎盂の拡大を認める。

鑑別疾患

- 急性腹症すべてが鑑別疾患となる。
- 特に緊急性が高いのは，腹部大動脈破裂や上腸間膜動脈閉塞症などの血管疾患，汎発性腹膜炎，子宮外妊娠などであり，泌尿器科領域にとどまらない。
- 泌尿器科領域では腎梗塞が尿路結石と同様の症状をきたす。

緊急検査および処置を必要とする場合

次の場合には，必ず専門医に紹介する（入院の適応）。
- 腎不全を伴う場合
  単腎の尿管結石や両側尿管結石による腎後性腎不全→尿管ステント留置，腎瘻造設など
- 尿閉を伴う場合
  尿道結石の陥頓で尿閉→尿道ブジー，膀胱瘻造設
- 発熱を伴う場合
  急性腎盂腎炎や膿腎症は重篤となると敗血症に至る→尿管ステント留置，腎瘻造設など（図5）
- その他
  小児や妊婦は専門医に相談する[5]。

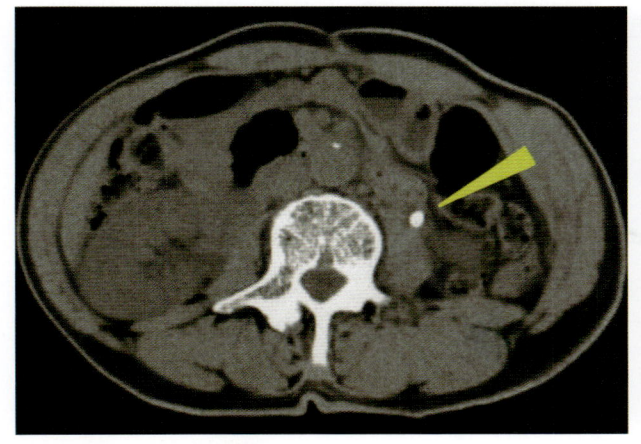

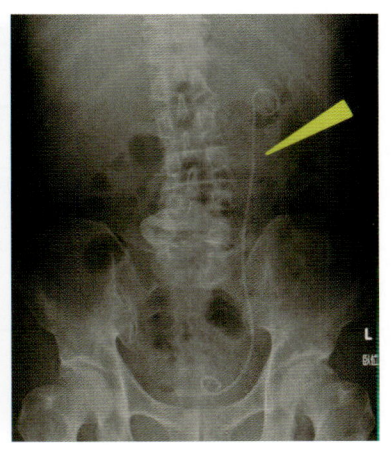

図5 尿管ステント留置
感染を伴っており，膀胱鏡下にD-Jカテーテルを挿入した。

治療

■ 初期治療

尿路結石で疼痛を訴える患者に対しては，迅速に疼痛に対する処置を行う。ほとんどの場合，下記①②により除痛効果が得られる。

①非ステロイド性抗炎症薬（NSAIDs）坐薬：アスピリン喘息の患者には禁忌
　【処方例】
　ボルタレン®（25mg）またはボルタレン®（50mg）
　参考：有効率は25mgで80.3%，50mgで92.9%[3)]

②非麻薬性鎮痛薬
　【処方例】
　ペンタジン®（15mg）：筋注

③鎮痙剤
　【処方例】
　ブスコパン®：1A筋注または静注

④その他
　持続硬膜外麻酔や麻薬（アヘンアルカロイド）が使用されることもある

■ 尿路結石症診療のフローチャート（図6）

疼痛が緩和されれば，専門医受診を勧める。
　実際の診療で最も頻度が高いと思われる，基礎疾患のない，成人の初回，単発，放射線不透過性結石を対象としたフローチャートを示す[6)]。

2 腹部疾患

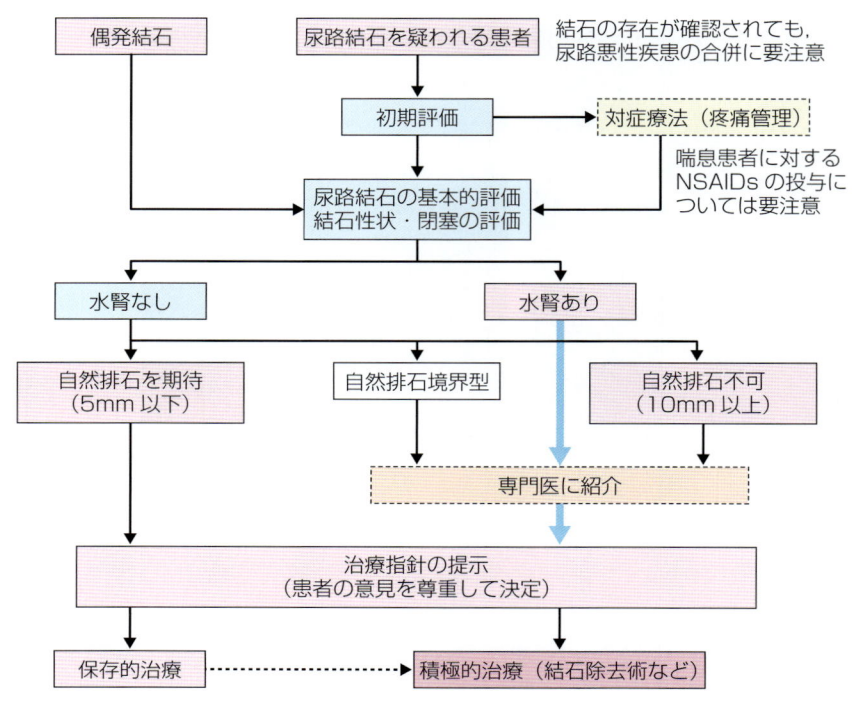

```
[偶発結石]     [尿路結石を疑われる患者]  結石の存在が確認されても，
                    ↓                    尿路悪性疾患の合併に要注意
                [初期評価] ────→ [対症療法（疼痛管理）]
                    ↓                    喘息患者に対する
                    ↓                    NSAIDs の投与に
              [尿路結石の基本的評価        ついては要注意
               結石性状・閉塞の評価]
                    ↓
        ┌───────────┴───────────┐
    [水腎なし]               [水腎あり]
        ↓                       ↓
  [自然排石を期待]  [自然排石境界型]  [自然排石不可
   （5mm 以下）                    （10mm 以上）]
                         ↓
                   [専門医に紹介]
                         ↓
              [治療指針の提示
               （患者の意見を尊重して決定）]
                ↓              ↓
          [保存的治療] ····→ [積極的治療（結石除去術など）]
```

図 6　尿路結石症診療のフローチャート
対象：成人の初回・単発・放射線不透過性結石

■ 専門医による治療

体外衝撃波砕石術（extracorporeal shock wave lithotripsy；ESWL）や経尿道的尿管砕石術（transurethral ureterolithotomy；TUL）などの低侵襲治療については専門書を参考にしていただきたい。

■ 再発予防

尿路結石は再発する頻度が高く，再発を予防するためには療養指導が重要であり，飲水指導，食事指導，服薬指導など，必ず専門医による診察を受けるように勧めること[6]。

診断と治療に関する推奨

- 片側の腰背部から下腹部にかけての激痛を主訴に来院した患者（救急車で搬送される場合も少なくない）は他の急性腹症とともに尿路結石症を疑う。尿潜血陽性，水腎症（腹部 US 検査），X 線陽性結石（KUB または CT）で診断を確定する。

- 治療は除痛を最優先とし，ほとんどの症例でNSAIDsが有効であり，外来経過観察が可能となる．発熱などの尿路感染を伴う場合や片腎・腎後性腎不全を伴う場合には，入院の適応であり，速やかに専門医に紹介する．専門医により尿路結石症診療ガイドラインに準じて治療を行われることが望ましい．

■ 知ってほしいデータ

- 疫学[1, 7, 8]

① 30〜60年代の男性に多く，女性では閉経後に多い（男性は女性の2.5倍）．
② 上部尿路結石が95％で，20歳以降に急激に増加する．
③ 下部尿路結石は5％で，ほとんどが60歳以降．
④ 過去30年間増加傾向が続いており，特に若い世代の罹患率が上昇している．
⑤ 腎結石は5年で40％，10年で60％が再発する．

Key Reference

1) Terai A, et al: Changes in the incidence of lower urinary tract stones in Japan from 1965 to 1995. Int J Urol 2000; 7: 452-6.
2) Terai A, et al: Epidemiology of Urolithiasis in Japan. In: Akimoto M, et al(eds): Recent Advances in Treatment of Urolithiasis. Recent Advances in Endourology Vol.3. 東京：Springer-Verlag; 2001. p23-36.
3) 郡健二郎：尿路結石症診療ガイドラインの適正評価に関する研究：平成15〜16年度総合研究報告書：厚生労働科学研究研究費補助金医療技術評価総合研究事業．2005.
4) Tintinalli JE, et al (eds): Emergency Medicine: A Comprehensive Study Guide. 6th ed. New York: McGraw-Hill; 2004.
5) Stothers L, et al: Renal colic in pregnancy. J Urol 1992; 148: 1383-7.
6) 日本泌尿器科学会ほか編：尿路結石症診療ガイドライン．金原出版，東京，2002．
7) Strohmaier WL: Course of calcium stone disease without treatment. What can we expect? Eur Urol 2000; 37: 339-44.
8) Yoshida O, et al: National trend of the incidence of urolithiasis in Japan from 1965 to 1995. Kidney Int 1999; 56: 1899-904.

2 腹部疾患

産婦人科疾患による腹痛

森山初男

> **ここがポイント**
> - 婦人科的腹痛には，妊娠性と非妊娠性の原因があり，いずれにおいても月経周期のどの時期の腹痛かが重要である．
> - 緊急処置が必要な婦人科的腹痛として，異所性妊娠・骨盤内炎症症候群・卵巣茎捻転があげられる．
> - 比較的頻度の高い婦人科的腹痛として，黄体出血（卵巣出血）・排卵出血・月経困難症があげられる．
> - 腹痛・無月経・性器出血（古典的三徴）は，異所性妊娠を疑い，嘔気・嘔吐を伴う突然の下腹部痛は卵巣茎捻転を疑う．

「産婦人科疾患による腹痛」へのアプローチ

10〜50歳代の女性の下腹部痛についてはまず産婦人科疾患を考える．

原因疾患のなかには緊急性が高く，診断と対応の遅れが致命的となるものが含まれている．

迅速かつ正確な診断が求められており，鑑別すべき疾患のリストと診断手順を習得しておく必要がある．

腹痛の原因疾患

女性の下腹部痛の成因はまず，妊娠性と非妊娠性に分けられる．さらに非妊娠性の原因は機能性，器質性に分けられる（**表1**）[1]．

表1 急性下腹部痛の成因

妊娠性	①生理的	生理的な子宮収縮，円靱帯症候群，陣痛
	②病的	自然流産，子宮外妊娠，胞状奇胎，胎盤早期剥離，子宮破裂
非妊娠性	①機能性	月経痛，月経前症候群，排卵痛，出血性黄体嚢胞，卵巣出血
	②器質性	外傷性：腹部打撲，卵巣出血
		炎症性：付属器炎，子宮留膿腫，虫垂炎，腹膜炎
		腫瘍：卵巣嚢胞・腫瘍の茎捻転・破裂，子宮筋腫の変性，子宮体癌

診断手順

- 妊娠可能な年齢（10〜50歳代）の女性の腹痛患者はすべて妊娠の可能性を

考える。妊娠の可能性がなければ、腹痛を起こしている患者は月経の周期でどの時期にあるかを確認しておくことが重要である。主な産婦人科疾患と月経周期との関係を示す（**表2**）。
- 妊娠の可能性が否定できなければ、X線検査やCT検査は妊娠反応を行って、妊娠の有無を確認してから検査を進める。

表2　月経周期による産婦人科疾患の鑑別

月経初日〜数日以内	月経困難症，子宮内膜症
月経7日以内	骨盤炎症性疾患（PID）
排卵日前後	排卵痛，卵巣（卵胞）出血
排卵後から月経前まで（黄体期）	卵巣（黄体）出血，卵巣過剰刺激症候群
月経が始まるはずの頃	切迫流産，子宮外妊娠
閉経後，あるいは月経周期によらない	卵巣茎捻転，子宮筋腫，卵巣悪性腫瘍，子宮悪性腫瘍，子宮留膿腫

緊急処置や治療方針の素早い決定が求められる疾患

■異所性妊娠

1. 定義
受精卵が正常の着床部位である子宮内腔以外の場所に着床し，生育するもの。

2. 病態と分類（病因と病態の進行度）
- 異所性妊娠は着床部位によって分類されている。95％が卵管妊娠である。卵管妊娠はさらに狭部妊娠（12％），膨大部妊娠（70％），采部妊娠（11％），間質部妊娠（2％）に分けられる[2]。それ以外には3％が卵巣妊娠，1.5％が腹腔内妊娠，0.5％が頸管妊娠である。
- 卵管妊娠で卵管破裂による痛みと腹腔内出血をきたした症例においては，救命救急疾患としての対応が重要である。

3. 症状
- 腹痛，無月経，性器出血の古典的三徴候といわれる症状であり，これらの症状を有する場合には常に異所性妊娠の可能性を考える必要がある。

> **■知ってほしいデータ**
>
> Alsuleimanらによれば異所性妊娠患者において腹痛症状は56.4％，無月経は98.6％，不正性器出血は74.1％であり腹部の圧痛（97.3％）と子宮付属器痛（98％）が最も頻度が高い身体所見であったと報告している[3]。

4. 検査法

a. 尿中 hCG 定性試験キット
　尿中 hCG 測定試薬の感度は 25IU/L であり，この良好な感度から，陰性である場合には子宮外妊娠を否定できる．

b. 経腟超音波断層法
　妊娠反応が陽性の場合，次の行うべき検査は経腟超音波検査であり，必要な際には産婦人科医にコンサルトする．

　超音波検査で子宮内に胎嚢（gestational sac；GS）が確認できれば，子宮内外同時妊娠の場合を除き，異所性妊娠の可能性は否定できる．

　子宮外に腫瘤を認め，その中に胎児心拍を認めたり，明らかな GS を認めれば異所性妊娠の診断は確実だが，そのような例は多くない．異所性妊娠の 7 割は付属器の腫瘤を超音波で認めることはできない．

5. 処置を必要とする場合
- ショック状態で搬送される場合がある．この際には酸素を投与し，血管確保，輸液（細胞外液），輸血の準備を行いながら迅速かつ的確に診断し，治療を開始する．

6. 治療
- 異所性妊娠の治療は開腹手術から腹腔鏡下手術，卵管切除術から卵管温存手術，外科的治療から内科的治療（メトトレキサート）へと選択枝が増えている．
- 診断が疑われたり診断がついた場合には，産婦人科医に相談する．
- 腹痛や性器出血を認めても，その症状が軽微で経過をみることが可能な場合は，内科的治療が可能な場合があり，臨床症状をきたした異所性妊娠のすべてが手術の対象になるとは限らない．

■ 骨盤内炎症症候群（PID）

1. 定義
　骨盤内炎症症候群（pelvic inflammatory disease；PID）は卵管炎と定義され子宮内膜炎または続発性骨盤腹膜炎を併発することが多く，上行性性器感染に起因するものである．

2. 病態と分類（病因と病態の進行度）
　起炎菌としてはクラミジア，淋菌のほか大腸菌などのグラム陰性桿菌，ブドウ球菌などのグラム陽性球菌，バクテロイデスなどの嫌気性桿菌が起炎菌になることが多く，またそれらの混合感染が多いとされている．

3. 症状・診断
- 典型的な PID は，①下腹部痛，②付属器痛，③子宮頸部可動痛を示し，そのほか 38.5℃以上の発熱，CRP 値の上昇などを示す．
- 発症は月経終了から数日以内の頻度が高い．
- PID の診断指標となる臨床検査はないが，アメリカ疾病予防管理センター（Centers of Disease Control and Prevention；CDC）の診断基準が広く利用されている（**表 3**）[4]．

- 消化器系，特に虫垂炎との鑑別が困難な症例もあり，CTなどの画像診断で虫垂部の膿瘍像や，明らかな卵管腫大像が同定できれば診断できる。迷う状況では外科と連携を図りながら，両方の可能性があることを説明しながら診療に当たることが重要である。

表3　PIDの診断基準

必須診断基準	子宮頸部可動痛または子宮圧痛または付属器圧痛
付加的診断基準	①口腔体温＞38.3℃ ②子宮頸管や腟内の異常な粘調膿性帯下 ③腟分泌物の過剰な白血球数の存在 ④赤沈亢進 ⑤CRP上昇 ⑥淋菌またはクラミジアの子宮頸部感染の存在
特異的診断基準	①子宮内膜組織診による子宮内膜炎の診断 ②経腟超音波やMRIによる卵管肥厚や卵管留水腫の所見 ③ドプラによる卵管の血流上昇など感染を推測する所見 ④腹腔鏡でのPIDと一致する所見

4．治療

- 自覚症状や炎症所見の乏しい軽症例では抗菌薬の経口投与でよいが，できるだけ入院治療を勧める意見も多い。
- CDCのガイドラインによる入院適応を示す（**表4**）。
- 抗菌薬の選択，投与法としては日本感染症学会，日本化学療法学会のガイドラインを示す（**表5**）[4]。

表4　PIDの入院の適応

①虫垂炎など外科的緊急疾患が否定できない症例
②妊娠中
③外来での経口抗菌薬治療が無効な症例
④嘔吐などにより抗菌薬の内服が難しい症例
⑤重症例（高熱や腹膜炎症状を有する症例）
⑥付属器領域に膿瘍形成を認める症例

表5　PIDにおける抗菌薬の選択

軽症・中等症のPIDの治療薬（経口投与が基本）
1. 第一・第二世代セフェム系薬
2. ニューキノロン系薬
3. マクロライド系薬（クラミジア・トラコマティスが検出された場合）

重症PIDの治療薬
1. 第三世代以降のセフェム系薬
2. その他　カルバペネム系薬
　　　　　βラクタマーゼ阻害薬配合剤

【処方例】

①軽症・中等症の治療薬

　セフジニル（セフゾン®，100mg）：3C，分3，5〜7日間

　レボフロキサシン（クラビット®，500mg）：3T，分3，5〜7日間

　シプロフロキサシン（シプロキサン®，100mg）：3〜6T，分3，5〜7日間

②重症の治療薬

　セフピロム（ブロアクト®，1g）：2〜4V，分2，5〜7日間

　セフトリアキソン（ロセフィン®，1g）：2〜4V，分2，5〜7日間

　ドリペネム（フィニバックス®，0.25g）：2〜3V，分3，5〜7日間

■卵巣茎捻転

1．定義

卵巣を支える2本の靭帯（卵巣固有靭帯，卵巣漏斗靭帯）が一緒にねじれる病態。

2．病態と分類（病因と病態の進行度）

- Varrasら[6]の報告によると手術によって確認された92例の茎捻転症例中，嚢胞や良性腫瘍による卵巣腫瘍が原因の94％を占めていたが，正常の卵巣が茎捻転した症例も5％あったとしている。
- なんらかの原因で腫大した卵巣が捻転するケースが大多数を占めるが，卵巣に腫大を認めないことが必ずしも卵巣茎捻転を否定することにはならず，特に15歳以下の小児においては茎捻転の半数が正常卵巣であるとの報告があり[6]，注意を要する。
- 妊娠中にも卵巣茎捻転は発症が報告されており，卵巣腫瘍合併妊娠のうち約15％に茎捻転が認められたとしている。

3．診断

症状としては突然の下腹部痛であり，高率に嘔気，嘔吐を伴うことである。

4．検査

- CTやMRIでは卵巣の腫大や，造影効果の減弱，被膜の浮腫状変化などが認められる（図1）。

図1　22歳女性，成熟嚢胞性奇形腫捻転

子宮の背側に84×74mm大の嚢胞性病変を認める。壁肥厚を認め造影効果が減弱している。内部に脂肪，石灰化を認める。

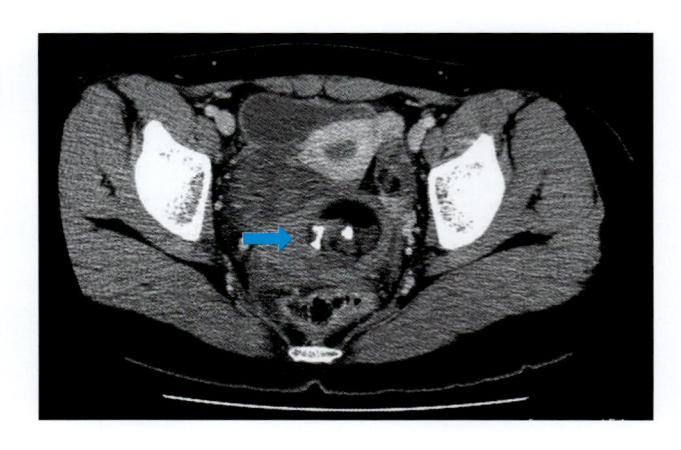

- 術前に卵巣茎捻転を正確に予測することは困難であり，子宮外妊娠，卵巣出血，PID，子宮内膜症，虫垂炎などを鑑別し最終的には手術所見で診断を確定することになる。

5. 治療
- 卵巣茎捻転が疑われる場合には，産婦人科医に相談する。

■子宮内膜症

1. 定義
子宮内膜が子宮外で増殖する病態。

2. 病態と分類（病因と病態の進行度）
- 子宮内膜症は下腹部痛と不妊を主症状とし，生殖年齢女性のおよそ10％に存在する頻度の高い疾患である。
- 臨床症状として月経痛，性交痛，腰痛，排便痛，月経時の下痢などが認められる。

3. 診断
- 好発部位としてはDouglas窩があげられる。直腸診は子宮内膜症に欠かせないものであるが，これによりDauglas窩-直腸腟中隔に有痛性の硬結を触知する場合は，まず子宮内膜症を考える。
- 卵巣も好発部位であり，卵巣チョコレート囊胞を形成する。チョコレート囊胞そのものはあまり臨床症状を伴わないが，囊胞壁が破綻して内溶液が腹腔内に漏れ出た場合は非常に強い腹膜刺激症状がみられる。

4. 検査
- 画像診断では超音波検査で卵巣内部にびまん性に細かな反射エコーを認める。
- MRIは卵巣チョコレート囊胞の診断に有用で内部に存在するヘモジデリンのため，T1強調画像，T2強調画像ともにhigh intensityとなる[8]。
- 病歴で習慣となっている月経困難症（月経のたびに強い下腹部痛があり，終了すれば軽快する）に注意すれば診断は困難ではない。

5. 治療
- 治療方針は妊娠を希望するか否かで変わってくるが，詳細は婦人科に委ねる。
- 救急外来では月経困難症に対して鎮痛薬の投与でよいが，後日婦人科受診を勧める。

■黄体出血（卵巣出血）

1. 定義
黄体（卵巣で卵胞が排卵した後に変化してできる器官）からの出血。

2. 病態と分類（病因と病態の進行度）
- 腹腔内出血をきたす婦人科急性腹症では異所性妊娠に次いで頻度が高い。
- 発症年齢は12〜52歳までの報告があり生殖年齢全般にわたる。その分布は20歳未満が12％，41歳以上が10％であり，特に好発年齢を認めない[9]。
- 卵巣出血には卵胞出血（排卵期），黄体出血と妊娠黄体出血があるが，黄体

出血が多い。大多数が黄体期中期（最終月経から20日）に黄体嚢胞の破裂により起こる。性交や内診，外傷などの物理的負荷が発症の成因となる。
- 罹患側は右側に多いが，その理由は左側ではS状結腸が左付属器のクッションとなるためといわれる[9]。

3. 診断
病歴で月経歴を詳しく聴取する。黄体期に上述のような機械的刺激を受けた後発症し，腹部超音波で子宮付属器周辺の凝血塊，血液貯留を証明し妊娠を否定できれば診断される。

4. 治療
- 輸液路確保，採血，妊娠反応検査を行い，婦人科に相談する。
- 大多数が自然止血を期待できるので，バイタルサインが安定していれば保存的治療が原則である。

■排卵痛・排卵出血

1. 病態と分類（病因と病態の進行度）
- 次回月経開始予定日の14日前の排卵時に生じる下腹部痛。
- 卵巣の表面から成熟した卵子が卵巣の表面の漿膜面を破って腹腔内に出るときに，突然誘引もなく，右または左の下腹部痛をきたす。痛みが激しいと救急外来に来院する。

2. 治療
- 鎮痛薬を処方すれば翌日には軽快する。
- 超音波検査でDouglas窩にエコーフリースペースがあれば婦人科に相談する。

■月経困難症

1. 病態と分類（病因と病態の進行度）
- 月経期間中に月経に随伴して起こる病的症状を月経困難症という。
- 下腹痛，腰痛が最も多くみられる症状で，これを月経痛とよぶ。
- 骨盤内に器質的疾患を認めない機能性月経困難症と，器質的疾患を伴う器質性月経困難症に分かれる。
- 機能性月経困難症は初経後2～3年以内の若年女性に多い。月経の初日および3日目頃の出血が多いときに強く，痛みの性質は痙攣性，周期性で，原因は頸管狭小やプロスタグランジンなどの内因性生理活性物質による子宮の収縮であると考えられている[10]。
- 器質性月経困難症は月経前4～5日から月経後まで続く持続性の鈍痛のことが多い。子宮内膜症，子宮腺筋症，子宮筋腫，骨盤内炎症性疾患，性器奇形などの器質的疾患に伴うものをいう。過多月経をしばしば伴う。

2. 治療
- 機能性，器質性ともに症状の程度によって鎮痛薬，精神安定薬などを投与し症状の軽減を図る。

【処方例】

ロキソニン®（60mg）：3T，分3

ボルタレン®（25mg）：3T，分3

ボルタレン坐薬®（25〜50mg）：頓用で1回に1個挿入，5〜6時間は間隔をあける。

・精神安定薬の処方

セルシン®（2mg）：2〜3T，分2〜3

3. 診断と治療に関する推奨

まず全身状態を安定させることが大切であり，ショック状態であればただちに急速輸液，輸血のオーダーを行い，全身状態を安定させながら診断を進めていくべきである。

診断にあたり腹部超音波検査は非常に有用であり，特に下腹部の超音波検査に精通しておくことが大切である（腹水があるのか，卵巣腫大があるのか，など）。

Key Reference

1) 大川玲子ほか：痛みの診断と治療．日本産婦人科医会研修ノート 2006；75：10-29.
2) 竹村昌彦ほか：子宮外妊娠．救急医 2008；32：1001-5.
3) Alsuleiman SA, et al: Ectopic pregnancy: a review of 147 cases. J Reprod Med 1982; 27: 101-6.
4) Centers for Disease Control and Prevention, et al: Sexually transmitted diseases treatment guidelines, 2006. MMWR Recomm Rep 2006; 55(RR-11): 1-94.
5) 日本感染症学会・日本化学療法学会編：産婦人科感染症．抗菌薬使用のガイドライン．協和企画，東京，2005．p199-203.
6) Varras M, et al: Uterine adnexal torsion: pathologic and gray-scale ultrasonographic findings. Clin Exp Obstet Gynecol 2004; 31: 34-8.
7) Anders JF, et al: Urgency of evaluation and outcome of acute ovarian torsion in pediatric patients. Arch Pediatr Adolesc Med 2005; 159: 532-5.
8) 藤井進也ほか：子宮内膜症のMRI診断．画像診断 2005；25：153-63.
9) Hallatt JG, et al: Ruptured corpus luteum with hemoperitoneum: a study of 173 surgical cases. Am J Obstet Gynecol 1984; 149: 5-8.
10) 日本産科婦人科学会編：産科婦人科用語集・用語解説集（改定第2版）．金原出版，東京，2008.

2 腹部疾患

小児の腹痛

當寺ヶ盛　学

ここがポイント
- 小児腹痛の最も多い原因は便秘症などの機能的腹痛。
- 腹痛を訴える小児の25％に器質的な原因が存在する。
- 小児の腹痛の鑑別には，腹痛の性状以外に年齢や随伴症状が重要。
- 絞扼性イレウスや腹膜炎が疑われる際には開腹手術を行う。

疾患概念および定義

小児（乳児期〜15歳まで）にみられる腹痛。
- 腹痛は小児の不定愁訴のなかで最も多い訴えの1つであるが，腹痛を訴える小児の25％に器質的な原因がある[1]。

病態と分類（病因と病態の進行度）

小児に特有の腹痛と年代別に生じやすい腹痛を**表1**に示す。
- 虫垂炎，外傷，尿路感染，中毒（鉛，ヒ素）はどの年齢でも起こりうる。

鑑別疾患（腹痛の性状による鑑別）

- 間欠的な腹痛：腸炎や便秘による腸管の蠕動痛，腸重積症，尿管結石など
- 持続的な強い腹痛：絞扼性イレウス，腹膜炎など
- 随伴症状からみた疾患鑑別の目安を**表2**に示す。

検査（腹痛患者の評価に有用な検査[4]）

- 血液検査：血算（分画含む），赤沈，血清生化学（CRP, AST, ALT, LDH, γGTP, AMY, 血糖, 電解質），血液ガス，血液培養
- 尿検査：尿定性・沈渣，尿培養
- 便検査：便ヘモグロビン，便培養
- 画像検査

①腹部単純X線写真：腸管ガスの分布・量，石灰化を伴う腫瘍，便貯留の確認。
②腹部超音波検査：被曝がない，リアルタイムで画像が得られる。聴診，触診の代用。
③CT, MRI：肥満症例，腸管ガスが多い症例，大きすぎる占拠性病変など
④内視鏡：出血や生検，病理検査が必要な疾患の精査。全身麻酔を必要とする。
⑤RI：メッケル憩室，神経芽腫などの精査。

表1　小児に多い腹痛

a　乳児期（2歳以下）
- 疝痛（生後4カ月以下）
- 先天異常（腸回転異常，重複腸管，腸閉鎖・狭窄，鎖肛など）
- 腸重積　　・腸閉塞

b　幼児期（2〜5歳）
- 糖尿病ケトアシドーシス
- 溶血性尿毒症症候群（HUS）
- シェーンラインヘノッホ症候群
- 吸収不良　　・腸閉塞　　・肺炎

c　学童期（6〜11歳）
- 糖尿病ケトアシドーシス
- 機能的腹痛
- 溶血性尿毒症症候群（HUS）
- シェーンラインヘノッホ症候群
- 炎症性腸疾患（潰瘍性大腸炎，クローン病）
- 消化性潰瘍
- 吸収不良
- 腎結石

d　11歳以上
- 胆嚢炎　　・膵炎
- 糖尿病ケトアシドーシス
- 月経困難症
- 妊娠・子宮外妊娠
- 機能的腹痛
- 炎症性腸疾患（潰瘍性大腸炎，クローン病）
- 消化性潰瘍
- 尿路結石　　・精巣捻転

（Tintinalli JE, et al: Emergency Medicine: A Comprehensive Study Guide. 6th ed. New York: McGraw-Hill: 2004. より改変）
＊虫垂炎，胃腸炎，嵌頓ヘルニア，腸閉塞，中毒（鉛，ヒ素），外傷，尿路感染症はどの時期でも起こりうる。

表2　随伴症状別鑑別診断の目安

a. 消化器症状

嘔吐	腸重積症，胃腸炎，消化性潰瘍，膵炎，仮性膵嚢胞，急性心筋炎
下痢	胃腸炎，虫垂炎，炎症性腸疾患
消化管出血	腸重積症，腸回転異常症，Meckel憩室，炎症性腸疾患，消化性潰瘍
便通異常	便秘，過敏性腸疾患
黄疸	肝炎，総胆管嚢腫
腹部膨満	イレウス，消化管穿孔，腸軸捻転
腹膜刺激症状	虫垂炎，腹膜炎

b. 消化器以外の症状

咳，咽頭痛	肺炎（特に下葉），咽頭炎（特に溶連菌）
発熱	胃腸炎，虫垂炎，心筋炎，肺炎
血尿	尿路結石，血管性紫斑病，溶血性尿毒症症候群（HUS）
紫斑	血管性紫斑病，溶血性尿毒症症候群
意識障害	糖尿病
頻脈，不整脈	心筋炎，川崎病
胸痛，呼吸苦	肺炎，心筋炎

（上村克徳ほか：腹痛．日本小児救急医学会教育・研修委員会編：ケースシナリオに学ぶ小児救急のストラテジー．へるす出版，東京，2009. p62. より改変）

2 腹部疾患

緊急検査および処置を必要とする場合

- 急性腹症の診断・治療のアルゴリズムを図1に示す。

　診断が確定しなくても，絞扼性イレウスや腹膜炎が強く疑われるときには，開腹手術を行う。

- 腸管壊死を伴う疾患

　腸回転異常症の中腸軸捻転，腸重積症，絞扼性イレウス，鼠径ヘルニア嵌頓，内ヘルニアによる腸管の捻転，壊死性腸炎など⇒急激に全身状態が悪化する可能性があり，早期診断が特に重要。

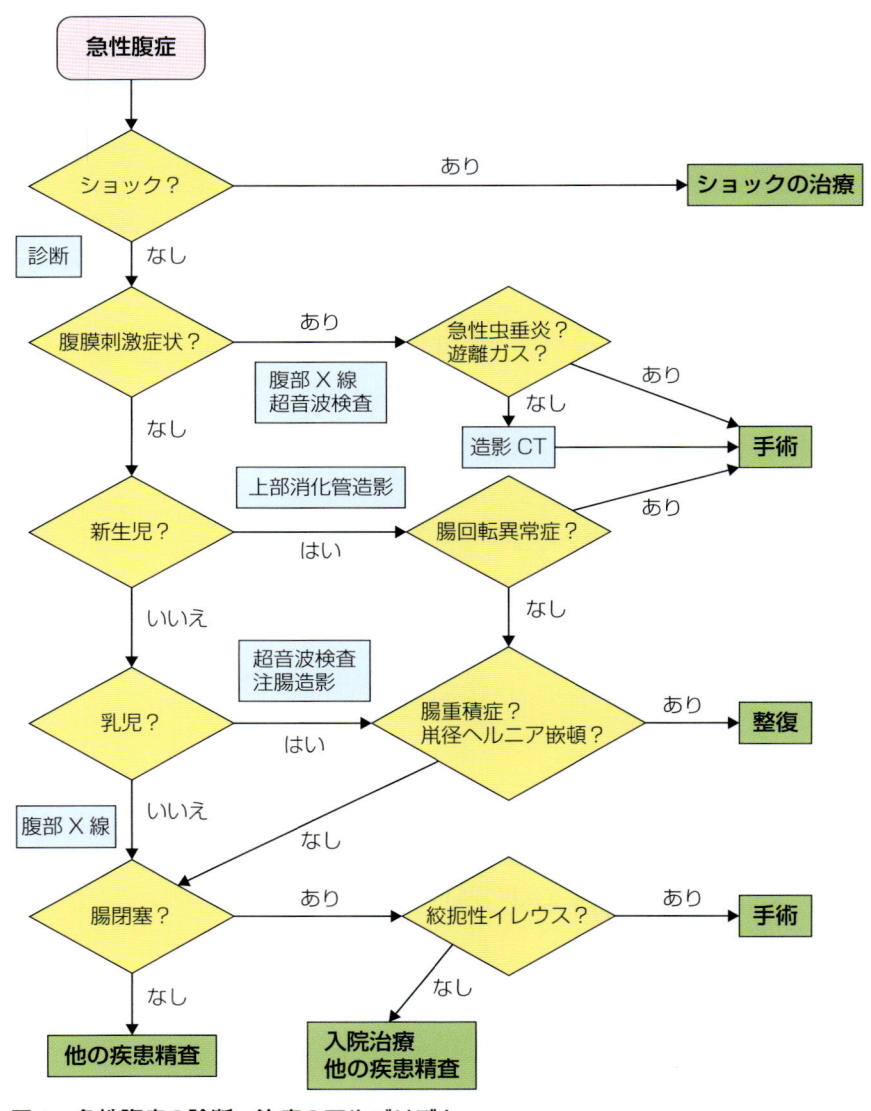

図1　急性腹症の診断・治療のアルゴリズム
(市川光太郎編：内科医・小児科研修医のための小児救急治療ガイドライン（改訂第2版）．診断と治療社，東京，2011．p287-92．より改変)

治療[4]

治療は原因疾患により異なる。ここでは小児に特有な疾患の特徴について述べる。

a. **先天異常**
  年長児で症状をきたしうる疾患としては腸回転異常，腸管重複症などがある。
  腸回転異常：腸管の位置異常があり，虫垂が左上腹部に位置することがある。

b. **腸重積症**
  80％が2歳以下（特に4〜9カ月の乳児期）。イチゴジャム状便。
  前駆症状として感冒様症状。

c. **幽門狭窄**
  生後3〜4週間経過した男児（男児が女児の4〜5倍）に発症。
  ミルクの噴水状嘔吐。上腹部のオリーブの実大の腫瘤触知。

d. **鼠径ヘルニア嵌頓**
  多くは母親がすでに気づいて病院に連れてくることが多い。
  見落としを減らすにはオムツやパンツを脱がせて必ず診察する。

e. **尿路感染症（腎盂炎）**
  全年齢を通じ腹痛の原因として多い。腹痛は持続性で発熱を伴うことが多い。

f. **アレルギー性紫斑病**
  紫斑，腹痛，関節痛が三大症状。多くは予後良好。
  3〜11歳（最も多いのは4〜7歳），2：1で男児に多い。
  腹痛の後に紫斑が出ることがあり，この場合，初診での診断は難。

■ 知っておこう！

小児の腹痛の最も多い原因の1つとして便秘症をはじめとする機能的腹痛があげられる。腹部単純X線写真が診断の助けとなることが多く，浣腸による腹痛の著明な改善により，治療的診断となることも多い[7]。しかしながら，基礎疾患を有する場合もあり，随伴症状の有無に注意する。随伴症状がある場合には，小児科医に相談したい。

Key Reference

1) 宮本信也：過敏性腸症候群と反復性腹痛．からだの科学 2003; 231: 37-40.
2) Tintinalli JE, et al: Emergency Medicine: A Comprehensive Study Guide. 6th ed. New York: McGraw-Hill: 2004.
3) 上村克徳ほか：腹痛．日本小児救急医学会教育・研修委員会編：ケースシナリオに学ぶ小児救急のストラテジー．へるす出版，東京，2009. p62.
4) 吉元和彦ほか：小児消化器疾患の診察．小児外科 2010; 42: 171-4.
5) 市川光太郎，編：内科医・小児科研修医のための小児救急治療ガイドライン（改訂第2版）．診断と治療社，東京，2011. p287-92.
6) Fleisher GR, et al: Textbook of Pediatric Emergency Medicine. 4th ed. Philadelphia: Lippincott Williams & Willkins; 2000. p421-8.
7) 内山　聖ほか：カラー版現場で役立つ小児救急アトラス．西村書店，新潟，2009. p83-4.

III

処置時の除痛法

局所麻酔

久保宣博

> **ここがポイント**
> - 胸壁の局所麻酔においては，肋間動・静脈と神経の走行に注意する。
> - 腹壁の局所麻酔においては，腹壁動・静脈の走行に注意する。
> - エピネフリンを含有する局所麻酔薬においては，使用禁忌部位，使用時の頻脈や高血圧の発生に注意する。
> - 局所麻酔の合併症として，アナフィラキシーショックと局所麻酔薬中毒に注意する。

解剖学的基礎知識

- 局所麻酔を行う際には，皮下の動・静脈，神経の走行に注意する。
- 胸壁の麻酔では肋間動・静脈，神経の走行に注意する（**図1**）。
- 腹壁の麻酔では腹直筋内を走行する腹壁動静脈に注意する（**図2**）。

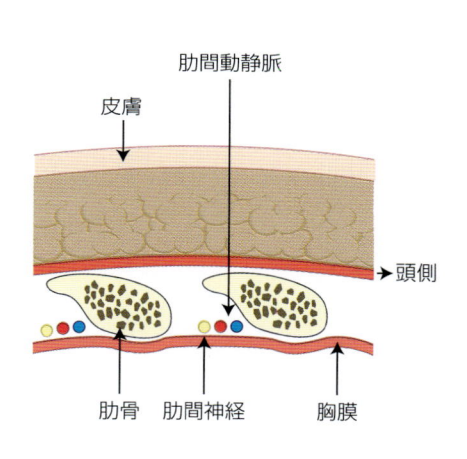

図1 胸壁

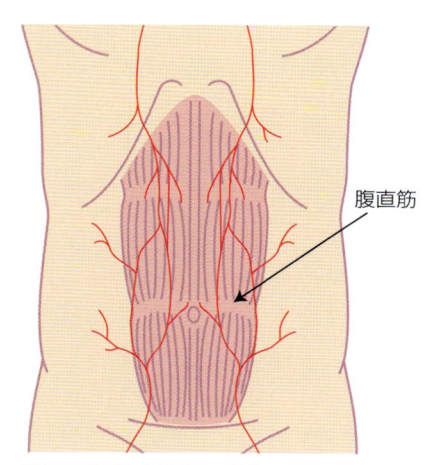

図2 腹壁動静脈の走行

使用器具と使用薬剤[1]

浸潤麻酔では25〜27Gの注射針を用いる。

広範囲な創もしくは深部まで麻酔が必要な場合はカテラン針を用いる。

【処方例】

1%キシロカイン® ポリアンプル（10mL）

1%キシロカイン®E（10万倍エピネフリン添加キシロカイン）

広範囲な創には4%キシロカインスプレー® 噴霧

治療

- 注射針を皮膚に平行に刺入し，麻酔薬を注入して丘疹をつくる（図3a）。
- 丘疹から針先を皮下に進めさらに麻酔薬を注入し周囲組織へと浸潤させる（図3b）。このとき，注射シリンジに陰圧をかけ血液の逆流がないことを確認する。
- 処置が深層に及ぶ場合は皮下組織，筋膜，筋肉内に注入する。
- 特に「膜」の解剖を意識しながら注入を行う。
- 外傷における開放創に対しては，皮内ではなく皮下組織から麻酔薬の注入を開始し，周囲組織へ浸潤させる（図4）。

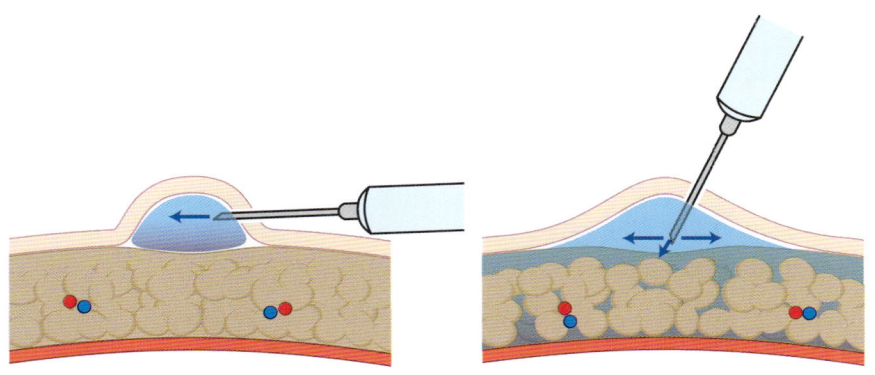

a：皮内に丘疹をつくる　　b：丘疹部から皮下へ注入

図3　治療の方法

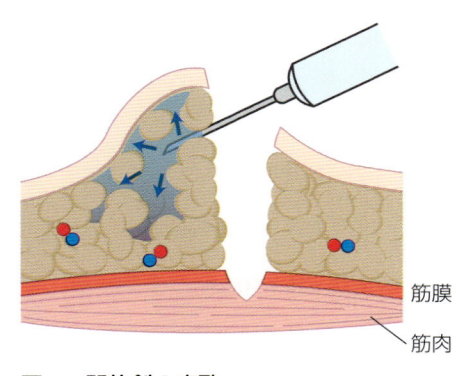

図4　開放創の麻酔

起こりうる合併症

■アナフィラキシーショック

エステル型局麻薬（プロカインやテトラカイン）では代謝産物のパラアミノ安息香酸の過敏反応が知られているが，アミド型局麻薬（キシロカイン®など）

ではまれである．皮膚症状，気道・呼吸器症状，循環器症状が急速に出現する．気道粘膜浮腫に対する気道確保（気管内挿管）や循環管理が必要である．

■ 局所麻酔薬中毒

麻酔薬の血管内への誤注入や局所麻酔薬の極量を超えるとき（キシロカイン®の極量は500mgだが安全使用量は200mgとして考える）に生じる．

不穏，多弁などの精神症状，痙攣などの中枢神経系の症状が出現する．

■ エピネフリンを含有する局所麻酔薬では，頻脈や高血圧をきたすことがある．

効率のよい除痛効果を得るためのポイント

- 処置部の神経支配の中枢側から注射を開始する．
- 外傷創では，針は皮膚からではなく創内（面）から刺入する．
- 麻酔薬の注入はゆっくりと時間をかけるほうが痛くない．
- 2回目に針を刺すときは麻酔が効いている部分から注射する．
- 解剖学的に「○○膜」とつく部位は痛みを感じやすいので十分に麻酔を効かせる．

【してはいけないこと】
- 直接血管内に麻酔薬を誤注入しない（必ず血液の逆流をチェック）．
- エピネフリン添加麻酔薬を指趾，鼻尖部，耳垂部，陰茎などに使用しない（循環障害を生じる）．

Key Reference

1) de Jong RH: Local anesthetic pharmacology. In Brown DL, ed: Regional Anesthesia and Analgesia. Philadelphia: W.B.Saunders; 1996. p124-42.
2) 藤岡正樹：局所麻酔と創洗浄の実際．レジデントノート 2010；12：1189-95．

指（趾）神経ブロック

木下忠彦

> **ここがポイント**
> - 指（趾）神経ブロックにおいて頻用されているのは Oberst 法であり，刺入点が 2 カ所となる。
> - 指（趾）神経は，背側と掌側にそれぞれ 2 本ずつあり，それぞれの神経に 1〜1.5mL ずつ，合計 4〜6mL の局麻薬を用いる。
> - 指（趾）神経の近くを走行している動脈は終末動脈であるため，エピネフリン含有の局麻薬は使用しない。
> - Oberst 法以外に皮線上皮下 1 回注入法（3mL）などが考案されている。

はじめに

指尖部外傷は日常の診療で頻繁に遭遇する。この治療には創処置の前に十分な麻酔を必要とすることが多い。このため，指（趾）神経ブロックは多くの診療科の医師が習得しなければならない手技の 1 つである。

本項では，最も広く用いられている Oberst 法を中心に解説する。

処置に必要な周辺の解剖

1. 手指の神経走行（図1）

指の知覚は掌側指神経と背側指神経で支配されている。PIP 関節より中枢側背側は背側指神経で支配されているため，掌側指神経をブロックしてもこの部の知覚は保たれる。さらに，指部の麻酔に橈側ならびに尺側の指神経麻酔が必要である。

2. 足趾の神経走行（図2）

足底・背側，さらに内側・外側に知覚神経が走行する。

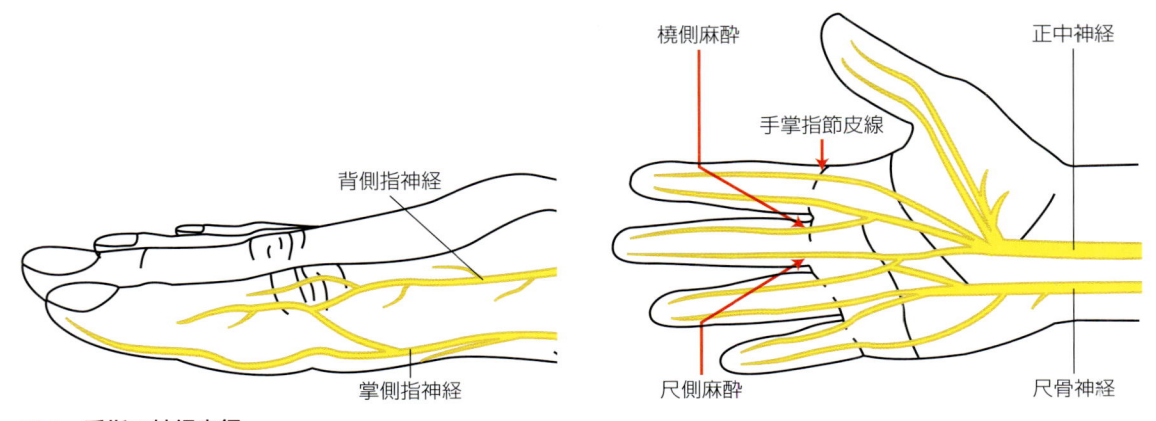

図1　手指の神経走行

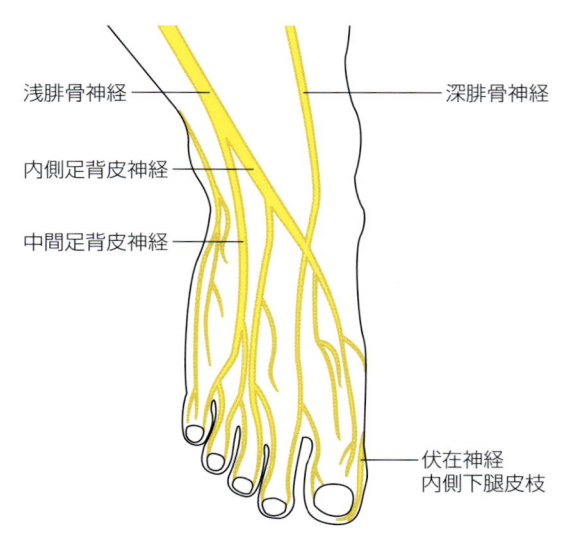

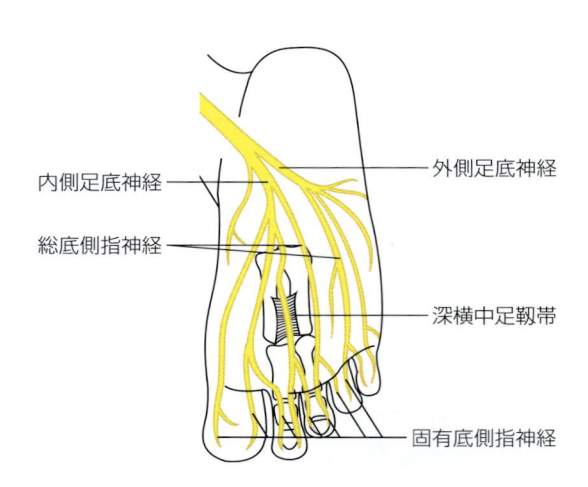

図2　足趾の神経走行

刺入部位のランドマーク

1. 手指のブロック
手掌指節皮線部背側（図3）

2. 足趾のブロック
中足趾節関節から1cm末梢の背外側（図4）

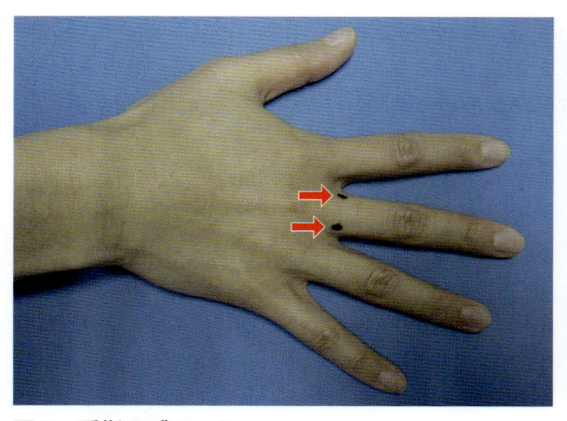

図3　手指のブロック

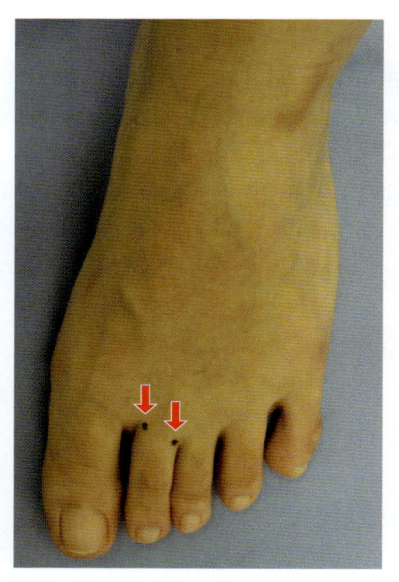

図4　足趾のブロック

治療

■指神経ブロック刺入手技

- 5mL，もしくは10mLの注射器を用い，針は27G程度の細いものを用いる。
- 刺入予定部をイソジン®などにて消毒する。

- 指間背側より背側指神経部に1％リドカイン1〜1.5mLをゆっくり注入の後，さらに針先を掌側へ進め，掌側指神経を同様に麻酔する（合計2.5mL程度）。循環障害を防ぐため過度の腫脹や指全周に薬剤を注入しないようにする。もちろん血管内注入を防ぐため逆血がないことを確認する（図5，6）。
- 反対側（橈側→尺側，もしくは尺側→橈側）でも同様の手技を繰り返す。

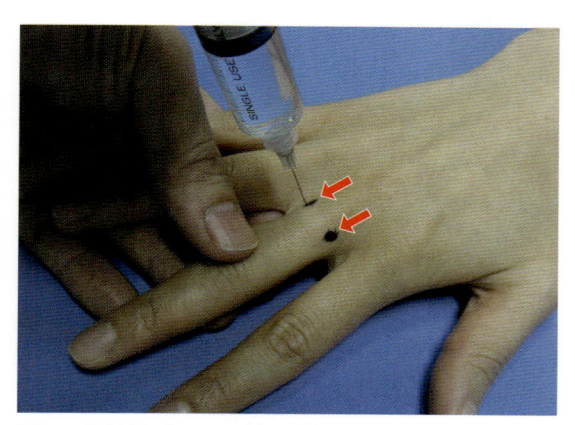

図5　指神経ブロック刺入手技

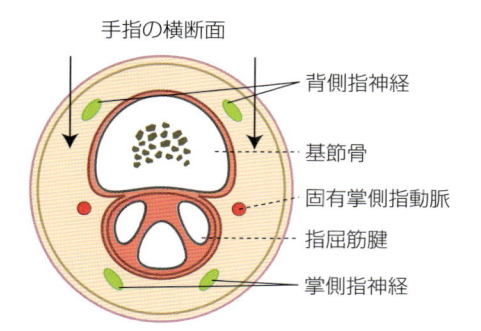

図6　手指の横断面

■ 知っておこう！

手技上の留意点

・指（趾）神経の近くを走行する動脈は終末動脈であるため局所麻酔薬に血管収縮薬（エピネフリン）添加のものを使用してはならない（循環障害の原因となる）。
・局所麻酔薬は1本の指につき4〜6mLを使用するが，組織を過度に腫脹させると循環障害を生じる可能性があるため腫脹の程度を確認し量を調節する。
・十分な麻酔効果が現れるまでに3〜10分ほどの時間を待って処置を開始する。
・使用する針は痛みの軽減と神経血管損傷を防ぐため27G前後の細いものを使用する。

■ 足趾神経ブロック刺入手技

刺入点は中足趾節関節から1cm末梢の背外側である（図7）。
以後の操作は指ブロックと同様に行う。

■ その他の方法

Oberst法は広く用いられている手技であるが，刺入点が2カ所となること，循環障害の危険性があるなどの問題点も指摘されている。この点については皮線上皮下1回注入法など，より侵襲の少ない方法も報告されている。以下に園畑らの報告[1]を紹介する。

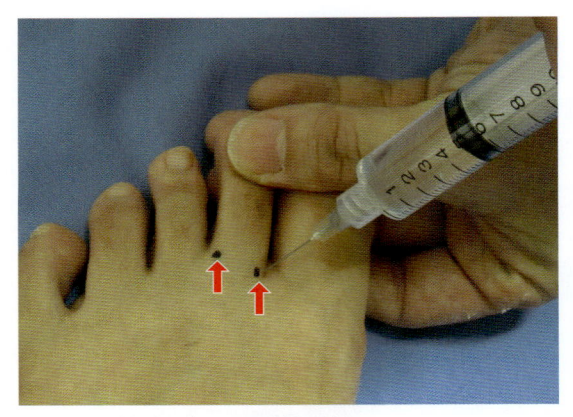

図7　足趾神経ブロック刺入手技

a. 麻酔範囲
　掌側は固有指部全体，背側は中節部以遠の処置（図8）。
　麻酔範囲については山本による報告[2]も参考となる。
　背側については効果が不十分な場合は背側の麻酔を追加する。

b. 刺入方法
①手掌指節皮線を中心に消毒する。
②皮線の両側より皮線部をつまみ上げるようにし，皮下組織への注入をしやすくする（図9，10）。
③皮線中央より針（27Gほどの細いもの）を刺入し，ゆっくり2〜3mLの1%キシロカイン®を注入する（図11）。

c. 麻酔効果発現までの時間
　最低5分間は待つ。

　園畑らは報告のなかで安全性，低侵襲性，簡便性，麻酔の実効性について考察しているが，麻酔範囲についてはOberst法に劣るものの安全性など優れているとしており，麻酔範囲が適する場合は試す価値は十分あるものと思われる。

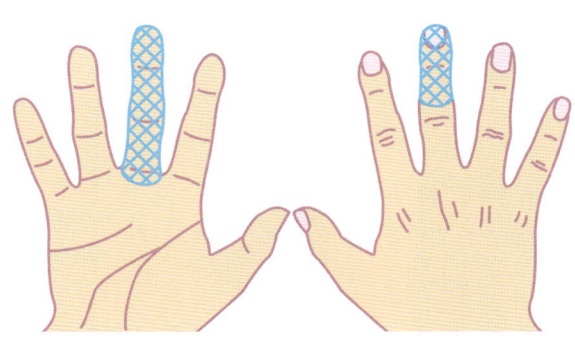

図8　麻酔の範囲

指（趾）神経ブロック

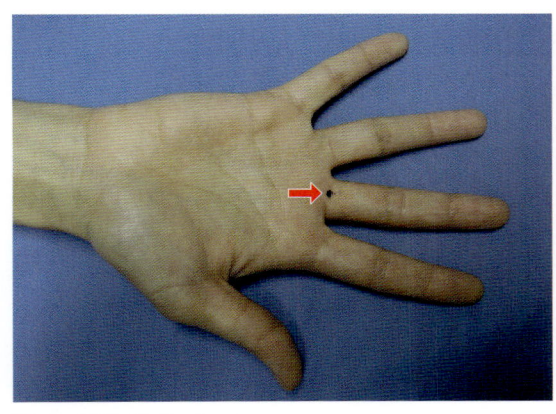

図9 刺入ポイント-1

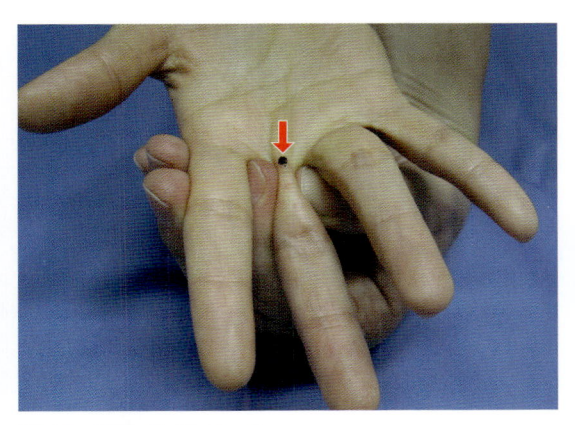

図10 刺入ポイント-2

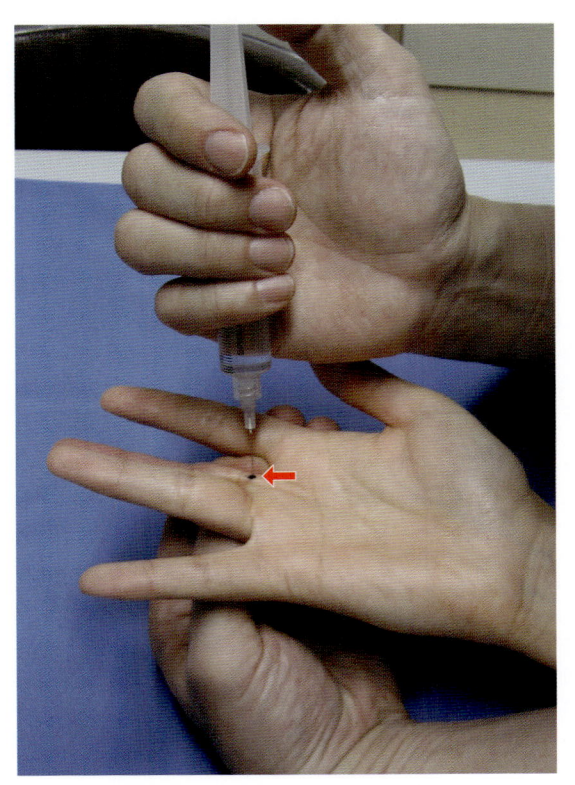

図11 刺入ポイント-3（第3指の場合）

Key Reference
1) 園畑素樹：皮線上皮下1回注入指ブロック法の実際．別冊整形外科 2002；41：28-32．
2) 山本喜英：指基部1回注入指ブロックについての検討．形成外科 2003；46：943-7．

索　引

【あ】

亜急性壊死性リンパ節炎	63
悪性リンパ腫	62
足関節捻挫	136
足靭帯損傷	136
圧迫固定	38
アテローム	202
アナフィラキシー	165, 171, 337
アニサキス	262
アフタ性潰瘍	50
アミラーゼ値	292
アルコール性膵炎	290
アレルギー性紫斑病	333
胃潰瘍	257
医原性気胸	217
意識障害	223
意識喪失	8
胃十二指腸潰瘍	257
異所性妊娠	323
イソジン®	171, 189, 204
犬猫咬傷	159
いぼ	209
イミモキド	212
イレウス	241
飲酒	248
ウイルス性唾液腺炎	55
ウイルス性腸炎	303, 304
ウイルス性疣贅	209
魚の目	206
うっ滞性乳腺炎	74
ウルソデオキシコール酸	280
ウレパール®	212
ウロキナーゼ	312
液体窒素凍結療法	211
壊死性筋膜炎	106, 200
壊死性胆嚢炎	282
壊疽性虫垂炎	230, 233
エピペン®	168
エペリゾン	121
炎症性粉瘤	205
鉛筆の芯	179
オイラックス®	165
黄色ブドウ球菌	304
黄体出血	327
黄疸	284
嘔吐	246
オーグメンチン®	54, 161
オキシコンチン®	73
オゼックス®	306
オタワ足関節ルール	138
鬼塚法	157

【か】

回外屈曲法	143
外痔核	97
外耳道異物	29
外傷性気胸	216
外傷性頸部症候群	116
外傷性健忘	8
外鼠径ヘルニア嵌頓	236
外反捻挫	136
過回内法	143
顎関節脱臼	57
角膜異物	12
牙痕	171
ガス壊疽	200
ガスター®	167
ガター法	156
カタボン®	167
カタル性虫垂炎	230
化膿菌	62
化膿性胆嚢炎	283
化膿性虫垂炎	230
下部消化管出血	266
カロナール®	76
川崎病	63
眼外傷	10
眼窩骨折	15
眼球心臓反射	18
眼球内異物	12
ガングリオン	188
肝硬変	251
感染症	61
感染性腸炎	302
感染性乳腺炎	74
感染性粉瘤	204
癌転移	62
嵌頓痔核	97
嵌頓包茎	112
眼内異物	10
陥入爪	155
肝膿瘍	284
カンピロバクター	304
機械的イレウス	241
気管支ファイバースコープ	228
気管内挿管チューブ	225
気胸	216
キシロカイン®	21, 24, 33, 44, 58, 67, 93, 100, 336
基節骨骨折	146
ぎっくり腰	119
気道異物	66
急性胃粘膜病変	257
急性化膿性乳腺炎	74
急性下部腹痛（女性）	322
急性下痢症	302
急性呼吸不全	223
急性十二指腸粘膜病変	257
急性膵炎	280, 290, 292
急性爪囲炎	153
急性唾液腺炎	54
急性虫垂炎	233
急性乳腺炎	74
急性尿閉	107
急性腹症（小児）	332
急性裂肛	95
胸腔穿刺	219
胸腔ドレーン挿入法	219
胸腔ドレナージ	219
狂犬病	160, 162
強直性痙攣	161
胸痛	217
胸部外傷	72
胸部打撲	70
胸部突き上げ法	69
強力ポステリザン®	101
挙筋下膿瘍	104
局所麻酔	336
局所麻酔薬中毒	338
虚血性腸炎	309
魚骨	42
緊急内視鏡検査	253
緊張性気胸	217
駆血帯	182
クラビット®	11, 153, 206, 326
クラリス	306
くりぬき法	204
クリンダマイシン	201
鶏眼	206
経口挿管	226
軽症びまん性軸索損傷	7
頸椎捻挫	115
経尿道的カテーテル留置	108
経鼻上部消化管ビデオスコープ	45
経皮的肝内門脈静脈シャント術	256
頸部リンパ節腫脹	61
下血	246, 251, 267
血液ガス	223
結核菌	62
月経困難症	328
血栓性外痔核	100
血便	267
結膜異物	11
血流障害	181
ケノデオキシコール酸	280

INDEX

ケフレックス® ……………… 201
下痢 ……………………… 302
肩甲上神経ブロック ……… 130
ゲンタシン® ………………… 20
口蓋扁桃 …………………… 43
口腔外傷 …………………… 47
口腔内潰瘍 ………………… 50
口唇外傷 …………………… 47
口唇の縫合 ………………… 49
交通事故 …………… 115, 296
喉頭鏡 …………………… 226
硬膜外麻酔 ………………… 73
肛門鏡 ……………………… 99
肛門裂傷 …………………… 90
誤嚥 ………………………… 66
呼吸困難 ………………… 217
黒色斑 …………………… 180
黒色便 …………………… 258
五十肩 …………………… 128
骨髄下血腫 ………………… 3
骨盤内炎症症候群 ……… 324

【さ】

細菌性唾液腺炎 …………… 54
細菌性腸炎 ………… 303, 304
砕石位 ……………………… 91
鎖骨骨折 ………………… 123
鎖骨バンド ……………… 126
サリチル酸療法 ………… 211
サルモネラ ……………… 304
サワシリン® ………… 76, 201
三角巾固定 ……………… 125
酸化マグネシウム ……… 101
産婦人科疾患による腹痛 …… 322
シートベルト外傷 ……… 296
ジオン® …………………… 99
耳介血腫 ………………… 35
耳介軟骨膜炎 …………… 36
痔核 ……………………… 97
耳下腺管 ………………… 47
子宮内膜症 ……………… 327
ジクロスター® …………… 12
止血帯 …………………… 175
止血タンポン …………… 21
指骨骨折 ………………… 145
自己免疫疾患 …………… 61
指(趾)神経ブロック …… 339
耳垂裂 …………………… 39
歯槽骨骨折 ……………… 49
視束管骨折 ……………… 17
持続吸引ドレナージ …… 37
シプロキサン …………… 326

シメチジン ……………… 212
縦隔気腫 ………………… 274
十二指腸潰瘍 …………… 257
手指紋扼症 ……………… 181
手掌疣贅 ………………… 210
出血性胃十二指腸潰瘍 …… 260
循環障害 …………… 338, 341
消化管アニサキス症 …… 262
消化管穿孔 ……………… 272
消化管損傷 ……………… 297
消化性潰瘍 ……………… 273
上眼瞼反転法 …………… 11
小腸アニサキス症 ……… 263
上腸間膜静脈血栓症 …… 309
上腸間膜動脈閉塞症 …… 308
小腸損傷 ………………… 300
小児腹痛 ………………… 330
上腹部痛 ………………… 292
静脈洞血栓症 …………… 198
食中毒 …………………… 303
食道異物 ………………… 86
食道静脈瘤からの出血 …… 251
食道静脈瘤内視鏡所見記載基準
 ………………………… 252
食道穿孔 ………………… 273
視力低下 ………………… 13
痔瘻 ……………………… 102
伸縮性肋骨バンド ……… 73
尋常性疣贅 ……………… 209
人畜共通感染症 ………… 162
腎尿管膀胱部単純X線撮影 …… 316
膵炎 ……………………… 290
膵炎の三大初期治療 …… 294
睡石 ……………………… 53
ステロイド ……………… 51
スピール膏® …………… 207
スポンゴスタン® ………… 99
成人頸部腫瘤 …………… 65
脊柱起立筋への注射 …… 121
せつ ……………………… 196
切開排膿 ………………… 103
舌扁桃 …………………… 43
セファメジンα® …… 178, 201
セファランチン® ……… 171
セフゾン® …………… 204, 326
セルシン® ……… 93, 228, 329
穿刺吸引細胞診 ………… 84
先天性耳垂裂 …………… 40
前立腺肥大症 …………… 107
爪下血腫 ………………… 148
爪下膿瘍 ………………… 153
挿管 ……………………… 223

爪棘 ……………………… 155
爪周囲炎 ………………… 152
創洗浄 …………………… 161
総胆管結石 ……………… 279
創傷被覆材 ……………… 194
足底疣贅 ………………… 210
鼠径ヘルニア ……… 238, 333

【た】

大腸内視鏡検査 ………… 268
大動脈解離 ……………… 310
大動脈瘤 ………………… 311
唾液腺炎 ………………… 53
唾液腺管 ………………… 47
タガメット® ……………… 212
たこ ……………………… 206
脱水症 …………………… 244
多発肋骨骨折 …………… 71
ダラシン ………………… 54
タリビット® …………… 12, 34
胆管炎 …………………… 282
胆管結石 ………………… 283
胆汁酸 …………………… 280
胆石 ………………… 277, 282
胆石膵炎 ………………… 279
胆石性膵炎 ……………… 290
胆石溶解療法 …………… 280
丹毒 ……………………… 36
タンナルビン® ………… 306
胆嚢炎 …………………… 282
胆嚢癌 …………………… 289
胆嚢腫大 ………………… 284
胆嚢摘出術 ……………… 280
チアトン® ……………… 265
チアノーゼ ………… 223, 224
恥骨上膀胱穿刺 ………… 110
虫刺傷 …………………… 164
虫垂炎 …………………… 230
虫垂周囲膿瘍 …………… 233
虫垂閉塞 ………………… 230
中節骨骨折 ……………… 146
肘内障 …………………… 140
腸炎ビブリオ …………… 304
腸回転異常 ……………… 333
腸管損傷 ………………… 90
腸間膜血行不全 ………… 308
腸間膜血行不全 ………… 312
腸重積症 ………………… 333
直腸異物 ………………… 89
直腸嵌頓 ………………… 92
直腸肛門周囲膿瘍 ……… 102
突き指 …………………… 132

索　引

槌指 …………………………………… 133
爪の穿孔ドレナージ ………………… 149
釣り針の引き抜き …………………… 177
テガターム™ ………………………… 195
テタノブリン® ……………………… 178
デュプリバン ………………………… 228
デュラフォイ潰瘍 …………………… 257
テラマイシン® ………………………… 12
デルモベート® ……………………… 157
伝染性軟属腫 ………………………… 211
伝染性軟属腫ウイルス ……………… 209
転倒 …………………………………… 141
橈骨輪状靱帯 ………………………… 140
導尿 …………………………… 108, 112
頭皮の開放性損傷 ……………………… 4
頭部外傷 ……………………………… 2, 4
頭部軟部組織 …………………………… 2
特発性気胸 …………………………… 216
特発性食道破裂 ………………… 248, 273
吐血 ………………………… 246, 251, 257
ドルミカム …………………………… 228
鈍的腹部外傷 ………………………… 296

【な】

内痔核 …………………………………… 97
内痔核嵌頓 ……………………………… 99
内視鏡的止血法 ……………………… 249
内視鏡的動脈瘤結紮術 ……………… 255
内反捻挫 ……………………………… 136
軟組織外傷 …………………………… 48
肉芽腫 ………………………………… 263
肉芽腫性病変 ………………………… 55
二ボー ………………………………… 242
日本外傷学会臓器損傷分類 ………… 297
乳癌 ……………………………… 79, 80
乳管閉塞 ……………………………… 74
乳汁うっ滞 …………………………… 74
乳汁排泄 ……………………………… 76
乳腺炎 ………………………………… 74
乳腺腫瘤 ……………………………… 78
乳腺膿瘍 ……………………………… 76
尿路結石症 …………………………… 314
妊娠性腹痛 …………………………… 322
ネオフィリン® ……………………… 165
ネコひっかき病 ……………………… 162
熱クリップ法 ………………………… 150
熱傷 …………………………………… 191
熱傷面積推定法 ……………………… 193
ネリプロクト® ……………………… 101
脳震盪 ………………………………… 7
ノロウイルス ………………………… 304

【は】

バイアスピリン® ……………………… 21
肺虚脱度 ……………………………… 217
敗血症 ………………………………… 288
排泄性尿路造影 ……………………… 318
背部叩打法 …………………………… 69
ハイムリック法 ……………………… 69
排卵出血 ……………………………… 328
排卵痛 ………………………………… 328
バオスクレー® ………………………… 99
破傷風トキソイド
　………………………… 161, 171, 178
バソプレシン ………………………… 255
ハチ刺傷 ……………………………… 164
白血病 ………………………………… 62
鼻血 …………………………………… 19
バナン® ……………………………… 178
歯の脱臼 ……………………………… 49
パパベリン …………………………… 312
ハベカシン …………………………… 197
バルーンカテーテル ………………… 24
パルスオキシメーター ……………… 229
バンコマイシン ……………………… 197
ピアス耳垂裂創 ……………………… 40
鼻咽頭ビデオスコープ ……………… 45
ビオフェルミン® ………………101, 306
皮下血腫 ………………………………… 3
皮下膿瘍 ……………………………… 159
非感染性粉瘤 ………………………… 203
鼻腔異物 ……………………………… 23
鼻骨骨折 ……………………………… 26
皮脂 …………………………………… 203
鼻出血 ………………………………… 19
脾損傷 ………………………………… 300
ビタミンB₁₂ …………………………… 17
ヒト乳頭腫ウイルス ………………… 209
ビブラマイシン® …………………… 201
非閉塞性腸管虚血症 ………………… 309
鼻変形 ………………………………… 27
ひょうそ ……………………………… 152
鼻翼圧迫法 …………………………… 20
頻呼吸 ………………………………… 223
頻脈 …………………………………… 223
ファスナー食い込み ………………… 185
フィニバックス ……………………… 326
フィブラスト® ……………………… 194
フェノール法 ………………………… 157
フェロベリン ………………………… 306
吹き抜け骨折 ………………………… 15
腹腔内出血 …………………………… 296
複雑性イレウス ……………………… 244
伏針 …………………………………… 173

腹水 …………………………………… 243
腹部アンギーナ ……………………… 309
腹部血管系が原因の腹痛 …………… 308
腹部臓器損傷 ………………………… 297
腹部大動脈瘤 ………………………… 308
腹部突き上げ法 ……………………… 69
浮腫 …………………………………… 113
浮腫性胆囊炎 ………………………… 282
ブスコパン® ……………… 265, 279, 319
不全骨折 ……………………………… 145
ブドウ球菌 …………………………… 197
プリビナ® …………………………… 21
プロアクト …………………………… 326
プロクトセディル® ………………… 101
フロモックス® ………… 34, 105, 178
粉瘤 …………………………………… 202
閉口障害 ……………………………… 57
ベノキシール® ……………………… 11
ヘパリン ……………………………… 312
ベルセナ® …………………………… 212
ヘルニア整復 ………………………… 239
ペンタジン® …………………… 279, 319
胼胝 …………………………………… 206
便秘 …………………………………… 94
扁平疣贅 ……………………………… 210
蜂窩炎性虫垂炎 ……………………… 230
蜂窩織炎 ………………… 159, 198, 263
膀胱瘻造設術 ………………………… 110
帽状腱膜下血腫 ………………………… 3
疱疹状潰瘍型アフタ ………………… 51
紡錘形切除術 ………………………… 204
ホスミシン® ………………………… 306
ボスミン® ………… 20, 24, 99, 167
ボタン電池 …………………………… 86
ボラザG® …………………………… 93
ポララミン® ……………………165, 167
ホリゾン® …………………………… 58
ボルタレン® …………………… 319, 329

【ま】

マグミット® ………………………… 101
マスキュラックス …………………… 228
末節骨骨折 …………………………… 146
麻痺性イレウス ……………………… 243
マムシ咬傷 …………………………… 169
マロリー・ワイス症候群 …………… 246
慢性下痢症 …………………………… 302
慢性膵炎 ……………………………… 291
慢性爪囲炎 …………………………… 153
慢性唾液腺炎 ………………………… 54
慢性腸間膜虚血 ……………………… 309
慢性裂肛 ……………………………… 96

INDEX

マンニトール®	17
マンモグラフィ	81
ミヤBM®	306
むちうち損傷	117
滅菌グリセリン	109
免疫異常	55
面疔	198
毛包炎	196
門脈圧亢進症	251

【や】

幽門狭窄	333
癒着性肩関節包炎	128
ユナシン®	161
指の固定法	134
指輪の除去	181
よう	196
用手還納の禁忌	238
腰椎捻挫	119
溶連菌感染症	36
ヨクイニン	212

【ら】

ライノロケット™	21
ラックビー®	101
卵巣茎捻転	326
卵巣出血	327
リドカイン	37, 51, 109
流行性耳下腺炎	56
リングカッター	183
リン酸コデイン®	73
裂肛	94
裂創	39
ローズベンガル試験	55
ロキソニン®	12, 17, 34, 73, 105, 139, 157, 165, 178, 205, 329
ロセフィン®	178, 326
ロタウイルス	304
肋間神経ブロック	73
肋骨骨折	70

【わ】

ワーファリン®	21
ワルファリン	312

【A・B】

air trapping	67
Allman分類	124
angiodysplasia	268, 270
bag-valve-mask	225
blowout fracture	15
Boerhaave syndrome	248, 273
bulla	218

【C・D】

*Capnocytophaga*感染症	162
Charcot 3徴	283
chenodexycholic acid	280
Codman体操	130
Connolly体操	131
coring out法	105
CVA tenderness	315
diffuse axon injury (DAI)	7

【E・F】

endoscopic variceal ligation (EVL)	255
fat pad sign	142
fine needle aspiration cytology (FNAC)	84
fish mouth incision	154
focused assessment with sonography for trauma (FAST)	298
Forrest分類	258
free air	242, 274

【G・H】

Glasgow coma scale	7
Goldbergの原則	92
hair apposition technique	5
hockey sick incision	154
human papilloma virus (HPV)	209

【K・L】

kidney ureter bladder (KUB)	316
Kiesselbach	19
lay open法	105
local reaction	165

【M・N】

mallet finger	133
Mallory-Weiss syndrome	246
McBurney圧痛点	231
molluscum contagiosum virus (MCV)	209
MRSA	201
Murphy's sign	283
non-occlusive mesenteric ischemia (NOMI)	309

【O・P】

O157	305
Oberst法	339
Oberst麻酔	174
Obturator sign	231
$PaCO_2$	223
PaO_2	223
Pasteurella感染症	162
pelvic inflammatory disease (PID)	324
PRICE処置	138
Psoas sign	231
pulled elbow	143

【R・S】

red flag sign	120
relaxed skin tension line (RSTL)	205
Schirmer試験	55
Sengataken-Blakemore (S-B) チューブ	254
Seton法	105
Sims体位	91
Sjögren症候群	55
spicule	155
Stener病変	134
systemic allergic reaction	165

【T・U・W・Y】

thrombophlebitis	198
through and through incision	154
tourniquet syndrome	181
transjugular intrahepatic portosystemic shunt (TIPS)	256
UDCA	280
white-eyed blowout	17
wrist pivot法	59
yellow flag sign	120

【数字】

1型呼吸不全	223
2型呼吸不全	223

ひとりでこなす
外科系外来処置ガイド

2013年4月1日　第1版第1刷発行
2020年8月10日　　　　第7刷発行

- ■監　修　　北野正剛　きたの　せいごう
- ■編　集　　白石憲男　しらいし　のりお
- ■発行者　　三澤　岳
- ■発行所　　株式会社メジカルビュー社
  〒162-0845　東京都新宿区市谷本村町2-30
  電話　03 (5228) 2050 (代表)
  ホームページ　https://www.medicalview.co.jp/

  営業部　FAX 03 (5228) 2059
  　　　　E-mail　eigyo@medicalview.co.jp

  編集部　FAX 03 (5228) 2062
  　　　　E-mail　ed@medicalview.co.jp

- ■印刷所　　シナノ印刷株式会社

ISBN978-4-7583-0462-7　C3047

©MEDICAL VIEW, 2013.　Printed in Japan

・本書に掲載された著作物の複写・複製・転載・翻訳・データベースへの取り込みおよび送信（送信可能化権を含む）・上映・譲渡に関する許諾権は，(株)メジカルビュー社が保有しています．

JCOPY 〈出版者著作権管理機構　委託出版物〉
本書の無断複製は著作権法上での例外を除き禁じられています．複製される場合は，そのつど事前に，出版者著作権管理機構（電話 03-5244-5088, FAX 03-5244-5089, e-mail：info@jcopy.or.jp）の許諾を得てください．

・本書をコピー，スキャン，デジタルデータ化するなどの複製を無許諾で行う行為は，著作権法上での限られた例外（「私的使用のための複製」など）を除き禁じられています．大学，病院，企業などにおいて，研究活動，診察を含み業務上使用する目的で上記の行為を行うことは私的使用には該当せず違法です．また私的使用のためであっても，代行業者等の第三者に依頼して上記の行為を行うことは違法となります．